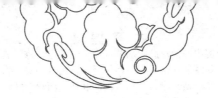

常见病奇效秘验方系列

肝胆病
奇效秘验方

总　主　编◎吴少祯

执行总主编◎王馥恩　贾清华　蒲瑞生

主　　　编◎王科军　张　鹏

U0206387

中国健康传媒集团

中国医药科技出版社

内容提要

本书是旨在挖掘中医治疗肝胆病的古今灵验效方，每章节包括疾病的中西医概述、内服方，某些章节亦辑录了一些外用方。内容涵盖了病毒性肝炎、重型肝炎、黄疸型肝炎、非酒精性脂肪肝、酒精性肝病、药物性肝病、肝硬化、原发性肝癌、肝肾综合征、肝性脑病、肝脓肿、肝豆状核变性、肝血管瘤、肝囊肿、胆囊炎、胆石病、胆囊息肉等17个临床常见肝胆疾病的效验方。每首效方包括方名、组成、用法、功效、主治和来源。本书所选方剂以防治肝胆疾病为目的，所选方剂来源准确，配伍精当，疗效确切，可供临床医师和科研人员参考应用，亦可方便广大患者求医问药。

图书在版编目（CIP）数据

肝胆病奇效秘验方 / 王科军，张鹏主编 . — 北京：中国医药科技出版社，2023.3

（常见病奇效秘验方系列）

ISBN 978-7-5214-2310-5

Ⅰ.①肝⋯ Ⅱ.①王⋯ ②张⋯ Ⅲ.①肝病（中医）- 验方 - 汇编②胆病（中医）- 验方 - 汇编 Ⅳ.① R289.51

中国版本图书馆 CIP 数据核字（2021）第 131769 号

美术编辑	陈君杞
版式设计	南博文化

出版　**中国健康传媒集团** | 中国医药科技出版社

地址　北京市海淀区文慧园北路甲 22 号

邮编　100082

电话　发行：010-62227427　邮购：010-62236938

网址　www.cmstp.com

规格　880×1230mm $^1/_{32}$

印张　15 $^1/_4$

字数　379 千字

版次　2023 年 3 月第 1 版

印次　2023 年 12 月第 2 次印刷

印刷　三河市万龙印装有限公司

经销　全国各地新华书店

书号　ISBN 978-7-5214-2310-5

定价　**45.00 元**

获取新书信息、投稿、为图书纠错，请扫码联系我们。

《常见病奇效秘验方系列》

编委会

出版说明

　　中医方剂，肇自汤液，广于伤寒。在中医的历史长河中，历代医家留下了数以万计的验方、效方。从西汉的《五十二病方》，到明代的《普济方》，再到今天的《中医方剂大辞典》，本质上都是众多医家效验方的集录。这些优秀的效方、验方凝聚了古今医家的智慧和心血，为我们提供了宝贵的经验。

　　为此，我们组织专家编写了《常见病奇效秘验方系列》丛书，本套丛书包括儿科疾病奇效秘验方、颈肩腰腿痛奇效秘验方、消化系统疾病奇效秘验方、肝胆病奇效秘验方、痛风奇效秘验方、皮肤病奇效秘验方、关节炎奇效秘验方、失眠抑郁奇效秘验方、妇科疾病奇效秘验方、糖尿病奇效秘验方、神经痛奇效秘验方、高血压奇效秘验方、肺病奇效秘验方、中医美容奇效秘验方、便秘奇效秘验方，共计15个分册。每首验方适应证明确，针对性强，疗效确切，是临床医师、中医药学子和广大中医爱好者的必备参考书；同时，患者可对症找到适合自己的效验方，是患者家庭用药的便捷指导手册。

　　需要说明的是，原方中有些药物，按现代药理研究是有毒性或不良反应的，如附子、川乌、草乌、马钱子、木通、山慈菇、细辛等，这些药物大剂量、长期使用易发生中毒反应，故在使用之前，务必请教一下专业人士。

　　本套丛书在编写过程中，参阅了诸多文献资料，谨此对原作者表示衷心感谢！另外，书中难免会有疏漏之处，敬请广大读者提出宝贵意见。

中国医药科技出版社

2023年2月

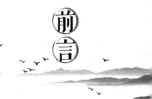

前言

　　中医药学是一座伟大的宝库，蕴藏着无数治病的良方妙法，在治疗疾病和维护健康方面具有独特优势，对保障人民健康具有重要意义。方剂是中医治疗疾病最常用的方法之一。由古至今，各个医家在治疗疾病方面积累了大量的经验，形成了诸多经方、验方和效方。其中，有些方剂简便廉效，区区几味中药，便起到良好的治疗作用，有些方剂药多而配伍严密，对久病、重病、杂病效宏力专。

　　肝胆病为临床常见病、多发病，随着现代生活方式的改变，肝胆病发病呈上升趋势，影响了人们的健康。中医药治疗肝胆病具有明显的特色优势，在长期医疗实践中积累了丰富而有效的方剂。故本书针对肝胆病，搜集古今验方、效方，辑录成册。本书以病为纲，列出针对肝胆具体疾病的内服方，有些疾病亦选取了外用方，所有效方包括方名、组成、用法、功效、主治和来源等，选方精炼，疗效确切。

　　由于中医肝胆病涉及内容广泛，编者水平有限，敬请各位专业人士不吝斧正。

编者

2022 年 10 月

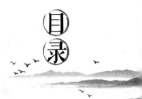

目录

第二章 重型肝炎 ……………………………… 86

第一章　病毒性肝炎

病毒性肝炎为全身性感染疾病，而肝脏为主要受侵袭脏器，其症状主要表现为全身乏力，胃部胀满，厌食油腻，恶心呕吐，纳呆，大便稀溏或秘结，身目黄染，小便淡黄或深黄色，胁肋胀痛，肝脾肿大等。本病临床可分为急性肝炎、慢性肝炎、重型肝炎、淤胆型肝炎。根据黄疸的有无，又分为急性黄疸型肝炎和急性无黄疸型肝炎。

中医认为急性病毒性肝炎病因病机的关键为湿热之毒邪，病位主要在肝胆、脾、胃，湿热之毒邪既可以从外感受，亦可自内而生，湿热毒邪壅阻中焦，脾胃失健，肝气郁滞，肝胆疏泄不利发为此病。临床辨治可分为热重于湿、湿重于热、肝郁气滞等证型，可参考中医"急黄""肝热病""肝瘅"等治疗。

慢性病毒性肝炎多为虚实夹杂，其发病多源于患病日久，正气已伤而邪留不去，病机多属于本虚标实。虚证主要表现为脾胃气虚、肝肾阴虚、脾肾阳虚、气血两虚；其实证主要表现为湿热稽留、寒湿留滞、肝气郁结、血络瘀阻。临床辨治可分为肝胆湿热、肝郁脾虚、肝肾阴虚、脾肾阳虚等证型，可参考中医"阴黄""肝著""胁痛"等治疗。

第一节　急性病毒性肝炎

～· 加味茵陈蒿汤 ·～

【组成】茵陈30克，栀子15克，大黄（后下）10克，赤芍

90~120克。

【用法】每日1剂，水煎服，每次150毫升，每天3次。

【功效】清利湿热，活血通络。

【主治】急性乙型/戊型病毒性淤胆型肝炎（属湿热相搏、瘀阻血脉证）。

【来源】湖北中医杂志，2013，35（8）

❧ 茵陈蒿汤加味 ❧

【组成】茵陈30克，生栀子15克，大黄（后下）5克，黄柏15克，车前子（包煎）10克，茯苓15克，滑石15克，甘草10克。

【用法】成人每日1剂，水煎，分2次服用，儿童酌情减量。

【功效】清热利湿，健脾疏肝，降逆止呕。

【主治】急性甲型/乙型黄疸型病毒性肝炎（属湿热熏蒸兼脾虚、肝郁、气逆证）。

【来源】中国中医急症，2012，21（7）

❧ 清肝祛黄汤 ❧

【组成】茵陈50克，栀子15克，黄芩10克，柴胡15克，生大黄（后下）10克，金钱草30克，田基黄15克，虎杖10克，赤芍10克，白茅根30克，板蓝根30克，泽泻15克，薏苡仁15克，焦山楂30克，神曲30克，甘草10克。

【用法】每日1剂，水煎2次，各150毫升，混合后分2次口服。

【功效】清热解毒，利湿退黄，疏肝利胆，凉血化瘀。

【主治】急性黄疸型甲型/乙型/丙型/戊型病毒性肝炎（属湿、热、毒、瘀内蕴证）。

【来源】中国中医急症，2012，21（2）

·茵陈赤丹退黄汤·

【组成】茵陈30克，赤芍60克，丹参15克，当归15克，蒲公英30克，郁金15克，车前草15克，车前子15克，瓜蒌15克，大黄10克，茜草10克，白茅根30克，枳壳10克。

【用法】每日1剂，水煎取汁分服。

【功效】清热利湿，凉血活血，解毒祛瘀。

【主治】急性淤胆型肝炎（属痰湿、热毒、瘀血内结证）。

【来源】中国中医急症，2008，（3）

·清肝解毒汤·

【组成】茵陈蒿30克，虎杖20克，丹参15克，白花蛇舌草15克，桃仁15克，柴胡15克，郁金15克，赤芍15克，白茅根30克，生大黄6克，甘草6克。

【用法】每2日1剂，连服1个月。

【功效】清热利湿，解毒退黄，疏肝理气，凉血活血化瘀。

【主治】急性病毒性淤胆型肝炎（属湿热毒邪阻络证）。

【来源】中国中医急症，2012，21（5）

·加味栀子根汤·

【组成】栀子根45克，郁金10克，蛇舌草15克，玉米须20克，茯苓15克，赤芍15克，丹参15克，玄参10克，藿香10克，柴胡10克，生甘草5克。

【用法】每日1剂，水煎，早晚服。

【功效】清热利湿，疏肝凉血。

【主治】急性病毒性肝炎（属湿热内蕴里证）。

【来源】中国中医急症，2014，23（5）

柴胡茵陈大黄汤

【组成】柴胡10克，黄芩12克，茵陈蒿30克，栀子12克，大黄10克，板蓝根15克，败酱草20克，金钱草20克，丹参15克，赤芍15克。

【用法】每日1剂，水煎取汁300毫升，早晚分服。

【功效】清热祛湿，活血化瘀。

【主治】急性戊型黄疸型病毒性肝炎（属湿热疫毒侵犯脾胃、蕴结肝胆、血脉瘀阻证）。

【来源】吉林医学，2011，32（33）

疏利祛湿凉血方

【组成】柴胡10克，栀子10克，大黄10克，茯苓10克，鸡内金10克，厚朴10克，白术15克，生地黄15克，茵陈蒿30克，金钱草30克，赤芍30克。

【用法】每日1剂，水煎，分早中晚3次，饭后半小时温服。

【功效】疏泄肝胆，通利湿浊，清热凉血。

【主治】急性黄疸型病毒性肝炎（属湿热蕴结证）。

【来源】中西医结合杂志，2012，32（4）

解毒化瘀汤

【组成】茵陈蒿30克，白花蛇舌草30克，赤芍30克，丹参30克，田基黄15克，栀子10克，郁金10克，石菖蒲10克，木通10克，枳壳6克，生甘草5克，大黄10克。

【用法】每日1剂，分早晚2次温服。

【功效】清热利湿，活血化瘀。

【主治】急性病毒性黄疸型肝炎（属瘀热互结证）。

【来源】山西中医，2005，21（1）

❧· 茵陈蒿汤加味 ·❧

【组成】茵陈30克，栀子12克，大黄6克，板蓝根15克，柴胡12克，黄芩12克，虎杖20克，丹参15克，车前子15克，枳壳12克，郁金15克，山楂15克，白术15克，青皮8克，甘草6克。

【用法】每日1剂，分早中晚3次服用。

【功效】清热利湿退黄。

【主治】急性黄疸型甲型病毒性肝炎（属肝胆湿热证）。

【来源】中医临床研究，2019，11（5）

❧· 苓桂术甘汤合二陈汤加味 ·❧

【组成】茵陈20克，鸡血藤20克，藿香10克，苍术12克，茯苓15克，桂枝10克，白术15克，炙甘草8克，陈皮8克，法半夏15克，生姜10克。

【用法】每日1剂，分早中晚3次服用。

【功效】温中健脾祛湿。

【主治】急性黄疸型甲型病毒性肝炎（属湿邪困脾证）。

【来源】中医临床研究，2019，11（5）

❧· 茵陈蒿汤加味 ·❧

【组成】栀子15克，茵陈蒿30克，虎杖15克，大黄（后下）9克，茯苓15克，陈皮10克，赤芍60克，甘草9克，田基黄15克。

【用法】每日1剂，水煎取汁200毫升，每次服药100毫升。

【功效】利湿退黄，清热解毒。

【主治】急性黄疸型甲型肝炎（属毒热炽盛、湿热互结证）。

【来源】中国医药指南，2017，15（9）

❧ 茵栀清化汤 ❧

【组成】茵陈30克，栀子9克，茯苓12克，金钱草30克，车前草30克，制大黄6克。

【用法】水煎，分2次口服，每次100毫升。

【功效】清利湿热，解毒退黄，通腑泻浊。

【主治】急性病毒性肝炎（属湿热交蒸证）。

【来源】河南中医，2015，35（12）

❧ 清热利湿保肝汤 ❧

【组成】赤芍15克，车前子12克，柴胡12克，白芍15克，郁金12克，白术15克，薏苡仁18克，陈皮12克，丹参12克，神曲12克，砂仁9克，虎杖12克，甘草6克。

【用法】每日1剂，水煎2次，共取汁600毫升，分早晚2次温服。

【功效】清热利湿，疏肝利胆，健脾和胃，化瘀保肝。

【主治】急性黄疸型病毒性肝炎（属湿热瘀毒蕴于中焦、肝胆疏泄失常、脾胃运化失司之证）。

【来源】河南中医，2014，34（8）

❧ 茵陈五苓散 ❧

【组成】茵陈20克，茯苓15克，猪苓15克，泽泻15克，白术15克，桂枝9克。

【用法】水煎，分早晚2次服用，每次100毫升。

【功效】健脾和胃，清热解毒，利湿退黄。

【主治】急性戊型肝炎（属湿多热少，见小便不利）。

【来源】中国民族民间医药，2015，24（12）

～ 当归拈痛汤加减 ～

【组成】当归6克，独活3克，牛膝3克，猪苓3克，茵陈10克，黄芩6克，苍术3克，白术3克，苦参3克，知母3克，甘草3克，垂盆草6克，锦灯笼3克，木蝴蝶3克，茯苓6克。

【用法】每日1剂，水煎，分2次服用。

【功效】清热利湿解毒。

【主治】急性巨细胞病毒性肝炎（属湿邪热毒蕴积证）。

【来源】内蒙古中医药，2012，31（2）

～ 七味茵苓汤加味 ～

【组成】茵陈30克，猪苓12克，茯苓12克，黄芩10克，白术10克，乌梅6枚，焦山楂18克。

【加减】热重加黄连3克，山栀12克，大黄（后下）10克；湿重加苍术18克，木通10克，滑石（包煎）10克，柴胡10克，郁金10克，川楝子10克，橘皮10克，竹茹10克，生地15克，丹皮12克，玄参15克，石斛15克。

【用法】每日1剂，分早晚温服。

【功效】清湿热，养肝阴，开脾胃。

【主治】急性乙型病毒性肝炎（属肝胆湿热、肝虚脾滞证）。

【来源】内蒙古中医药，2011，30（21）

～ 三仁汤加减 ～

【组成】杏仁10克，滑石30克，白蔻仁（后下）10克，薏苡仁30克，法半夏10克，茵陈30克，通草10克，赤芍30克，藿香10克，山楂15克，陈皮10克，茯苓30克。

【用法】每日1剂，水煎取汁300毫升，分3次温服。

【功效】清热利湿，通畅三焦。

【主治】急性黄疸型病毒性肝炎（属湿热内伏、肝失疏泄、三焦不畅证）。

【来源】青海医药杂志，2011，41（3）

保肝退黄汤

【组成】茵陈蒿30克，白花蛇舌草30克，丹参18克，赤芍30克，茯苓30克，党参18克，金钱草30克，虎杖15克，车前子（包煎）10克，板蓝根30克，甘草6克。

【用法】每日1剂，水煎，分早中晚3次，饭后半小时温服。

【功效】清热解毒，利湿退黄。

【主治】急性黄疸型病毒性肝炎（属痰湿内蕴、瘀热互结证）。

【来源】医学理论与实践，2011，24（15）

加味茵陈蒿汤

【组成】茵陈蒿30克，丹参30克，赤芍30克，栀子15克，虎杖15克，生大黄15克，茯苓15克，田基黄15克，甘草9克。

【用法】清水煎煮，取汁200毫升，分早晚2次服用，每次100毫升，每日1剂，连续治疗1个月。

【功效】清热解毒，退黄利湿。

【主治】急性黄疸型病毒性肝炎（属毒热炽盛、脾失健运、肝失疏泄之证）。

【来源】当代医学，2019，25（35）

茵栀清肝汤

【组成】茵陈蒿30克，黄芪15克，板蓝根15克，栀子15克，甘草10克，丹参10克，大黄4克。

【用法】每日1剂，水煎，分早中晚3次温服。

【功效】透毒清热，化瘀利湿。

【主治】急性病毒性肝炎（属肝脾失健，湿热内蕴，血脉瘀阻之证）。

【来源】现代医学与健康研究电子杂志，2017，1（1）

甘露消毒丹加味

【组成】滑石15克，黄芩10克，茵陈15克，石菖蒲10克，川贝10克，木通5克，藿香10克，连翘10克，白豆蔻9克，薄荷5克，射干5克，栀子10克，蒲公英10克，车前子（包煎）10克，茯苓10克，薏苡仁15克。

【用法】每日1剂，水煎，分3次温服，4周为1个疗程。

【功效】利湿化浊，清热解毒。

【主治】急性黄疸型病毒性肝炎（属湿热并重证）。

【来源】世界最新医学信息文摘，2017，17（19）

利湿退黄内服方

【组成】茵陈30克，大黄12克，栀子15克，柴胡12克，郁金15克，金钱草30克，丹参15克，川芎12克，赤芍15克，白术15克，茯苓20克，垂盆草30克，炙甘草6克。

【用法】每日1剂，水煎服。

【功效】清热利湿退黄，疏肝健脾。

【主治】急性黄疸型乙型肝炎（属湿郁热蒸、胆汁瘀阻证）。

【来源】中国中医药现代远程教育，2017，15（1）

∾· 越鞠丸加味 ·∾

【组成】苍术10克，香附10克，川芎10克，神曲10克，栀子10克，茵陈15克，薏苡仁15克，茯苓15克，板蓝根15克，车前子15克，川楝子10克，鸡内金10克，五味子5克，砂仁5克。

【用法】每日1剂，水煎，早晚分服。

【功效】清热利湿，疏肝解郁。

【主治】急性黄疸型病毒性肝炎（属湿热蕴结、肝脾失调证）。

【来源】中国中医药现代远程教育，2012，10（18）

∾· 青蒿鳖甲汤加减 ·∾

【组成】青蒿15克，鳖甲15克，生地黄20克，知母10克，牡丹皮10克，天花粉10克，黄芩10克，丹参20克。

【用法】每日1剂，水煎，于早晚饭前30分钟各服用150毫升。

【功效】滋阴清热，搜邪透络。

【主治】巨细胞病毒合并EB病毒感染致急性肝炎（属正气不足、阴虚邪伏证）。

【来源】湖南中医杂志，2017，33（1）

∾· 清肝利胆退黄方 ·∾

【组成】炙甘草10克，赤芍90克，黄芩15克，丹皮30克，益母草20克，泽兰20克，葛根15克。

【用法】每剂煎服药汤200毫升，每日分2次口服。

【功效】清热解毒，利湿退黄。

【主治】急性黄疸型病毒性肝炎（属肝胆湿热、血热血瘀证）。

【来源】中外医疗，2016，35（7）

～· 急黄1号方 ·～

【组成】栀子12克，连翘12克，苍术15克，赤小豆30克，茵陈15克，羌活10克，炒杏仁12克，白蔻仁6克，滑石30克，生甘草6克，公英15克，金银花15克。

【用法】水煎服，早晚各1次。

【功效】疏表清热，利湿退黄解毒。

【主治】急性黄疸型病毒性肝炎（属湿热初袭、邪郁肌表证）。

【来源】中国中医基础医学杂志，2014，20（1）

～· 急黄2号方 ·～

【组成】生大黄10克，茵陈50克，生栀子12克，柴胡12克，黄芩9克，金钱草30克，赤芍15克，郁金10克，车前草30克，垂盆草20克，公英30克，生甘草6克。

【用法】水煎服，早晚各1次。

【功效】清热通腑，利湿退黄。

【主治】急性黄疸型肝炎（属湿热瘀阻中焦、胆汁泛溢证）。

【来源】中国中医基础医学杂志，2014，20（1）

～· 急黄3号方 ·～

【组成】水牛角30克，丹皮20克，赤芍25克，玄参15克，黄连10克，黄芩15克，栀子12克，冰片3克，钩藤15克，竹叶15克，生甘草20克。

【用法】水煎服，早晚各1次。

【功效】清热解毒，凉血开窍。

【主治】急性黄疸型病毒性肝炎（属湿热疫毒炽盛、深入营血证）。

【来源】中国中医基础医学杂志，2014，20（1）

凉血活血方

【组成】赤芍30~50克，丹参15~25克，大黄7.5~15克，栀子15克，茜草15克。

【用法】每日1剂，水煎，早晚200毫升温服。

【功效】凉血活血。

【主治】急性病毒性肝炎（属瘀热内结证）。

【来源】现代医药卫生，2005，（13）

茵栀清肝汤

【组成】芥蓝3克，黄芪5克，大黄5克，甘草10克，栀子12克，茵陈蒿32克。

【用法】每日1剂，以水煎至汤剂，分早中晚各服用1次。

【功效】清热解毒，疏肝活血，调节肝脾。

【主治】急性乙型肝炎（属疫毒、湿热淤积证）。

【来源】医药论坛杂志，2017，38（05）

自拟黄疸汤

【组成】茵陈蒿20克，茯苓15克，猪苓15克，泽泻15克，苍术10克，车前子20克，山楂20克，厚朴10克，甘草5克。

【用法】每日1剂，水煎，分早晚2次。

【功效】清热利湿，健脾疏肝，利胆退黄。

【主治】急性黄疸型病毒性肝炎（属湿热疫毒蕴蒸肝胆、胆汁外泄证）。

【来源】湖南中医药大学学报，2018，38（7）

～·· 自拟芍药大黄汤 ··～

【组成】生大黄5~10克，赤芍50~80克，虎杖30克，丹皮20克，大青叶30克，生麦芽30克，青皮15克，郁金15克。

【用法】每日1剂，水煎，分2次服用。

【功效】清热解毒，凉血活血。

【主治】急性病毒性淤胆型肝炎（属肝失疏泄、脾失健运、瘀热互结、久羁不退证）。

【来源】大家健康（学术版），2014，8（10）

～·· 犀角地黄汤 ··～

【组成】水牛角30克，生地15克，丹皮10克，赤芍10克，茵陈15克，金银花20克，连翘10克，丹参10克，板蓝根15克。

【用法】水煎取汁400毫升，每日2次分服，每次200毫升。

【功效】清热利湿解毒，滋阴凉血散瘀。

【主治】急性黄疸型病毒性肝炎（属湿热内阻、血热、阴虚证）。

【来源】大家健康（学术版），2013，7（4）

～·· 茵陈鹤木枣汤 ··～

【组成】茵陈30克，仙鹤草30克，平地木30克，大枣10枚。

【用法】每日1剂，水煎250毫升，早晚分服。

【功效】清热利胆，益气祛湿。

【主治】急性黄疸型病毒性肝炎（属湿阻中焦、脾胃失调、肝胆不畅证）。

【来源】实用中医内科杂志，2014，28（7）

· 虎杖汤 ·

【组成】虎杖30克，茵陈30克，赤芍50克，柴胡10克，山栀20克，大黄10克，白芍15克，茯苓15克，车前草15克。

【用法】每日1剂，水煎，分2次口服。

【功效】清热利湿退黄。

【主治】急性甲型肝炎（属湿热内结证）。

【来源】临床合理用药杂志，2011，4（26）

· 自拟茵栀柴金汤 ·

【组成】茵陈20克，柴胡10克，栀子10克，虎杖10克，金钱草6克，生地6克，黄连6克，赤芍6克，山楂10克，白术10克，大黄3克。

【用法】每日1剂，水煎分3次服。

【功效】清热利湿，凉血活血。

【主治】急性黄疸型病毒性肝炎（属湿热蕴积肝胆证）。

【来源】四川中医，1999，（9）

· 茵楂丹参二苓汤 ·

【组成】茵陈20克，山楂20克，丹参10克，茯苓10克，猪苓10克，甘草3克。

【用法】每日1剂，每次煮沸20分钟滤出取汁，煎煮2次，分早中晚3次分服，7天为一个疗程。

【功效】清热利湿，健脾，活血。

【主治】急性黄疸型病毒性肝炎（属湿热内阻、脾胃虚弱证）。

❧·四子退黄汤·❧

【组成】生栀子20克，女贞子15克，莱菔子15克，川楝子6克，茯苓10克，郁金10克，木瓜10克，生大黄（后下）10克，木通9克，板蓝根18克，白茅根18克。

【用法】每日1剂，水煎，分早中晚3次口服。

【功效】疏肝利胆，健脾燥湿和胃。

【主治】急性黄疸型病毒性肝炎（属湿重于热证）。

【来源】四川中医，1991，（3）

❧·六草二苓汤·❧

【组成】金钱草30克，溪黄草30克，败酱草30克，龙胆草30克，鱼腥草30克，车前草30克，猪苓30克，茯苓30克。

【用法】每日1剂，加水2000毫升，煎取500毫升，复煎如上，合并煎液共1000毫升，每次服用250毫升，每日4次。

【功效】清热解毒，祛湿退黄。

【主治】急性黄疸型病毒性肝炎（属湿热毒邪内结证）。

【来源】中国自然医学杂志，2002，（4）

❧·祛疸汤·❧

【组成】茵陈12克，茯苓30克，车前子90克，薏苡仁90克，肉桂10克。

【用法】每日1剂，水煎2次，分早晚服，连服1周。

【功效】健脾利湿退黄。

【主治】急性黄疸型病毒性肝炎（属脾虚湿郁证）。

【来源】吉林中医药，2001，（4）

· 茵陈银翘汤 ·

【组成】茵陈15克，银花9克，连翘12克，板蓝根15克，虎杖15克，栀子9克，大黄（后下）12克，滑石15克，车前子12克，五味子6克，甘草9克。

【用法】每日1剂，水煎服，1个月为1个疗程。

【功效】清热解毒，利湿退黄。

【主治】急性黄疸型病毒性肝炎（属湿热内蕴证）。

【来源】时珍国药研究，1993，（3）

· 茵陈蒿汤合犀角地黄汤加减 ·

【组成】赤芍60~90克，茵陈30克，栀子30克，茜草30克，生大黄（后下）15~30克，生甘草10~20克，生地20克。

【用法】水煎服，每次30~150毫升，每日4~7次。

【功效】清热利湿，凉血解毒，通腑攻下。

【主治】急性病毒性肝炎（属湿热疫毒内陷血分证）。

【来源】实用中医药杂志，2001，（5）

· 急肝退黄汤 ·

【组成】生大黄（后下）9克，连翘9克，牡丹皮9克，甘草9克，郁金6克，栀子12克，丹参15克，黄芩15克，金银花15克，板蓝根18克，赤芍24克，生石膏（先煎）30克，茵陈30克。

【用法】每日1剂，水煎，分2次口服。

【功效】清热解毒，泻火凉血，利胆退黄。

【主治】急性病毒性肝炎（属热毒炽盛、邪毒内陷证）。

【来源】新中医，2004，（4）

～ 重肝汤 ～

【组成】生大黄15~30克，丹参30克，赤芍30~50克，茵陈30克。

【用法】每日1剂，水煎，分2次口服。

【功效】清热泻下，利湿退黄。

【主治】急性病毒性肝炎（属湿热邪毒内结证）。

【来源】苏州医学院学报，1998，（9）

～ 茵陈蒿汤合大柴胡汤加减 ～

【组成】茵陈蒿20克，栀子15克，大黄5克，柴胡15克，白术15克，赤芍15克，枳实15克，黄柏15克，黄芩15克，黄连15克，茯苓15克，厚朴15克，甘草15克。

【用法】每日1剂，水煎服，每天2次，每次125毫升，1个月为1个疗程。

【功效】清热利湿，疏肝利胆，益气健脾。

【主治】急性病毒性肝炎（属湿遏热伏证）。

【来源】中医药信息，2006，（03）

～ 清化凉血化瘀方 ～

【组成】茵陈30克，赤芍12克，制大黄6克，败酱草30克，栀子9克。

【用法】水煎取汁，每次150毫升，每日2次，口服。

【功效】清热利湿，凉血化瘀。

【主治】急性乙型肝炎（属湿热邪毒瘀于血分证）。

【来源】中国肝脏病杂志（电子版），2016，8（2）

❦· 茵陈五苓散加减 ·❧

【组成】茵陈30克，赤芍30克，白术30克，丹参30克，白茅根30克，溪黄草30克，泽泻20克，茯苓20克，猪苓20克，柴胡15克，香附15克，半夏15克，黄芩15克，田基黄15克，白花蛇舌草15克，大黄10克。

【用法】每日1剂，水煎，分早晚服用。

【功效】清热利湿，保肝利胆，疏瘀解结。

【主治】急性黄疸型病毒性肝炎（属湿重于热证）。

【来源】《民间偏方奇效方》

❦· 龙胆草鸡苦胆方 ·❧

【组成】龙胆草30克，鲜雄鸡苦胆1个。

【用法】龙胆草水煎汁，和鸡胆汁同服，每日2次口服。

【功效】清热利湿。

【主治】急性病毒性肝炎（属肝胆湿热证）。

【来源】《民间偏方奇效方》

❦· 鱼腥草煎剂 ·❧

【组成】鱼腥草180克，白糖30克。

【用法】鱼腥草与白糖加水500毫升，文火煎煮至300毫升，每日1剂，分2次服，一般连用7~10剂。

【功效】清热解毒。

【主治】急性黄疸型病毒性肝炎。

【来源】《偏方实用大全》

❦· 大茵陈汤 ·❧

【组成】茵陈4.5克，黄柏4.5克，大黄9克，白术9克，黄芩3克，栝楼根3克，甘草3克，茯苓3克，前胡3克，枳实3克，栀子3克。

【用法】每日1剂，水煎服，分2次服用。

【功效】运脾祛湿。

【主治】急性无黄疸型病毒性肝炎。

【来源】《中老年实用中医偏方妙方》

·· 分浊散 ··

【组成】茯苓30克，车前子（包煎）9克，猪苓9克，栀子9克，茵陈3克。

【用法】每日1剂，水煎，分2次服。

【功效】清热利湿。

【主治】急性无黄疸型病毒性肝炎。

【来源】《中老年实用中医偏方妙方》

· 肝炎方 ·

【组成】玉米须30克，金钱草30克，满天星20克，广郁金12克，茵陈20克。

【用法】每日1剂，水煎服，疗程1个月。

【功效】清热利湿退黄。

【主治】急性黄疸型病毒性肝炎。

【来源】《华夏中医古方偏方集》

· 泽兰郁金汤 ·

【组成】泽兰15克，郁金15克，丹参15克，桃仁15克，虎杖20克，白茅根20克，栀子12克，贯众12克，生大黄9克。

【用法】每日1剂，水煎服。

【功效】清热利湿，活血化瘀。

【主治】急性病毒性肝炎。

【来源】《民间验方》

茵陈白英汤

【组成】茵陈60克，白英60克，白花蛇舌草60克，板蓝根30克，茯苓30克，大青叶30克，丹参9克，白术9克，栀子9克。

【用法】每日1剂，水煎服。

【功效】清热利湿，祛邪安正。

【主治】急性黄疸型病毒性肝炎。

【来源】《民间验方》

解毒消黄汤

【组成】板蓝根30克，茵陈30克，大黄（后下）10克，栀子（捣碎）10克，车前子15克，生白芍15克，鸡内金（捣碎）15克，滑石30克，白茯苓30克，甘草10克。

【用法】每日1剂，水煎服。

【功效】清热解毒，利湿退黄。

【主治】急性黄疸型病毒性肝炎。

【来源】《中医临证》

急黄清解汤

【组成】黄连6克，黄芩12克，山栀12克，茵陈30克，满天星30克，板蓝根30克，郁金12克，大黄6克，蒲公英30克，滑石20克，木通12克，车前草30克。

【用法】每日1~2剂，水煎服。

【功效】清热解毒。

【主治】急性黄疸型病毒性肝炎。

【来源】《应用千百年的中医验方》

· 茵陈郁金汤 ·

【组成】广郁金15克，茵陈（后下）30克，黄芩10克，鬼针草30克，茯苓10克，陈皮10克，法半夏10克，垂盆草30克，对坐草30克，虎杖30克，制大黄10克。

【用法】每日1剂，水煎服。

【功效】清热利湿退黄。

【主治】急性黄疸型病毒性肝炎。

【来源】《中国当代名医验方选编》

· 藿朴夏苓柴陈丹草大黄汤 ·

【组成】藿香10克，厚朴10克，姜半夏10克，茯苓10克，柴胡15克，茵陈15克，丹参15克，白花蛇舌草15克，车前草15克，大黄6克。

【用法】每日1剂，水煎2次，取汁300毫升，分早晚2次温服。

【功效】清热解毒，祛湿退黄。

【主治】急性甲型病毒性肝炎（属湿热并重证）。

【来源】《首批国家级名老中医效验秘方精选续集》

· 麻黄杏仁茵陈连翘汤 ·

【组成】炙麻黄6克，杏仁10克，茵陈15克，连翘10克，藿香叶10克，炒苍术10克，厚朴10克，白蔻衣6克，赤茯苓15克，薏苡仁15克，白茅根15克，车前草15克，虎杖15克。

【用法】每日1剂，水煎2次，取汁300毫升，分早晚2次温服。

【功效】清热祛湿解表。

【主治】急性病毒性肝炎（属湿热兼表证）。

【来源】《首批国家级名老中医效验秘方精选续集》

· 急肝方 ·

【组成】茵陈15克，山栀10克，黄柏10克，木通10克，白花蛇舌草15克，夏枯草15克，土茯苓15克，甘草5克。

【用法】每日1剂，水煎药液约300毫升，分2次服。

【功效】清热利湿解毒。

【主治】急性病毒性肝炎（属湿热并重证）。

【来源】深圳中西医结合杂志，1998，8（1）

· 茵陈蒿汤加味 ·

【组成】绵茵陈15克，生栀子6克，生大黄6克，黄疸草15克，板蓝根15克，白毛藤15克，茯苓10克，白术10克，枳实6克，川楝10克，延胡索10克，郁金10克，丹参15克，车前草15克。

【用法】每日1剂，水煎，分早中晚3次温服。

【功效】清热利湿，泻下退黄，活血止痛。

【主治】急性黄疸型病毒性肝炎（属湿热蕴结、肝络瘀阻证）。

【来源】《戴绵成学术经验集》

· 龙胆泻肝汤加减 ·

【组成】龙胆草10克，栀子10克，车前子30克，生地黄30

克，木通6克，柴胡10克，当归10克，黄芩10克，泽泻20克，茵陈50克，大黄10克，炒莱菔子30克，紫苏梗10克，滑石20克，甘草6克。

【用法】每日1剂，水煎服。

【功效】清热利湿。

【主治】急性黄疸型病毒性肝炎（属湿热郁蒸证）。

【来源】《中医门诊备用——刘善锁临床经验集录》

茵陈五苓散合参芪四物汤加减

【组成】茵陈30克，桂枝10克，茯苓30克，白术10克，猪苓30克，泽泻20克，车前子30克，生晒参10克，黄芪30克，当归10克，生地30克，白芍30克，香附15克，川楝子10克，陈皮10克，甘草6克。

【用法】每日1剂，水煎服。

【功效】化气利湿退黄，补气养血。

【主治】急性黄疸型病毒性肝炎（属湿邪阻滞、气血不足证）。

【来源】《中医门诊备用——刘善锁临床经验集录》

茵蒲退黄饮加减

【组成】茵陈蒿20克，蒲公英10克，大黄12克，生栀子9克，黄芩9克，鸡骨草20克，垂盆草20克，龙胆草9克，茯苓9克，甘草6克。

【用法】每日1剂，水煎服，连服7剂。

【功效】清热解毒，利湿退黄。

【主治】急性黄疸型乙型病毒性肝炎（属肝胆湿热证）。

【来源】《内科分册（脾胃肝胆疾病）》

茵陈汤合甘露消毒丹加减

【组成】茵陈（后下）30克，栀子15克，大黄9克，滑石30克，黄芩12克，石菖蒲12克，川贝粉（冲服）2克，广藿香9克，射干6克，连翘6克，薄荷6克，豆蔻（后下）6克。

【用法】每日1剂，水煎服。

【功效】清热解毒，利湿退黄。

【主治】急性黄疸型病毒性肝炎（属湿热蕴蒸证）。

【来源】《中医临床诊疗指南释义——肝胆病分册》

茵陈术附汤

【组成】茵陈（后下）15克，附子（先煎）6克，白术12克，干姜6克，甘草3克，泽泻12克，薏苡仁20克，苍术9克，茯苓15克。

【用法】每日1剂，水煎服。

【功效】健脾和胃，温化寒湿。

【主治】急性黄疸型病毒性肝炎属寒湿困脾证。

【来源】《中医临床诊疗指南释义——肝胆病分册》

柴胡疏肝散加减

【组成】柴胡15克，香附12克，枳壳12克，陈皮12克，川芎9克，白芍12克，甘草3克。

【用法】每日1剂，水煎服。

【功效】疏肝理气。

【主治】急性无黄疸型病毒性肝炎（属肝郁气滞证）。

【来源】《中医临床诊疗指南释义——肝胆病分册》

❧·　藿朴夏苓汤加减　·❧

【组成】藿香梗9克，茯苓15克，苍术9克，山药15克，白豆蔻（后下）9克，薏苡仁15克，茵陈12克，车前草12克，橘叶15克，郁金9克，炒山栀6克。

【用法】每日1剂，水煎服。

【功效】疏肝运脾，化浊祛湿。

【主治】急性病毒性肝炎（属肝郁脾虚证）。

【来源】《路志正医林集腋》

❧·　清肝散　·❧

【组成】绵茵陈15克，生山栀9克，龙胆草4.5克，粉丹皮9克，广郁金3克，生枳实3克，生大黄3克，败酱草12克，忍冬花12克，甘草5克。

【用法】每日1剂，水煎服。

【功效】清热解毒，利湿退黄。

【主治】急性病毒性肝炎（属肝胆湿热证）。

【来源】江苏中医，1960，5（3）

❧·　利肝实脾饮　·❧

【组成】柴胡25克，姜黄15克，郁金15克，牡丹皮15克，虎杖30克，龙胆草20克，山栀15克，黄连15克，卷柏20克，板蓝根20克，大青叶20克，青葙子15克，谷精草15克，滑石20克，茯苓20克，茵陈50克。

【用法】每日1剂，水煎服。

【功效】清热利湿，健运脾气。

【主治】急性黄疸型病毒性肝炎（属肝脾失调证）。

【来源】中华中医药学刊，2007，25（3）

芳化愈肝汤

【组成】茵陈40克，薏苡仁20克，茯苓15克，厚朴10克，半夏10克，杏仁10克，白豆蔻6克。

【用法】每日1剂，每剂水煎2次，连服6~8剂。

【功效】清热利湿，行气化浊。

【主治】急性黄疸型病毒性肝炎。

【来源】《常见病中医处方手册（第二版）》

茵陈蒿汤合降酶汤加减

【组成】茵陈100克，栀子20克，大黄20克，板蓝根30克，蒲公英30克，丹参30克，赤芍30克，枳实20克，泽兰30克，王不留行20克。

【用法】每日1剂，水煎，取汁300毫升，早晚分服。

【功效】清热利湿，活血行滞。

【主治】急性黄疸型病毒性肝炎（属湿热内蕴、瘀血内结证）。

【来源】《卢芳秘方临床治验实录》

无黄疸型肝炎方

【组成】炒柴胡10克，丹参15克，苍术10克，龙胆草10克，车前草10克。

【用法】每日1剂，水煎服。

【功效】疏肝理气，清化湿热。

【主治】急性无黄疸型病毒性肝炎。

【来源】《医行散记》

黄疸型肝炎方（利湿退黄方）

【组成】茵陈30克，苍术15克，龙胆草15克，车前草15克。

【用法】每日1剂，水煎服。

【功效】燥湿清热，利胆退黄。

【主治】急性黄疸型病毒性肝炎。

【来源】《医行散记》

黄疸肝炎丸

【组成】竹叶48克，柴胡48克，炒栀子48克，炙延胡索48克，枳壳48克，槟榔48克，香附48克，青叶胆16克，茵陈64克，白芍64克，郁金32克，青皮32克，佛手32克，甘草16克。

【用法】制成丸剂，如梧桐子大，口服，每次6克，每日3次。

【功效】疏肝利胆，除湿理气。

【主治】急性病毒性肝炎（属湿热熏蒸证）。

【来源】《消化内科顽疾金方》

加味解毒汤

【组成】黄芩6克，茵陈6克，龙胆草6克，木通6克，黄连2克，黄柏4.5克，栀子9克，滑石9克，柴胡3克，甘草3克，升麻1.5克。

【用法】上药切碎，加灯心，水煎服。

【功效】清热渗湿，疏肝利胆。

【主治】急性黄疸型病毒性肝炎。

【来源】《消化内科顽疾金方》

逍遥散加减

【组成】柴胡12克，当归10克，白芍10克，茯苓15克，白术

10克，香附15克，陈皮10克，夏枯草15克，板蓝根20克，郁金10克，丹参15克，虎杖20克。

【用法】每日1剂，水煎服。

【功效】疏肝解郁，活血解毒。

【主治】急性无黄疸型病毒性肝炎（属肝郁气滞证）。

【来源】《消化科专病中医临床诊治》

❦·藿朴夏苓汤加味·❧

【组成】藿香10克，厚朴10克，法半夏10克，茯苓15克，砂仁6克，白蔻仁6克，薏苡仁15克，陈皮10克，木香6克。

【用法】每日1剂，水煎服。

【功效】健脾益气，理气化湿。

【主治】急性无黄疸型病毒性肝炎（属湿阻脾胃证）。

【来源】《消化科专病中医临床诊治》

❦·犀角地黄汤加减·❧

【组成】水牛角粉（冲服）20克，生地黄12克，茵陈30克，山栀子9克，牡丹皮9克，赤芍12克，玄参12克，大黄（后下）9克，金银花15克，连翘9克，黄连9克。

【用法】每日1剂，水煎服。

【功效】清热解毒，凉血化瘀。

【主治】急性病毒性肝炎（属热毒炽盛证）。

【来源】《简明中西医结合消化病学》

❦·茵陈平胃散合五苓散和化疸汤·❧

【组成】绵茵陈30克，金钱草30克，制苍术10克，川厚朴9

克，猪苓9克，泽泻9克，生薏苡仁12克，广郁金9克，板蓝根9克，陈皮6克，六一散（包）9克，甘露消毒丹（包煎）9~12克。

【用法】每日1剂，水煎服。

【功效】清热化湿解表。

【主治】急性病毒性肝炎（属湿热兼表证）。

【来源】《中医辨证施治消化系统疑难病》

·犀角散加味·

【功效】水牛角（先煎）30~50克，黄连6克，升麻10克，炒栀子6克，茵陈30克，大青叶10克，土茯苓15克，蒲公英10克，金银花10克，连翘10克，生地黄15克，牡丹皮15克，玄参20克，赤芍15克。

【用法】每日1剂，水煎服。

【功效】清热解毒，泻火退黄。

【主治】急性重型病毒性肝炎（属热毒炽盛证）。

【来源】《中医辨证施治消化系统疑难病》

·茵陈败毒汤·

【组成】茵陈60~100克，金银花30克，金钱草20克，生石膏（先煎）30克，连翘（后下）20克，黄芩15克，赤芍15克，白芍15克，郁金10克，生地黄15克，牡丹皮12克，六一散（冲服）10克，紫雪丹（冲服）3克。

【用法】每日1剂，水煎服。

【功效】清热利湿，凉血解毒，活血化瘀，泻火退黄。

【主治】急性乙型肝炎（属疫毒炽盛证）。

【来源】《乙型肝炎良方1500首》

❧· 麻黄连翘赤小豆加味 ·❧

【组成】麻黄10克，连翘12克，桑白皮15克，赤小豆30克，杏仁10克，生甘草12克，大枣12克，生姜3片，茵陈30克，郁金15克，半夏9克，山栀9克。

【用法】每日1剂，水煎服。

【功效】解表透邪。

【主治】急性黄疸型病毒性肝炎兼有表证。

【来源】《病毒性肝炎与中医辨证论治》

❧· 茵陈蒿汤合四逆散加减 ·❧

【组成】茵陈蒿30克，栀子12克，生大黄3克，柴胡12克，白芍30克，枳实15克，炙甘草12克，延胡索12克，川楝子12克。

【用法】每日1剂，水煎服。

【功效】清热解毒，疏肝解郁。

【主治】急性病毒性肝炎（属湿热蕴结，肝气郁滞证）。

【来源】《病毒性肝炎与中医辨证论治》

❧· 胃苓汤加减 ·❧

【组成】苍术15克，厚朴12克，陈皮15克，甘草5克，生姜12克，大枣12克，肉桂9克，白术20克，泽泻20克，茯苓20克，猪苓15克。

【用法】每日1剂，水煎服。

【功效】健脾利湿。

【主治】急性病毒性肝炎（属湿阻脾胃证）。

【来源】《常见传染病中医证治荟萃》

∼·· 茵陈术附汤加减 ··∼

【组成】茵陈20~30克，附子（先煎）6克，干姜6克，甘草6克，茯苓20克，泽泻20克，藿香10克，厚朴10克，白术10克，炒谷芽12克，炒麦芽12克，鸡内金12克。

【用法】每日1剂，水煎服。

【功效】健脾和胃，温中化湿。

【主治】急性病毒性肝炎（属寒湿困脾证）。

【来源】《常见传染病中医证治荟萃》

∼·· 茵陈蒿汤合五味消毒饮加减 ··∼

【组成】茵陈30克，黄芩15克，黄柏6克，黄连6克，栀子10克，大黄6克，连翘15克，板蓝根30克，丹皮15克，金银花30克，郁金10克，赤芍15克。

【用法】每日1剂，水煎服。

【功效】清热解毒，泻火退黄。

【主治】急性病毒性肝炎（属湿热夹毒证）。

【来源】《名老中医王治强临床经验荟萃》

∼·· 茵陈蒿汤合栀子柏皮汤加减 ··∼

【组成】绵茵陈24克，生山栀9克，黄柏6克，蒲公英15克，板蓝根12克，茯苓12克，马蹄金6克，净滑石9克，大枣15克，炙甘草6克，大叶金钱草12克。

【用法】每日1剂，水煎，分早晚2次温服。

【功效】清热化湿。

【主治】急性黄疸型病毒性肝炎（属湿热壅盛证）。

【来源】《何任医案选》

茵陈胃苓汤加减

【组成】茵陈12克，黄芩10克，柴胡12克，薏苡仁15克，苍术9克，茯苓12克，车前子（包煎）15克，半夏9克，陈皮9克，甘草6克。

【用法】每日1剂，水煎服。

【功效】清热利湿，和胃降浊。

【主治】急性病毒性肝炎属湿热郁蒸，湿重于热证。

【来源】《名老中医王治强临床经验荟萃》

柴胡解毒汤

【组成】柴胡10克，黄芩10克，茵陈蒿12克，土茯苓12克，凤尾草12克，草河车6克，炙甘草8克。

【用法】每日1剂，水煎服。

【功效】疏肝清热，解毒利湿。

【主治】急性病毒性肝炎。

【来源】《肝胆病诊治》

退黄三草汤

【组成】鲜车前草10株，天青地白草20克，酢浆草20克，绵茵陈20克，白花蛇舌草20克，大青叶20克，板蓝根20克，郁金20克。

【用法】每日1剂，水煎，分3次口服。

【功效】清热解毒，退黄除湿。

【主治】急性黄疸型病毒性肝炎。

【来源】《肝胆病诊治》

加味茵陈五苓散

【组成】茵陈蒿30克，桂枝10克，炒白术15克，茯苓20克，猪苓20克，泽泻10克，虎杖20克，金钱草20克，山楂15克，栀子10克，川楝子10克，白豆蔻10克。

【用法】每日1剂，水煎，分早中晚3次，饭后半小时温服。

【功效】清热利湿，疏肝健脾。

【主治】急性黄疸型病毒性肝炎（属肝胆湿热兼脾胃虚弱证）。

【来源】实用中西医结合临床，2010，10（2）

·清热化湿汤·

【组成】茵陈30~50克，炒栀子6~10克，蒲公英15~30克，藿香10~15克，板蓝根15~30克，泽兰15~20克，车前子（包煎）15克。

【用法】每日1剂，水煎，分早中晚3次，饭后半小时温服。

【功效】清热利湿，芳化湿浊。

【主治】急性黄疸型病毒性肝炎。

【来源】辽宁中医杂志，1999，（11）

·虎杖祛邪汤加味·

【组成】虎杖30克，柴胡10克，黄芩10克，大黄6克，白花蛇舌草30克，猪苓15克，泽泻10克，栀子10克，生黄芪30克，红花5克，白蔻仁（后下）5克，佩兰10克，晚蚕沙30克。

【用法】每日1剂，水煎服。

【功效】清热利湿退黄。

【主治】急性黄疸型病毒性肝炎（属肝胆湿热、湿重于热证）。

【来源】《名医验案400例》

·茵陈蒿汤合四苓散加味·

【组成】茵陈30克，大黄5克，栀子10克，牡丹皮10克，泽泻10克，茯苓15克，猪苓10克，柴胡15克，枳壳10克，白芍15克，鸡内金30克，五味子10克，白花蛇舌草15克，虎杖15克，金钱草30克，竹茹10克，大枣4枚，甘草6克。

【用法】每日1剂，水煎，早晚分服。

【功效】清热利湿。

【主治】急性黄疸型病毒性肝炎（属湿热并重证）。

【来源】《传染病临证经验录》

柴胡达原饮合平胃散加减

【组成】柴胡15克，焦槟榔10克，草果10克，细辛10克，茵陈30克，茯苓30克，赤芍30克，炒苍术15克，黑附子（先煎）30克，干姜20克，酒大黄10克，厚朴10克，陈皮10克，炒薏苡仁20克。

【用法】每日1剂，水煎服，早晚分服。

【功效】温通寒湿。

【主治】急性黄疸型病毒性肝炎（属阴黄证）。

【来源】《传染病临证经验录》

栀子根汤

【组成】栀子根45克，郁金10克，白花蛇舌草15克，玉米须20克，茯苓15克，赤芍15克，丹参15克，玄参10克，藿香10克，柴胡10克，生甘草5克。

【用法】每日1剂，水煎服，分早中晚3次，饭后半小时温服。

【功效】清热利湿，疏肝凉血。

【主治】急性黄疸型病毒性肝炎（属湿热内郁证）。

【来源】世界中西医结合杂志，2014，9（9）

蛇龙解毒汤

【组成】白花蛇舌草30克，龙胆草9~15克，岩柏草30克，鸡眼草30克，牡丹皮15克，丹参15~30克，赤芍15克，川芎12克，大黄6克，甘草10克。

【用法】每日1剂，水煎，分早晚饭后半小时温服。

【功效】利湿，解毒，活血。

【主治】急性病毒性肝炎（属湿热毒盛证）。

【来源】浙江中医杂志，1995，（4）

降酶汤

【组成】茵陈15克，板蓝根30克，败酱草15克，大蓟15克，小蓟15克，生薏苡仁30克，赤芍15克，重楼15克，土茯苓15克，露蜂房15克。

【用法】每日1剂，水煎取汁300毫升，分早中晚3次服。

【功效】滋阴平肝，通络潜阳。

【主治】急性病毒性肝炎。

【来源】《常见病名医秘验良方》

疏肝实脾解毒汤

【组成】茵陈50克，鸡骨草30克，党参30克，白术30克，白花蛇舌草25克，白芍20克，当归20克，茯苓15克，北五味子15克，虎杖15克，青皮10克，柴胡10克，甘草10克。

【用法】每日1剂，水煎服，分2次空腹温服。

【功效】疏肝解郁，清肝泻胆。

【主治】急性病毒性肝炎肝功能失代偿前期及早期。

【来源】《常见病名医秘验良方》

❧·解毒栀子根汤·❧

【组成】地耳草30克，白英15克，败酱草10克，草河车5克，板蓝根10克，蒲公英15克，乌玄参12克，黄郁金10克，栀子根30克，绵茵陈30克，玉米须30克，积雪草30克，白花蛇舌草30克，甘草3克。

【用法】水煎服，每日1~2剂，分2~4次温服。

【功效】清热解毒，疏肝利胆。

【主治】急性病毒性肝炎（属热毒里证）。

【来源】《康良石肝病指归》

❧·橘叶栀子根汤·❧

【组成】生橘叶15克，郁金10克，佛手柑10克，北柴胡6克，枳实5克，栀子根30克，生白芍15克，金石斛10克，粉甘草3克，白花蛇舌草20克。

【用法】每日1剂，水煎，分2次温服。

【功效】行气通滞，利湿清热。

【主治】急性病毒性肝炎之气郁里证。

【来源】《康良石肝病指归》

❧·茵佩郁蓝汤·❧

【组成】茵陈20克，佩兰10克，郁金10克，板蓝根30克。

【用法】每日1剂，水煎服。

【功效】清热利湿，利胆退黄。

【主治】急性黄疸型病毒性肝炎（属湿热内蕴证）。

【来源】《陈宝贵医案选粹》

小柴胡汤合茵陈术附汤

【组成】柴胡12克，黄芩10克，半夏10克，人参15克，茵陈20克，白术15克，干姜12克，制附子（先煎）10克，藿香10克，白矾1克，泽泻15克，白蔻仁（后下）10克，茯苓20克，炙甘草10克。

【用法】每日1剂，水煎服。

【功效】和解少阳，温化寒湿。

【主治】急性黄疸型病毒性肝炎（属脾肾阳虚、少阳不和、寒湿内盛证）。

【来源】《名医医案选评》

关幼波经验方

【组成】茵陈30克，草河车15克，金钱草15克，杏仁10克，金银花30克，六一散10克，橘红10克，赤芍10克，泽兰10克，藿香10克，蒲公英10克，生甘草6克。

【用法】每日1剂，水煎，早晚2次分服。

【功效】清利湿热，解毒活血。

【主治】急性病毒性肝炎（属湿、热、毒、瘀内蕴证）。

【来源】中国中医药报，2013，（4）

章氏肝炎汤

【组成】茵陈30克，蒲公英20克，紫花地丁20克，板蓝根20克，焦山楂20克，炒麦芽20克，神曲20克，生甘草15克，泽泻15克，大枣15枚。

【用法】每日1剂，水煎，2次分服，15天为1个疗程。

【功效】清热利湿，解毒化瘀。

【主治】急性病毒性肝炎（热重于湿夹瘀证）。

【来源】陕西中医，1998，19（3）

❧ 罗氏急肝方 ❧

【组成】茵陈60克，甘草10克，大黄10克，栀子12克，神曲20克，鸡骨草30克，田基黄30克。

【用法】每日1剂，水煎服。

【功效】清热解毒，化湿。

【主治】急性病毒性肝炎。

【来源】《罗凌介学术经验集》

❧ 何任经验方1 ❧

【组成】绵茵陈30克，炒枳实6克，荷包草15克，平地木9克，火麻仁6克，干石斛9克，焦山栀9克，生何首乌9克，炒白芍9克，北沙参9克，川楝子9克，全瓜蒌12克，天冬12克，麦冬12克。

【用法】每日1剂，水煎，分早晚2次温服。

【功效】清热滋阴。

【主治】急性黄疸型病毒性肝炎（属热炽阴伤证）。

【来源】《何任临床经验辑要》

❧ 何任经验方2 ❧

【组成】丹参12克，败酱草12克，佛手柑9克，当归9克，绵茵陈30克，平地木15克，郁金6克，垂盆草12克，糯稻根15克，甘草6克，白芍9克，板蓝根12克。

【用法】每日1剂，水煎，分早晚2次温服。

【功效】清热化湿解毒。

【主治】急性黄疸型病毒性肝炎（属湿热蕴结证）。

【来源】《何任临床经验辑要》

～· 经验方1 ·～

【组成】茵陈30克，赤芍30克，泽兰12克，丹参15克，丹皮15克，茯苓15克，车前草24克，白花蛇舌草30克，柴胡9克，郁金15克，内金12克。

【用法】每日1剂，水煎，分3次口服。

【功效】清热利湿，疏肝利胆，解毒退黄。

【主治】急性瘀胆型病毒性肝炎（属肝胆湿郁热蒸证）。

【来源】中医临床研究，2014，6（5）

～· 经验方2 ·～

【组成】党参15克，白术12克，砂仁4克，半夏10克，甘草10克，茵陈60克，栀子12克，酒大黄6克，车前子15克，黄芩15克，麦冬12克，玄参15克，泽泻10克，藿香10克，佩兰10克，陈皮12克，木香12克，郁金15克，赤芍12克，柴胡10克。

【用法】每日1剂，水煎服。

【功效】清热利湿，补运脾胃。

【主治】急性或亚急性病毒性肝炎。

【来源】《杂病治验秘钥》

第二节　慢性病毒性肝炎

～· 赤丹汤 ·～

【组成】赤芍150克，丹参30克，当归30克，黄芪30克，三棱

45克，莪术45克，桃仁45克，红花45克，白茅根15克。

【用法】每日1剂，水煎，早晚分服。

【功效】补气活血通络。

【主治】慢性乙型肝炎（属血络瘀阻证）

【来源】青岛大学医学院学报，2012，48（6）

❧ 茵陈四君子汤 ❧

【组成】茵陈18克，党参18克（或太子参18克），白术15克，茯苓20克，甘草8克。

【用法】每日1剂，水煎，分3次口服。

【功效】清热利湿，补中益气。

【主治】慢性乙型肝炎（属湿热缠绵、正气不足证）。

【来源】中医药临床杂志，2012，24（9）

❧ 柴胡枳壳汤 ❧

【组成】柴胡12克，枳壳12克，川芎12克，香附12克，陈皮12克，半夏12克，郁金15克，太子参15克，茯苓15克，白术15克，黄芩15克。

【用法】每日1剂，水煎，早晚分服。

【功效】疏肝理气，健脾和胃。

【主治】慢性病毒性迁延性肝炎。

【来源】《民间偏方》

❧ 金钱草汤 ❧

【组成】金钱草12克，车前子（包煎）12克，泽泻12克，薏苡仁12克，山楂12克，紫河车12克，何首乌12克，决明子15克，丹参15克，白花蛇舌草15克，生地黄15克，黄精15克，桑枝30克，大黄炭10克，牡丹皮10克，桃仁10克，生黄芪5克。

【用法】每日1剂，水煎，分2次口服。

【功效】清除里邪，扶正补虚，调理气血。

【主治】慢性乙型肝炎。

【来源】《民间偏方》

～ 柴胡茵陈汤 ～

【组成】柴胡9克，当归9克，莪术9克，党参9克，炒白术9克，茵陈20克，丹参20克，黄芪20克，女贞子20克，板蓝根15克，五味子15克，茯苓9克。

【用法】每日1剂，水煎，两煎药液相混，分早中晚3次服。

【功效】疏肝解郁，活血化瘀，清解祛邪，培补脾肾。

【主治】慢性病毒性肝炎。

【来源】《民间偏方》

～ 养肝健脾茯苓粥 ～

【组成】茯苓粉30克，红枣20枚，粳米100克。

【用法】先将红枣温火煮烂，连汤放入粳米粥内，加茯苓粉再煮数沸即成。每日2次，连服数日。

【功效】养肝健脾。

【主治】慢性病毒性肝炎（属脾胃虚弱之腹泻、烦躁、失眠者）。

【来源】《民间偏方奇效方》

～ 化郁理气汤 ～

【组成】柴胡10克，丹参15克，灵芝15克，山楂15克，石榴皮15克，枳壳10克。

【用法】每日1剂，水煎2次，早晚分服。

【功效】疏肝解郁，清热解毒，理气止痛，活血化瘀，调和肝脾。

【主治】慢性病毒性肝炎。

【来源】《偏方实用大全》

茵陈黄芪汤

【组成】茵陈30克，黄芪20克，丹参20克，白茅15克，牡丹皮15克，五味子15克，当归15克，鸡内金10克，茯苓10克，川芎10克，郁金10克，甘草10克。

【用法】每日1剂，水煎，取药汁，分2次服用。

【功效】清热利湿，益气健脾，解郁活血。

【主治】慢性病毒性肝炎。

【来源】《偏方验方妙方经方家用全书》

清肝解毒汤

【组成】鲜白马骨12克，虎刺12克，鲜白茅根24克，鲜马兰9克，石见穿9克，丹参9克，豨莶草9克，白僵蚕9克，郁金9克，桃仁9克，当归9克，白术9克，虎杖16克，白花蛇舌草16克，黄芪16克，柴胡6克，生甘草6克，露蜂房6克，蝉蜕6克。

【用法】每日1剂，水煎，分3次服用，30天为1个疗程。

【功效】清热解毒，疏肝解郁，益气活血，健脾扶正。

【主治】慢性病毒性肝炎。

【来源】《偏方验方妙方经方家用全书》

寄生桑椹丸

【组成】桑寄生20克，桑椹子20克，韭菜子20克，生地黄15

克，熟地黄15克，鹿衔菜籽15克，甘菊花15克，腊树子15克，补骨脂15克，五味子10克，山萸肉10克，薯蓣10克，茯苓10克，泽泻10克，牡丹皮10克，枸杞子30克。

【用法】研末，制成蜜丸，每丸9克，每次1丸，每天2~3次空腹淡盐水送服。

【功效】补肾益肝。

【主治】慢性乙型肝炎。

【来源】《民间验方》

黄芪女贞子汤

【组成】生黄芪15克，女贞子15克，灵芝15克，太子参15克，陈皮10克，蒲公英40克，白花蛇舌草20克，蚤休20克，丹参5克，生甘草5克，茯苓30克。

【用法】每日1剂，水煎服。

【功效】益气活血，强肝解毒。

【主治】慢性乙型肝炎。

【来源】《民间验方》

健脾保肝汤加减

【组成】炒白术15克，生黄芪15克，党参15克，当归10克，甘草10克，赤芍20克，白芍20克，鸡内金（捣碎）15克，三棱10克，莪术10克，延胡索（捣碎）10克，柴胡10克，川楝子20克，生乳香10克，生没药10克，茵陈10克。

【用法】每日1剂，水煎服。

【功效】健脾保肝，扶正攻邪，行气化瘀。

【主治】慢性病毒性肝炎。

【来源】《民间验方》

厥阴再理丸

【组成】生黄芪30克，当归15克，生白芍30克，板蓝根30克，柴胡10克，鸡内金（捣碎）10克，三棱10克，莪术10克，姜黄10克，甘草10克。

【用法】上药共轧细末，水泛为丸，每服6克，每日2次。

【功效】补肝养肝，理气散结，消谷进食。

【主治】慢性病毒性肝炎。

【来源】《中医临证》

健胃和肝汤

【组成】茵陈9克，制苍术6克，茯苓9克，黄柏4.5克，制半夏6克，小温中丸（分2次口服吞），黑山栀9克，炒米仁12克，青皮4.5克，陈皮4.5克，赤小豆9克，佛手花3克。

【用法】每日1剂，水煎服。

【功效】健胃和肝，祛湿退黄。

【主治】慢性黄疸型病毒性肝炎。

【来源】《应用千百年的中医验方》

化瘀退黄方

【组成】大黄24克，桃仁9克，土鳖虫6克，煅干漆15克，广三七15克，广犀角9克，赤芍9克，金钱草30克，大腹皮15克，青皮9克，广木香9克，茯苓皮30克。

【用法】每日1剂，水煎服。

【功效】活血化瘀，行气利湿，凉血。

【主治】慢性黄疸型病毒性肝炎（属肝胆瘀阻证）。

【来源】《应用千百年的中医验方》

柴胡三石解毒汤

【组成】柴胡10克，黄芩10克，茵陈蒿12克，土茯苓12克，凤尾草12克，紫河车6克，滑石12克，寒水石6克，生石膏6克，竹叶10克，金银花6克。

【用法】每日1剂，水煎，分早中晚3次，饭后半小时温服。

【功效】清热利湿解毒。

【主治】慢性病毒性肝炎（属湿热蕴结证）。

【来源】《刘渡舟医书七种——肝病证治概要》

加味一贯煎

【组成】北沙参15克，麦冬12克，生地黄30克，当归12克，枸杞子12克（或用首乌藤30克代），川楝子12克，丹参30克，鸡血藤30克，柴胡12克，姜黄12克，郁金12克，薄荷3克。

【用法】每日1剂，水煎，分早中晚3次，饭后半小时温服，连服2日，间隔1日再服。

【功效】滋肾养肝，疏肝通络。

【主治】慢性病毒性肝炎（属肝肾阴虚，兼有气滞血瘀证）。

【来源】新医药学杂志，1977，（7）

加味异功散

【组成】党参15克，苍术10克，白术10克，茯苓30克，甘草6克，陈皮10克，焦山楂10克，焦神曲10克，青皮10克，黄精30克，当归12克，丹参30克，鸡血藤30克，柴胡10克，郁金10克，姜黄10克，薄荷3克。

【用法】每日1剂，水煎，分早晚饭后半小时温服。

【功效】健脾和胃，养肝疏肝，养血和血。

【主治】慢性病毒性肝炎（属脾胃气虚肝乘、气滞血瘀证）。

【来源】《方药中医学承启集》

·荣肝汤·

【组成】党参12克，炒白术10克，炒苍术10克，木香10克，茵陈蒿15克，当归12克，白芍12克，香附10克，佛手10克，山楂15克，泽兰15克，生牡蛎15克，王不留行12克。

【用法】每日1剂，水煎，分早晚饭后半小时温服。

【功效】健脾疏肝，活血化瘀，清热利湿。

【主治】慢性病毒性肝炎（属肝郁脾虚、气滞血瘀、湿热未清证）。

【来源】《首批国家级名老中医效验秘方精选》

·贯桑饮·

【组成】贯众15克，田基黄15克，桑椹子15克，土茯苓15克，平地木15克，虎杖30克，牡丹皮10克，郁金10克。

【用法】每日1剂，水煎，早晚温服。

【功效】清热解毒，护肝解郁。

【主治】慢性病毒性肝炎。

【来源】《首批国家级名老中医效验秘方精选（续集）》

·丹参贯众汤·

【组成】丹参30克，贯众20克，黄芪20克，虎杖20克，桑寄生15克，山楂15克，茯苓15克，郁金10克，柴胡10克，当归10克，甘草5克。

【用法】每日1剂，水煎，分2次口服。

【功效】凉血活血。

【主治】慢性乙型肝炎。

【来源】中华养生保健，2004，（9）

❧·血府逐瘀汤加味·❧

【组成】桃仁10克，当归12克，枳壳10克，川芎10克，柴胡10克，牛膝15克，赤芍10克，丹参15克，菟丝子15克。

【用法】每日1剂，水煎，分2次温服。

【功效】活血化瘀。

【主治】慢性病毒性肝炎（属气滞血瘀证）。

【来源】河北中医，2002，24（2）

❧·补虚化瘀方·❧

【组成】党参12克，白术12克，茯苓12克，白芍药15克，生地黄15克，砂仁6克，茵陈15~60克，金钱草15~60克，桃仁15克，土鳖虫8克。

【用法】每日1剂，水煎，早晚温服。

【功效】健脾补虚益气，活血化瘀。

【主治】慢性病毒性肝炎（属气虚血瘀证）。

【来源】湖北中医杂志，2000，22（3）

❧·化瘀通气方·❧

【组成】柴胡9克，赤芍15克，丹参15克，当归15克，生牡蛎（先煎）30克，广郁金9克，川楝子12克，桃仁9克，红花9克，桔梗9克，紫菀9克，土鳖虫9克。

【用法】每日1剂，水煎，早晚温服。

【功效】化瘀软坚，开利三焦。

【主治】慢性病毒性肝炎之肝性腹胀者。

【来源】《印会河抓主症经验方解读》

·巴蒲饮·

【组成】巴戟天20克，肉苁蓉10克，鸡血藤12克，赤芍12克，贯众6克，白花蛇舌草9克，垂盆草9克，蒲公英9克，胡黄连9克，山楂15克，木瓜12克，大枣9克，甘草6克。

【用法】每日1剂，水煎服，分早晚2次温服。

【功效】补肾益精，活血凉血，清解湿热疫毒。

【主治】慢性乙型病毒性肝炎（属肝肾两虚兼肝胆蕴热、脾胃湿热证）。

【来源】《当代名老中医经验方荟萃》

·柴芍六君子汤·

【组成】柴胡10克，白芍12克，党参15克，白术15克，茯苓15克，陈皮10克，姜半夏12克，炙甘草6克，生姜3片，大枣3枚。

【用法】每日1剂，水煎，分早晚2次温服。

【功效】疏肝理气，健脾和胃。

【主治】慢性病毒性肝炎（属肝郁脾虚、肝胃不和证）。

【来源】《当代名老中医经验方荟萃》

·疏肝和络饮·

【组成】北柴胡9克，生牡蛎30克，制香附9克，乌药9克，木香6克，白芍9克，当归9克，郁金6克，苍术9克，厚朴6克，枳壳6克，丝瓜络9克，冬瓜子12克。

【用法】每日1剂，水煎，分2次温服。

【功效】疏肝和络。

【主治】慢性病毒性肝炎。

【来源】《难病辨治》

ᘛ· 归芍和胁饮 ·ᘚ

【组成】当归、白芍、炒枳壳、甘草、香附、姜黄、黄芩、青皮各适量。

【用法】每日1剂，水煎，分2次温服。

【功效】行气和血。

【主治】慢性无黄疸型病毒性肝炎（属气血不和证）。

【来源】《吴少怀医案》

ᘛ· 五草汤 ·ᘚ

【组成】败酱草62克，鱼腥草31克，龙胆草62克，金钱草31克，车前草31克。

【用法】每日1剂，水煎，分2次温服。

【功效】清热解毒，利湿退黄。

【主治】慢性病毒性肝炎。

【来源】《难病萃方》

ᘛ· 柔肝解毒汤 ·ᘚ

【组成】叶下珠15克，茵陈30克，虎杖20克，野生丹参30克，栀子10克，滑石30克，薏苡仁30克，柴胡30克，白芍20克，生龙骨20克，生牡蛎20克，水牛角粉（吞服）2克，人工牛黄（吞服）0.3克。

【用法】每日1剂，水煎，饭前服，一日3次，15天为1个疗程。

【功效】清热解毒，疏肝理气，活血化瘀。

【主治】慢性乙型病毒性肝炎。

【来源】《亲献民间验方与特色疗法》

·化肝解毒汤·

【组成】虎杖15克，平地木15克，半枝莲15克，土茯苓20克，垂盆草20克，赤芍10克，片姜黄10克，黑料豆10克，生甘草3克。

【用法】每日1剂，煎服2次，上下午各1次，食后2小时口服。

【功效】清热利湿化瘀。

【主治】慢性病毒性肝炎（属湿热瘀郁证）。

【来源】《专科专病名医临证经验丛书——肝胆病》

·疏肝化瘀汤·

【组成】柴胡9克，茵陈20克，板蓝根15克，当归9克，丹参20克，莪术9克，党参9克，炒白术9克，黄芪20克，女贞子20克，五味子15克，茯苓9克。

【用法】每日1剂，水煎，分早中晚3次温服。

【功效】疏肝解郁，活血化瘀，清解祛邪，培补脾肾。

【主治】慢性病毒性肝炎（属肝郁气滞、血瘀阻络证）。

【来源】《专科专病名医临证经验丛书——肝胆病》

·疏肝解毒汤·

【组成】当归12克，白芍15克，柴胡15克，茯苓15克，板蓝根15克，败酱草15克，茵陈30克，川楝子12克，金银花15克，蒲公英15克，甘草6克，生姜10克，红枣5枚。

【用法】每日1剂，水煎，分2次口服，于饭后1小时温服。

【功效】疏肝健脾，清热解毒。

【主治】慢性乙型病毒性肝炎（属湿热中阻、肝郁气滞证）。

【来源】《专科专病名医临证经验丛书——肝胆病》

·肝炎灵汤·

【组成】黄芪30克，白术15克，防风10克，党参15克，茯苓30克，夏枯草15克，灵芝15克，白花蛇舌草30克，柴胡10克，丹参30克，穿山甲10克，虎杖15克，茵陈30克，五味子15克，鸡内金15克。

【用法】每日1剂，水煎，分早晚2次温服。

【功效】健脾益气，疏肝行气，活血通络，清利湿热。

【主治】慢性病毒性肝炎（属湿热内阻中焦、肝失疏泄、脾失健运证）。

【来源】中外健康文摘，2008，5（1）

·强肝解毒汤·

【组成】黄芪30克，白花蛇舌草30克，蒲公英30克，薏苡仁30克，丹参30克，太子参15克，茯苓15克，赤芍15克，苦参15克，虎杖15克，蚤休15克，当归10克。

【用法】每日1剂，分2次于饭后1小时温服。

【功效】清热利湿解毒，活血化瘀畅气。

【主治】慢性丙型病毒性肝炎（属湿热内蕴、气滞血瘀证）。

【来源】新中医，1996，（10）

丙肝宁方

【组成】生黄芪15克，太子参10克，巴戟天10克，怀牛膝9克，制大黄6克，炙鳖甲（打碎煎）15克，生牡蛎（打碎煎）15克，虎杖12克，黄芩12克，紫丹参12克，全当归10克，赤芍药10克，青皮9克，生麦芽30克，白花蛇舌草15克。

【用法】每日1剂，分2次于饭后1小时温服。

【功效】健脾柔肝，活血化瘀解毒。

【主治】慢性丙型肝炎（属肝郁脾虚、肝肾不足、瘀血阻络证）。

【来源】河北中医，1998，20（6）

健脾补肾方

【组成】太子参10克，茯苓10克，三七10克，丹参10克，赤芍10克，杜仲10克，珍珠草15克，田基黄15克，菟丝子15克，五爪龙20克，郁金20克，何首乌20克。

【用法】每日1剂，分2次于饭后1小时温服。

【功效】健脾补肾，活血化瘀。

【主治】慢性丙型病毒性肝炎（属脾肾阳虚、血瘀阻络证）。

【来源】新中医，2006，38（11）

复肝散

【组成】太子参30克，鸡内金24克，紫河车18克，片姜黄18克，炙地鳖虫18克，广郁金18克，参三七15克。

【用法】上药共研细末，每服3克，日服2次。

【功效】补益肝肾，通络消肿。

【主治】慢性病毒性肝炎。

【来源】《章次公学术经验集》

茵陈蒿汤合八味降酶汤加减

【组成】金钱草30克，西茵陈30克，焦山栀9克，生川大黄（后）12克，猪苓15克，泽泻15克，蒲公英30克，板蓝根30克，垂盆草30克，六月雪30克，黄芩9克，郁金15克，鸡内金9克，白茅根30克。

【用法】每日1剂，水煎，分早晚2次温服。

【功效】疏肝利胆，清热解毒，利胆和胃。

【主治】慢性病毒性肝炎（属肝胆湿热、疫毒内蕴证）。

【来源】《韩哲仙学术经验集》

补肝汤合金铃子散加减

【组成】炙生地12克，白芍12克，当归12克，炒枣仁9克，木瓜9克，甘草4.5克，金铃子9克，炒玄胡9克，广郁金9克，党参12克，石斛18克，山药12克，牡蛎（先煎）30克。

【用法】每日1剂，水煎，分早晚2次温服。

【功效】滋补肝肾，潜阳降火，行气活血。

【主治】慢性病毒性肝炎（属肝肾阴虚、阳亢火升、气郁血涩证）。

【来源】《张伯臾学术经验集》

自拟降纤肝方

【组成】当归30克，黄芪30克，鳖甲（先煎）20克，丹参20克，郁金12克，三七末（冲服）3克，赤芍15克，牡丹皮5克。

【用法】每日1剂，水煎服。

【功效】活血通络。

【主治】慢性病毒性肝炎（属瘀血阻络证）。

【来源】《罗凌介学术经验集》

自拟慢迁肝方

【组成】柴胡10克，甘草10克，白术10克，当归15克，白芍15克，茯苓15克，神曲20克，丹参20克，党参20克。

【用法】每日1剂，水煎服。

【功效】疏肝健脾。

【主治】慢性病毒性肝炎（属肝郁脾虚证）。

【来源】《罗凌介学术经验集》

益肝转阴汤

【组成】柴胡9克，郁金9克，赤芍12克，白芍12克，党参12克，白花蛇舌草15克。

【用法】每日1剂，水煎，早中晚分服。

【功效】疏肝达郁，扶脾解毒。

【主治】慢性乙型病毒性肝炎（属毒邪蕴伏、肝郁脾虚、湿热瘀阻证）。

【来源】《金洪元内科临床经验集》

大柴胡汤加减

【组成】柴胡10克，黄芩10克，半夏10克，大黄10克，炒枳壳10克，白芍30克，炒莱菔子30克，紫苏梗10克，板蓝根30克，茵陈10克，香附15克，川楝子10克，五味子20克，生晒参10克，甘草6克。

【用法】每日1剂，水煎服。

【功效】通腑降逆，调和肝胃。

【主治】慢性病毒性肝炎（属肝胃不和、浊气上逆证）。

【来源】《中医门诊备用——刘善锁临床经验集录》

⌇· 五味异功散加味 ·⌇

【组成】生晒参10克，茯苓30克，白术10克，陈皮10克，甘草6克，炒莱菔子30克，紫苏梗10克，焦山楂20克，麦冬15克，石斛15克，板蓝根30克，茵陈10克，五味子20克，炒枳壳10克。

【用法】每日1剂，水煎服。

【功效】健脾和胃，清热解毒。

【主治】慢性病毒性肝炎（属脾胃气虚、运化无权证）。

【来源】《中医门诊备用——刘善锁临床经验集录》

⌇· 滋水清肝饮加减 ·⌇

【组成】生地黄15克，山茱萸9克，丹参9克，白芍9克，白薇9克，炒栀子9克，柴胡9克，白茯神15克，生甘草6克，炙甘草6克，路路通9克。

【用法】每日1剂，水煎，分2次温服。

【功效】滋养肝肾，清热通络。

【主治】慢性病毒性肝炎（属肾虚肝旺证）。

【来源】《上海市名中医学术经验集》

⌇· 脾肾双补丸加减 ·⌇

【组成】炒党参15克，山萸肉9克，菟丝子9克，五味子9克，怀山药30克，车前子9克，肉豆蔻9克，橘络6克，砂仁3克，巴戟天9克，补骨脂9克。

【用法】每日1剂，水煎服，分2次口服温服。

【功效】益气固下，健运脾胃，理气通络。

【主治】慢性病毒性肝炎（属脾肾两虚证）。

【来源】《上海市名中医学术经验集》

❧ · 一贯煎合芍药甘草汤加减 · ❧

【组成】北沙参15克，麦冬15克，生地15克，怀山药15克，枸杞子15克，当归10克，白芍20克，川楝子10克，赤芍15克，丹参15克，郁金15克，佛手10克，蒲公英30克，虎杖15克，白花蛇舌草15克，甘草3克。

【用法】每日1剂，水煎，连服1周。

【功效】益气养阴，清热解毒，行气活血。

【主治】慢性乙型病毒性肝炎（属气阴两虚、气滞血瘀证）。

【来源】《中医临床诊疗指南释义——肝胆病分册》

❧ · 达原饮加味 · ❧

【组成】槟榔20克，草果10克，厚朴15克，知母10克，黄芩10克，白芍10克，生薏苡仁30克，蒲公英30克，败酱草15克，佛手10克，白花蛇舌草30克，甘草10克。

【用法】每日1剂，水煎服。

【功效】除湿化浊，开达膜原。

【主治】慢性乙型肝炎（属湿热之邪伏于膜原证）。

【来源】《中医临床诊疗指南释义——肝胆病分册》

❧ · 丹栀逍遥散加减 · ❧

【组成】柴胡12克，当归15克，茯苓30克，猪苓30克，苍术

20克，白术20克，白芍12克，党参20克，生姜15克，郁金15克，陈皮12克，厚朴15克，丹皮12克，制鳖甲（先煎）30克，炮甲珠（先煎）6克，甘草10克，栀子12克。

【用法】每日1剂，水煎服。

【功效】疏肝健脾，清热利湿。

【主治】慢性乙型肝炎（属肝郁脾虚、湿热内蕴证）。

【来源】《中医临床诊疗指南释义——肝胆病分册》

❦·附子理中汤合金匮肾气丸加减·❧

【组成】党参15克，白术12克，茯苓15克，甘草6克，干姜6克，附子（先煎）6克，桂枝6克，山药15克，生地黄15克，山茱萸9克，枸杞子12克，菟丝子12克，肉苁蓉9克。

【用法】每日1剂，水煎服。

【功效】温补脾肾。

【主治】慢性病毒性肝炎（属脾肾阳虚证）。

【来源】《中医临床诊疗指南释义——肝胆病分册》

❦·膈下逐瘀汤加减·❧

【组成】当归12克，桃仁6克，红花6克，川芎9克，牡丹皮12克，赤芍12克，延胡索9克，枳壳9克，丹参15克，鳖甲（先煎）24克，炙甘草6克。

【用法】每日1剂，水煎服。

【功效】活血化瘀，通络散结。

【主治】慢性病毒性肝炎（属瘀血阻络证）。

【来源】《中医临床诊疗指南释义——肝胆病分册》

慢肝六味饮加减

【组成】柴胡10克，枳壳6克，白芍15克，太子参24克，茯苓15克，白术15克，黄皮树寄生30克，川草薢10克，甘草5克。

【用法】每日1剂，水煎服。

【功效】健脾疏肝。

【主治】慢性病毒性肝炎（属脾虚肝郁证）。

【来源】《跟名师学临床系列丛书——邓铁涛》

疏肝汤

【组成】党参20克，大枣10克，柴胡10克，炒苍术10克，炒白术10克，青皮10克，陈皮10克，佛手10克，板蓝根15克，茵陈15克，丹参20克，土茯苓15克，藿香10克，炒神曲10克，生姜2片。

【用法】每日1剂，水煎服。

【功效】健脾疏肝，理气止痛。

【主治】慢性病毒性肝炎（属肝脾失调证）。

【来源】《李辅仁老年病独特治验》

养肝汤

【组成】党参20克，枸杞子10克，炒白术10克，当归10克，白芍15克，川楝子10克，生地黄10克，熟地黄10克，黄精10克，丹参20克，大枣10枚，生姜2片。

【用法】每日1剂，水煎服。

【功效】补养肝脾，益肾通络。

【主治】慢性病毒性肝炎（属肝脾失养证）。

【来源】《李辅仁老年病独特治验》

涤痰汤合活络效灵丹加减

【组成】陈皮10克，法半夏10克，陈南星10克，当归10克，枳壳10克，竹茹12克，茯苓15克，丹参15克，乳香6克，没药6克，炙甘草6克。

【用法】每日1剂，水煎服。

【功效】涤痰通络。

【主治】慢性病毒性肝炎（属痰瘀互结证）。

【来源】《中医内科处方手册》

复原汤

【组成】柴胡10克，大黄（后下）10克，板蓝根30克，川芎10克，丹参15克，茯苓10克，焦山楂10克，焦神曲10克，焦麦芽10克，黄精15克，党参15克，黄芪15克，女贞子20克，菟丝子15克，生甘草10克。

【用法】每日1剂，水煎服。

【功效】行气活血，补益脾肾。

【主治】慢性病毒性肝炎（属气滞血瘀、脾肾亏虚证）。

【来源】《中医内科处方手册》

清肝解毒汤

【组成】丹参30克，白茅根30克，虎杖30克，土茯苓30克，赤芍30克，山豆根24克，生牡蛎（先煎）60克，当归15克，垂盆草15克，黄芩12克，川楝子12克，郁金12克，柴胡10克，栀子10克，川黄连6克。

【用法】每日1剂，分早晚2次温服。

【功效】清热解毒，疏肝活血。

【主治】慢性病毒性肝炎。

【来源】《常见病中医处方手册（第二版）》

·益气活血解毒汤·

【组成】黄芪15~20克，茯苓10克，当归10克，白术10克，赤芍15克，丹参15克，薏苡仁15克，郁金15克，泽兰15克，佛手10克，白花蛇舌草15克，蒲公英15克，甘草3克。

【用法】每日1剂，水煎，早晚温服。

【功效】益气活血，清热解毒除湿。

【主治】慢性病毒性肝炎（属气滞血瘀证）。

【来源】世界中医药，2012，（5）

·养阴解毒汤·

【组成】生地黄15克，山茱萸15克，山药15克，赤芍15克，丹参15克，女贞子15克，黄精15克，枸杞子15克，白茅根15克，蒲公英15克，白花蛇舌草15克，炒麦芽15克。

【用法】每日1剂，水煎，分早晚温服。

【功效】滋肾养肝解毒，养阴解毒。

【主治】慢性病毒性肝炎（属肝肾阴虚证）。

【来源】世界中医药，2012，（5）

·助阳解毒汤·

【组成】巴戟天15克，仙茅15克，淫羊藿15克，菟丝子15克，黄芪15克，白术15克，赤芍15克，丹参15克，枸杞子15克，女贞子15克，佛手10克，蒲公英15克，白花蛇舌草15克，甘草3克。

【用法】每日1剂，水煎，分早晚温服。

【功效】温补肾阳，清解毒邪。

【主治】慢性病毒性肝炎（属肾阳亏虚证）。

【来源】世界中医药，2012，（5）

芪蒲饮

【组成】黄芪25克，蒲公英25克，太子参10克，党参10克，丹参15克，赤芍20克，鳖甲（先煎）15克，莪术10克，贯众6克，垂盆草30克，白花蛇舌草30克，麦芽10克，山楂10克，炙甘草6克。

【用法】每日1剂，水煎，分早晚温服。

【功效】益气健脾养阴，清热除湿，消食行滞。

【主治】慢性乙型肝炎（属气阴两虚夹湿热证）。

【来源】辽宁中医杂志，2010，（9）

疏肝化癥汤

【组成】茵陈20克，柴胡9克，当归9克，丹参20克，板蓝根15克，莪术9克，炒白术9克，党参9克，黄芪20克，茯苓9克，女贞子20克，五味子15克。

【用法】每日1剂，水煎，分早晚温服。

【功效】清热解毒，健脾除湿，活血化瘀。

【主治】慢性病毒性肝炎（属正虚邪恋证）。

【来源】中医药临床杂志，2006，（4）

大柴胡汤合小陷胸汤

【组成】柴胡9克，枳实6克，白芍9克，川大黄6克，清半夏9克，黄芩9克，生姜12克，大枣4枚，瓜蒌30克，川黄连3克。

【用法】每日1剂，水煎服。

【功效】解热消痞，泻实除烦，缓痛。

【主治】慢性病毒性肝炎（属肝胆脾胃实证）。

【来源】《岳美中医案》

·下气汤加减·

【组成】茯苓9克，甘草6克，炒杭芍12克，粉丹皮9克，制首乌20克，广橘红9克，炒杏仁9克，法半夏9克，广郁金12克，延胡索12克，半枝莲12克，白花蛇舌草12克，砂仁9克，丹参15克，柴胡9克，焦山栀3~5克。

【用法】每日1剂，水煎服。

【功效】疏肝健脾，调和上下。

【主治】慢性病毒性肝炎。

【来源】《麻瑞亭治验集》

·慢肝丸·

【组成】茯苓75克，泽泻60克，银柴胡45克，炒杭芍60克，粉丹皮45克，制首乌75克，全当归45克，广橘红60克，炒杏仁60克，法半夏60克，广郁金60克，延胡索45克，丹参75克，泽兰150克，降真香60克，川厚朴45克，鹅枳实30克，生白术45克，大野党75克，焦鸡内金45克，砂仁45克，桑白皮60克，怀山药150克，广木香30克，草蔻仁5克。

【用法】共为细末，炼蜜为丸，每丸重10克，每日早晚各服2~3丸，温开水送服。

【功效】健脾疏肝，和胃平胆，化瘀止痛，滋养精血。

【主治】慢性病毒性肝炎。

【来源】《麻瑞亭治验集》

· 健脾益肾解毒汤 ·

【组成】黄芪20~30克，白术15克，茯苓15克，女贞子15克，菟丝子15克，当归15克，郁金15克，虎杖15克，蚕沙15克，桑寄生20克，黄精20克，黄柏20克，白花蛇舌草20克，桑枝20克，焦山楂20克，焦神曲20克，焦麦芽20克。

【用法】每日1剂，水煎服。

【功效】清热解毒化湿，健脾益肾。

【主治】慢性乙型病毒性肝炎（属疫毒稽留、湿热蕴结、脾肾两虚证）。

【来源】《难病中医治验》

· 护肝汤 ·

【组成】茵陈25克，金银花20克，连翘20克，大青叶20克，苦参15克，黄芩15克，露蜂房15克，板蓝根20克，黄芪30克。

【用法】每日1剂，水煎，分3次服。

【功效】清热解毒，利湿退黄，补益中焦。

【主治】慢性病毒性肝炎。

【来源】《难病中医治验》

· 逍遥散加味 ·

【组成】柴胡10克，白芍12克，当归10克，茯苓15克，甘草5克，绵茵陈15克，麦芽15克，薏苡仁25克。

【用法】每日1剂，水煎服。

【功效】疏肝解郁健脾。

【主治】慢性无黄疸型病毒性肝炎（属肝郁脾虚证）。

【来源】《邹志为老中医临证治验》

∾· 愈肝汤 ·∾

【组成】当归10克，柴胡10克，云苓12克，党参10克，白术10克，白芍10克，丹参10克，黄芪30克，五味子15克，鳖甲12克，灵芝10克，黄精12克。

【用法】研末冲服。

【功效】疏肝健脾。

【主治】慢性病毒性肝炎（属肝郁脾虚证）。

【来源】《医行散记》

∾· 瘀血型肝炎方 ·∾

【组成】炒柴胡10克，丹参20克，生鳖甲15克，土鳖虫6克，制大黄10克，厚朴15克，甘草10克。

【用法】每日1剂，水煎服。

【功效】活血化瘀，软坚散结。

【主治】慢性病毒性肝炎（属瘀血证）。

【来源】《医行散记》

∾· 一贯煎合六味地黄汤加减 ·∾

【组成】生地黄10克，山萸肉10克，沙参10克，麦冬10克，枸杞子10克，木瓜10克，知母10克，黄柏10克，龟板（先煎）30克，白芍15克，女贞子10克，首乌15克，酸枣仁15克，龙骨（先煎）30克，牡蛎（先煎）30克，川楝子10克。

【用法】每日1剂，水煎服。

【功效】养血柔肝，滋阴益肾。

【主治】慢性病毒性肝炎（属肝肾阴虚证）。

【来源】《沙宝瑜杂病顽症治验辑要》

～◦• 附子理中汤合金匮肾气丸加减 •◦～

【组成】附子（先煎）6克，肉桂（后下）3克，桂枝10克，党参15克，干姜6克，白术20克，猪苓15克，茯苓15克，泽泻10克，熟地黄15克，山药15克，五加皮10克，生姜衣3克。

【用法】每日1剂，水煎服。

【功效】健脾胃肾，温阳运湿。

【主治】慢性病毒性肝炎（属脾肾阳虚证）。

【来源】《沙宝瑜杂病顽症治验辑要》

～◦• 膈下逐瘀汤合鳖甲煎丸加减 •◦～

【组成】桃仁10克，红花6克，当归10克，赤芍10克，川芎6克，大黄6~12克，泽兰10克，丹参10克，生蒲黄（包煎）10克，五灵脂10克，鳖甲（先煎）30克，水蛭3克，丹皮10克，柴胡6克。

【用法】每日1剂，水煎服。

【功效】活血化瘀，散结通络。

【主治】慢性病毒性肝炎（属瘀血阻络证）。

【来源】《沙宝瑜杂病顽症治验辑要》

～◦• 胆苓汤 •◦～

【组成】龙胆草4克，木通4克，车前子（包）30克，泽泻15克，猪苓15克，地黄15克，黄芩15克，栀子10克，生白术10克，当归10克，柴胡10克，桂枝3克，生甘草6克。

【用法】每日1剂，水煎服。

【功效】清热利湿。

【主治】慢性活动性病毒性肝炎。

【来源】《消化内科顽疾金方》

疏肝理气汤

【组成】青橘叶9克，青皮9克，陈皮9克，枳壳9克，香附9克，郁金9克，赤芍9克，白芍9克，厚朴花6克，紫苏梗6克，柴胡6克，甘草3克。

【用法】每日1剂，水煎服。

【功效】理气活血，疏肝止痛。

【主治】慢性病毒性肝炎（属肝郁气滞血瘀证）。

【来源】《消化内科顽疾金方》

逍遥散合四君子汤加减

【组成】柴胡10克，当归10克，白芍10克，茯苓15克，白术10克，甘草6克，丹参15克，枳壳10克，虎杖15克，金银花20克。

【用法】每日1剂，水煎服。

【功效】疏肝理气，健脾和中。

【主治】慢性病毒性肝炎（属肝郁脾虚证）。

【来源】《消化科专病中医临床诊治》

茵陈蒿汤加味

【组成】茵陈蒿20克，栀子6克，大黄5克，金钱草15克，板蓝根20克，黄芩10克，蒲公英15克，虎杖20克，金银花20克，车前子10克，甘草10克。

【用法】每日1剂，水煎服。

【功效】清热利湿，活血解毒。

【主治】慢性病毒性肝炎（属湿热中阻证）。

【来源】《消化科专病中医临床诊治》

·· 归芪四君子汤加减 ··

【组成】黄芪30克，当归15克，党参20克，白术15克，茯苓15克，田三七3克，郁金15克，露蜂房6克，泽兰15克，泽泻15克，益母草30克，马鞭草10克，鸡内金3克。

【用法】每日1剂，水煎服。

【功效】疏肝解郁，健脾和中。

【主治】慢性病毒性肝炎（属肝郁脾虚证）。

【来源】《中医辨证施治——消化系统疑难病》

·· 附子理中汤合真武汤加减 ··

【组成】山参9克，淡附子（先煎）9克，炒白术9克，炮姜3克，炙甘草6克，茯苓皮15克，肉桂3克，泽泻9克，青皮3克，陈皮3克，川牛膝9克，车前子（包煎）12克，大腹皮9克。

【用法】每日1剂，水煎服。

【功效】健脾肾气，温肾扶阳。

【主治】慢性病毒性肝炎（属脾肾阳虚证）。

【来源】《中医辨证施治——消化系统疑难病》

·· 柔肝补肾汤 ··

【组成】生地黄15克，沙参10克，当归10克，杭芍15克，麦冬10克，川楝子8克，阿胶10克，何首乌10克，黄精15克，青黛1克，白矾1克，鳖甲15克，生麦芽15克，大枣3枚。

【用法】每日1剂，水煎服。

【功效】养阴清热，滋补肝肾，养血柔肝。

【主治】慢性病毒性肝炎（属肝肾阴虚证）。

【来源】陕西中医，1981，（2）

解毒地黄汤

【组成】黄连9克，黄芩9克，黄柏9克，栀子9克，牡丹皮9克，山萸肉9克，怀山药9克，茯神9克，泽泻9克，青皮9克，五味子9克，生地黄15克。

【用法】每日1剂，水煎服。

【功效】清热解毒，滋养肝肾。

【主治】慢性乙型病毒性肝炎（属肝肾阴虚、湿热内伏证）。

【来源】福建中医药，1986，（4）

解毒参苓汤

【组成】黄连9克，黄芩9克，黄柏9克，栀子9克，白术9克，延胡索9克，党参12克，茯苓12克，白扁豆16克，薏苡仁32克，柴胡6克，甘草6克。

【用法】每日1剂，水煎服。

【功效】益气健脾，清热解毒。

【主治】慢性乙型病毒性肝炎（属脾虚挟湿证）。

【来源】福建中医药，1986，（4）

化瘀理气汤

【组成】丹参20克，刺蒺藜12克，厚朴12克，山楂12克，牡丹皮10克，五灵脂10克，炒川楝子10克，当归10克，橘叶10克，白芍15克。

【用法】每日1剂，水煎服。

【功效】活血化瘀，疏肝解郁，养血柔肝，清解肝热。

【主治】慢性病毒性肝炎恢复期。

【来源】湖北中医杂志，1989，（3）

❧· 清宫汤加减 ·❧

【组成】连翘心10克，玄参10克，莲子心4克，麦冬15克，竹叶心10克，朱茯苓10克，龙齿30克，丹参15克，生地黄15克，牡丹皮10克，五味子9克。

【用法】每日1剂，水煎服。

【功效】清心泻火，养阴凉血，活血化瘀。

【主治】慢性病毒性肝（属肝火灼阴证）。

【来源】中医杂志，1988，（3）

❧· 化瘀清毒汤 ·❧

【组成】生黄芪15克，当归15克，白芍15克，丹参15克，党参15克，焦白术12克，茯苓12克，川芎12克，红花12克，郁金12克，制香附12克，板蓝根20克，焦山楂30克，焦神曲30克，焦麦芽30克，粉甘草6克。

【用法】每日1剂，水煎服。

【功效】益气化瘀兼清余毒。

【主治】慢性病毒性肝炎（属气虚血瘀、余毒未清证）。

【来源】《乙型肝炎良方1500首》

❧· 化浊汤 ·❧

【组成】佩兰10克，香薷10克，茵陈20克，白茅根20克，板蓝根15克，生薏苡仁20克，郁金10克，茯苓10克，桃仁10克，红花10克，藿香10克。

【用法】每日1剂，水煎服。

【功效】芳香化浊，清热利湿，理气健脾，活血化瘀。

【主治】慢性病毒性肝炎（属湿热壅滞证）。

【来源】《乙型肝炎良方1500首》

❧· 血府逐瘀汤加减 ·❧

【组成】桃仁12克，红花12克，当归15克，川芎9克，赤芍30克，生地30克，柴胡12克，香附12克，白芍30克，炙甘草12克。

【用法】每日1剂，水煎服。

【功效】理气活血。

【主治】慢性病毒性肝炎（属气滞血瘀证）。

【来源】《病毒性肝炎与中医辨证论治》

❧· 右归饮合理中汤加减 ·❧

【组成】熟地30克，山药15克，山茱萸15克，枸杞子15克，杜仲15克，菟丝子15克，附子（先煎）9克，当归15克，党参30克，白术30克，干姜12克，炙甘草12克。

【用法】每日1剂，水煎服。

【功效】温补脾肾。

【主治】慢性病毒性肝炎（属脾肾阳虚证）。

【来源】《病毒性肝炎与中医辨证论治》

❧· 二至丸合一贯煎 ·❧

【组成】沙参30克，麦冬30克，五味子12克，当归15克，枸杞子15克，生地黄15克，川楝子12克，女贞子15克，旱莲草15

克，香附12克。

【用法】每日1剂，水煎，分早晚2次温服。

【功效】滋补肝肾。

【主治】慢性病毒性肝炎（属肝肾阴虚证）。

【来源】《病毒性肝炎与中医辨证论治》

～·茵陈术附汤加减·～

【组成】茵陈30克，金钱草30克，白术10克，附子（先煎）10克，干姜10克，秦艽10克，法半夏10克，赤芍25克，丹参25克，陈皮15克，茯苓15克，炙甘草6克。

【用法】每日1剂，水煎服。

【功效】温中健脾化湿。

【主治】慢性病毒性肝炎（属寒湿瘀滞证）。

【来源】《常见传染病中医证治荟萃》

～·自拟复肝煎·～

【组成】黄芪15克，党参15克，茯苓12克，白术9克，炒山药15克，白扁豆30克，黄芩9克，连翘12克，薏苡仁30克，炙甘草6克。

【用法】每日1剂，水煎，分早晚2次温服。

【功效】健脾益气，燥湿解毒。

【主治】慢性病毒性肝炎（属脾虚湿蕴证）。

【来源】《名老中医王治强临床经验荟萃》

～·活血化瘀方·～

【组成】丹参30克，参三七2克，当归15克，郁金12克，赤芍15克，紫草15克。

【用法】每日1剂，水煎，分早晚2次温服。

【功效】行气活血，祛瘀散结证。

【主治】慢性病毒性肝炎（属肝血瘀滞证）。

【来源】《名老中医王治强临床经验荟萃》

·温肝汤·

【组成】黄芪30克，附片（先煎）10克，白术10克，香附10克，杏仁10克，橘红10克，党参12克，紫河车12克，白芍15克，当归15克，茵陈15克。

【用法】每日1剂，水煎，分早晚2次口服。

【功效】温补肝肾，健脾益气，养血柔肝。

【主治】慢性病毒性肝炎。

【来源】《肝胆病诊治》

·加味黄精汤·

【组成】黄精30克，当归12克，细生地30克，夜交藤30克，苍术10克，白术10克，青皮12克，陈皮12克，甘草6克，柴胡10克，姜黄10克，广郁金10克，薄荷3克。

【用法】每日1剂，水煎，分2次服用，饭后2小时温服。

【功效】养肝疏肝，滋补肾阴，运脾和胃。

【主治】慢性病毒性肝炎（属肝肾阴虚证）。

【来源】《肝胆病诊治》

·六味地黄汤加减·

【组成】北沙参30克，生地黄30克，山药10克，丹皮10克，泽泻10克，茯苓15克，山茱萸10克，当归10克，白芍15克，枸杞子10克，女贞子20克，红景天12克，密蒙花10克，白蒺藜10克，茵陈30克。

【用法】每日1剂，水煎，分2次温服，饭后2小时服用。

【功效】滋补肝肾，健脾补肾，清热化湿。

【主治】慢性病毒性肝炎（属肝肾阴虚兼湿热中阻证）。

【来源】《传染病临证经验录》

益胃汤合平胃散加减

【组成】北沙参15克，麦冬15克，当归15克，生地黄10克，枸杞子30克，女贞子30克，旱莲草30克，红景天30克，土白术15克，苍术10克，厚朴10克，旋覆花10克，生赭石10克，合欢花30克，首乌藤30克。

【用法】每日1剂，水煎，分2次温服，饭后2小时服用。

【功效】养阴益胃，健脾化湿。

【主治】慢性病毒性肝炎。

【来源】《传染病临证经验录》

三仁汤合加减正气散

【组成】杏仁9克，藿香9克，厚朴9克，淡竹叶9克，半夏9克，白蔻仁6克，陈皮6克，薏苡仁12克，茯苓12克，夏枯草12克，滑石24克，通草3克，败酱草15克。

【用法】每日1剂，水煎，早晚温服。

【功效】宣畅三焦，芳化湿郁。

【主治】慢性病毒性肝炎（属肝郁脾湿、湿郁化热、湿重于热证）。

【来源】《百家名医临证医案传真》

吴茱萸汤加味

【组成】党参10克，吴茱萸5克，制香附9克，姜厚朴9克，川楝子9克，延胡索9克，生姜9克，陈皮9克，大枣3枚，炙甘草3克。

【用法】每日1剂，水煎，早晚分服。

【功效】温胃暖肝降逆。

【主治】慢性病毒性肝炎（属厥阴肝寒证）。

【来源】《百家验案辨治心法》

参苓白术散合二陈汤加减

【组成】党参15克，白术10克，茯苓10克，猪苓10克，白扁豆15克，山药15克，半夏9克，厚朴6克，木香6克，砂仁10克，广陈皮10克，谷芽15克，麦芽15克，甘草10克。

【用法】每日1剂，水煎，分2次服。

【功效】益气健脾，理气祛湿。

【主治】慢性病毒性肝炎（属脾虚湿阻证）。

【来源】《常见病与治疗良方》

藿枳汤

【组成】佛藿香5克，绵茵陈12克，车前子10克，白茯苓10克，炒白术10克，牡丹皮6克，金石斛12克，焦栀子6克，生白芍10克，绿枳实5克，粉甘草3克。

【用法】每日1剂，水煎，分2次温服。

【功效】疏肝理气，调和脾胃。

【主治】慢性病毒性肝炎（属肝郁脾滞证）。

【来源】《康良石肝病指归》

❀ 五彩汤 ❀

【组成】焦栀子10克，龙胆草5克，水牛角30克，紫河车10克，黄郁金10克，绵茵陈30克，七寸金30克，白英30克，玉米须30克，红丹参12克，赤芍15克，金石斛70克，鸡内金10克，白扁豆10克，粉甘草3克。

【用法】每日1剂，水煎，分2次温服。

【功效】清肝泻火，利湿清热。

【主治】慢性病毒性肝炎（属肝火瘀滞证）。

【来源】《康良石肝病指归》

❀ 龙胆泻肝汤合失笑散加减 ❀

【组成】龙胆草9克，生山栀9克，五灵脂9克，蒲黄9克，桂枝9克，当归6克，半夏9克，陈皮4.5克，茯苓皮15克，泽泻15克，砂仁1.5克，红花3克，白芍9克，白蒺藜9克，菊花9克。

【用法】每日1剂，水煎服。

【功效】清泻肝胆，活血化瘀，理气和胃。

【主治】慢性病毒性肝炎（属肝气郁结、气滞血瘀、脾胃失运证）。

【来源】《中医医案学》

❀ 茵陈五苓散合平胃散加减 ❀

【组成】绵茵陈60克，桂枝10克，焦白术15克，焦苍术15克，茯苓15克，猪苓15克，泽泻15克，厚朴10克，陈皮15克，白豆蔻5克，砂仁5克，山楂30克，六曲10克，麦芽30克。

【用法】每日1剂，水煎服。

【功效】健脾燥湿，清利湿热。

【主治】慢性病毒性肝炎（属湿困中焦证）。

【来源】《万友生医案选》

香砂六君子汤合五消饮加味

【组成】广木香10克，砂仁10克，党参15克，白术10克，茯苓15克，法半夏10克，陈皮15克，炙甘草5克，枳实10克，山楂15克，六曲10克，谷芽15克，麦芽15克，鸡内金10克。

【用法】每日1剂，水煎服。

【功效】健脾和胃，燥湿化痰。

【主治】慢性病毒性肝炎。

【来源】《万友生医案选》

补肝汤加味

【组成】三七粉4克，甘草6克，山茱萸8克，茵陈8克，陈皮8克，柴胡8克，生地黄10克，熟地黄10克，垂盆草12克，炒酸枣仁15克，沙苑子15克，柏子仁15克，郁金15克，川芎15克，丹参15克，当归15克，鸡血藤20克，黄芪20克，白芍30克，薏苡仁30克。

【用法】每日1剂，水煎服。

【功效】活血解毒，养肝疏肝，健脾祛湿。

【主治】慢性病毒性肝炎（属肝脾肾气不足、湿热瘀互结证）。

【来源】临床医药文献电子杂志，2020，7（35）

护肝解毒汤

【组成】茵陈18克，炒栀子12克，酒大黄6克，炒白芍15克，陈皮12克，柴胡12克，赤芍12克，连翘12克，土茯苓20克，白花蛇舌草30克，郁金15克，丹参20克，醋鳖甲20克，醋龟甲20

克，炙甘草6克。

【用法】每日1剂，水煎取400毫升，分早晚饭后温服。

【功效】清热利湿，护肝解毒。

【主治】慢性乙型肝炎（属肝胆湿热证）。

【来源】江苏中医药，2020，52（5）

柴苓汤

【组成】柴胡7克，茯苓3克，黄芪3克，半夏5克，人参3克，甘草2克，生姜1克，大枣3克，猪苓3克，桂枝3克，白术3克，泽泻5克。

【用法】每日1剂，水煎，分早晚2次温服。

【功效】扶正祛邪，活血解毒，益气健脾。

【主治】慢性乙型肝炎。

【来源】当代医药论丛，2020，18（9）

解郁合欢汤加减

【组成】北柴胡10克，当归10克，白芍10克，郁金10克，茯苓15克，麸炒白术15克，黄芪15克，防风10克，莲子15克，山药15克，白扁豆10克，豆蔻10克，仙鹤草15克，炙甘草6克。

【用法】每日1剂，水煎，分2次温服。

【功效】疏肝健脾。

【主治】慢性病毒性肝炎（属肝郁脾虚证）。

【来源】中医药导报，2020，26（8）

养血柔肝汤

【组成】鸡血藤30克，熟地黄15克，五味子15克，当归15

克，川芎10克，酸枣仁30克，鳖甲（先煎）15克，柴胡10克，鸡内金15克，木瓜15克，阿胶（烊化）10克，白芍15克，水蛭3克。

【用法】每日1剂，水煎2次，每次剩余药汁150毫升，混匀后分早晚2次温服。

【功效】养血柔肝，活血软坚。

【主治】慢性病毒性肝炎（属肝血不足、瘀血阻络证）。

【来源】河南中医，2020，40（1）

疏肝解瘀汤

【组成】柴胡15克，薏苡仁15克，白芍15克，丹参15克，郁金10克，枳壳10克，甘草片10克，牡丹皮10克，叶下珠20克，半支莲20，白花蛇舌草30克，茵陈18克，红花6克。

【用法】每日1剂，每剂煎煮药汁400毫升，分早晚2次服完。

【功效】行气解郁，清热解毒。

【主治】慢性病毒性肝炎（湿热、疫毒郁结证）。

【来源】中国民间疗法，2020，28（5）

复元活血汤

【组成】柴胡15克，瓜蒌根9克，当归9克，红花6克，甘草6克，穿山甲6克，大黄30克，桃仁15克。

【用法】每日1剂，水煎服。

【功效】活血理气，化瘀止痛。

【主治】慢性病毒性肝炎（肝郁血滞证）。

【来源】内蒙古中医药，2020，39（1）

自拟乙肝康汤

【组成】绵茵陈15克，垂盆草15克，黄芩12克，五味子10

克，郁金15克，赤芍20克，白芍15克，茯苓15克，金钱草30克，猪苓10克，柴胡12克，虎杖15克，黄芪15克，丹参15克。

【用法】每日1剂，水煎温服，每日2次。

【功效】清热利湿退黄。

【主治】慢性乙型病毒性肝炎（湿热内蕴证）。

【来源】中国医药指南，2019，17（1）

温肾通络解毒方

【组成】干姜7克，杜仲20克，淫羊藿20克，白术20克，续断15克，巴戟天15克，白芍15克，佩兰15克，泽泻15克，石菖蒲15克，郁金15克，姜黄10克，丹参25克，白花蛇舌草30克。

【用法】每日1剂，水煎取汁200毫升，分早晚2次口服。

【功效】温肾通络，化瘀解毒。

【主治】慢性乙型病毒性肝炎（邪毒稽留、脾肾不足证）。

【来源】心理月刊，2018，6（10）

疏肝解毒汤

【组成】柴胡10克，白芍15克，鸡骨草30克，萆薢10克，五味子10克，甘草5克。

【用法】每日1剂，水煎，分2次温服。

【功效】疏肝和脾，清热利湿。

【主治】慢性乙型病毒性肝炎（肝郁脾虚、湿热蕴结证）。

【来源】广州中医药大学学报，2016，33（4）

苓泽柴芍六君子汤

【组成】白扁豆15克，党参15克，薏苡仁15克，茯苓15克，猪苓15克，泽泻10克，柴胡10克，法半夏10克，白芍10克，白术10克，陈皮6克。

【用法】每日1剂，将诸药水煎2次混合后取汤汁，分别于早晚温服。

【功效】疏肝解郁，健脾和胃，燥土祛湿。

【主治】慢性病毒性肝炎（肝郁脾虚证）。

【来源】四川中医，2019，37（1）

参苓白术散加减

【组成】柴胡12克，香附15克，生半夏10克，陈皮10克，泽泻10克，白术10克，厚朴10克，苍术10克，党参15克，黄芪15克，山楂15克，山药20克，茯苓20克，白蔻仁6克，扁豆10克，砂仁10克。

【用法】每日1剂，水煎，早晚分服。

【功效】疏肝健脾，扶正祛邪，燥湿降浊。

【主治】慢性乙型病毒性肝炎（肝郁脾虚证）。

【来源】光明中医，2019，34（6）

茵郁芪灵汤

【组成】茵陈25，郁金25克，黄芪30克，灵芝25克，炒白术25克，茯苓25克，山药30克，夏枯草30克，蒲公英30克，板蓝根25克，丹参30克，焦山楂30克，木香15克，枳壳25克。

【用法】每日1剂，水煎，每次200毫升，每日3次，于餐后1小时服用。

【功效】疏肝解郁，健脾益气，清热化湿。

【主治】慢性乙型病毒性肝炎（肝郁脾虚兼湿热证）。

【来源】四川中医，2019，37（4）

鳖甲煎加减

【组成】柴胡10克，郁金10克，桃仁15克，红花15克，川芎12克，牛膝15克，枳壳6克，赤芍30克，鳖甲10克，白花蛇舌草30克，虎杖15克。

【用法】每日1剂，水煎，分2次服。

【功效】疏肝行气，活血化瘀。

【主治】慢性病毒性肝炎（肝郁气滞血瘀证）。

【来源】河北中医，1993，15（4）

疏肝开肺汤

【组成】柴胡10克，赤芍30克，当归15克，丹参30克，生牡蛎30克（先煎），郁金10克，桃仁10克，土鳖虫10克，紫菀10克，桔梗10克，川楝子12克。

【用法】每日1剂，水煎，分早晚饭后半小时温服。

【功效】疏肝开肺，通利三焦，活血消胀。

【主治】慢性病毒性肝炎（气滞血瘀证）。

【来源】《名医肝胆病良方验方》

清肝健脾汤

【组成】生麦芽15克，炙甘草10克，炒苍术10克，茯苓10克，炒山药15克，党参15克，柴胡10克，白花蛇舌草15克，叶下珠15克，板蓝根15克，炒栀子10克。

【用法】每日1剂，水煎，每次取汁100毫升，早晚各服1次。

【功效】清利湿热，清热解毒，凉血散结。

【主治】慢性乙型病毒性肝炎（肝郁脾虚证）。

【来源】中国民族民间医药，2019，28（11）

·李延经验方·

【组成】柴胡15~20克，白芍50克，枳实15~20克，甘草15克，白术15克，茯苓20克。

【用法】每日1剂，水煎，分2次服。

【功效】疏肝健脾。

【主治】慢性病毒性肝炎（属肝脾不和、肝气郁滞证）。

【来源】《李延学术经验集》

·周仲瑛经验方·

【组成】藿香10克，佩兰10克，茵陈20克，炒苍术10克，厚朴6克，法半夏10克，陈皮10克，竹茹10克，炒黄芩10克，白蔻仁（后下）3克，白茅根20克，赤芍15克，鸡骨草15克，田基黄15克，车前草15克，炒神曲10克。

【用法】每日1剂，水煎服。

【功效】理气化湿，清热解毒。

【主治】慢性病毒性肝炎（属湿热毒瘀证）。

【来源】实用中医内科杂志，2008，22（11）

·周信有乙肝经验方·

【组成】柴胡9克，茵陈20克，板蓝根15克，苦参20克，当归9克，丹参20克，莪术9克，党参9克，炒白术9克，黄芪20克，女贞子20克，茯苓9克。

【用法】每日1剂，水煎，分2次或3次温服。

【功效】清热解毒，补虚祛瘀。

【主治】慢性乙型肝炎。

【来源】《常见病名医秘验良方》

·谷济生慢肝1号方·

【组成】柴胡10克，白芍10，枳壳10克，丹参30克，郁金10克，白术10克，鸡骨草30克，垂盆草30克。

【用法】每日1剂，水煎，分早晚饭后半小时温服。

【功效】疏肝解郁，利湿。

【主治】慢性病毒性肝炎（肝郁气滞证）。

【来源】天津中医，1995，12（1）

·谷济生慢肝2号方·

【组成】茵陈蒿30克，栀子10克，泽泻10克，薏苡仁30克，白豆蔻10克，茯苓15克，鸡骨草30克，垂盆草30克，丹参30克，郁金10克，板蓝根10克，连翘10克，藿香10克，甘草10克。

【用法】每日1剂，水煎，分早晚饭后半小时温服。

【功效】清热解毒，利湿和中。

【主治】慢性病毒性肝炎（湿热未尽证）。

【来源】天津中医，1995，12（1）

·谷济生慢肝3号方·

【组成】沙参10克，党参10克，何首乌30克，生地黄30克，熟地黄30克，麦冬10克，当归10克，川楝子10克，丹参30克，郁金10克，炙鳖甲30克，鸡骨草30克，垂盆草30克。

【用法】每日1剂，水煎，分早晚饭后半小时温服。

【功效】滋补肝肾，养血活血利湿。

【主治】慢性病毒性肝炎（肝肾阴虚证）。

【来源】天津中医，1995，12（1）

❧· 谷济生慢肝4号方 ·❧

【组成】党参30克，白术10克，茯苓10克，柴胡10克，香附10克，肉豆蔻10克，补骨脂10克，五味子10克，丹参30克，郁金10克，鸡骨草15克，垂盆草15克，生麦芽30克，砂仁10克。

【用法】每日1剂，水煎，分早晚饭后半小时温服。

【功效】益气健脾，疏肝解郁，活血利湿。

【主治】慢性病毒性肝炎（肝郁脾虚证）。

【来源】天津中医，1995，12（1）

❧· 谷济生慢肝5号方 ·❧

【组成】黄芪30~60克，当归10克，赤芍15克，丹参30克，泽兰15克，炙龟甲30克，炙鳖甲30克，益母草30克，水红花子30克，白术10克，茯苓10克，三七（冲）3克，郁金10克，垂盆草15克，鸡骨草15克。

【用法】每日1剂，水煎，分早晚饭后半小时温服。

【功效】活血化瘀，益气软坚。

【主治】慢性病毒性肝炎（肝郁血瘀证）。

【来源】天津中医，1995，12（1）

❧· 经验方1 ·❧

【组成】白花蛇舌草15克，夏枯草15克，甘草9克，板蓝根15克，山豆根15克，白茅根15克。

【用法】取诸味药加适量水共煎，第1次沸后微火再煎20分钟，第2次微火煎15分钟，合并2次煎液约300毫升，1日内分2次服用。30天为1个疗程，一般需2~3个疗程。

【功效】清热解毒，利湿。

【主治】慢性乙型肝炎。

【来源】《常见病精选验方解》

◦◦ ·经验方2· ◦◦

【组成】金钱草12克，车前子（包煎）12克，泽泻12克，薏苡仁12克，草决明15克，山楂12克，丹皮10克，丹参15克，白花蛇舌草15克，草河车12克，桑枝30克，生黄芪15克，何首乌12克，当归12克，大黄炭10克，生地15克，桃仁10克，黄精15克。

【用法】取诸味药加适量水共煎，第1次沸后微火再煎20分钟，第2次微火煎15分钟，合并2次煎液约500毫升，1日内分2次服用。30天为1个疗程，一般需2~3个疗程。

【功效】清利湿热，滋养肝肾，解毒散结。

【主治】慢性乙型病毒性肝炎。

【来源】《常见病精选验方解》

第二章　重型肝炎

重型肝炎是以大量肝细胞坏死为主要病理特点的一种危重疾病，可引起肝衰竭甚至危及生命，是肝病患者死亡的主要原因之一。临床上，重型肝炎可分为急性、亚急性和慢性三类。引起重型肝炎的原因很多，主要为乙型肝炎病毒感染。此外，甲型、丙型、丁型及戊型肝炎病毒，其他病毒如巨细胞病毒、EB病毒、疱疹病毒、腺病毒、药物中毒、酒精性肝损害等也可以引起。

中医认为其主要病因病机为湿热疫毒炽盛，弥漫三焦，或久病入络，瘀血内阻或邪盛伤正所致。临床辨治可分为热毒炽盛、热毒内陷、脾肾阳虚、气阴两虚、瘀血内阻等证型，可参考中医"急黄""肝厥"等治疗。

❧ 犀牛地黄加减汤 ❧

【组成】广犀角9克（水牛角30克代），桃仁9克，生地30克，土鳖虫9克，生大黄24克，丹皮12克，连翘12克，黑大豆30克，对座草（大叶金钱草）30克，黄连6克，龙胆草9克，山栀9克，田基黄30克，茵陈30克，白茅根30克。

【用法】每日1剂，水煎，早、中、晚服3次，7天为1个疗程。先煎犀角30分钟，余药（除大黄外）与犀角同煎30分钟，后下大黄再煎片刻。

【功效】清热解毒化湿，清营凉血散瘀。

【主治】重症肝炎、急黄（急性或亚急性黄色肝萎缩）。

【来源】《华佗神方治百病》

·· 蒲公英玉米须粥 ··

【组成】蒲公英60克，玉米须60克，白糖适量。

【用法】将蒲公英和玉米须洗净，置于锅中，加水适量，煎汁去渣，取汁1碗，加白糖稍煮即可。不拘时饮用，每日1剂，连用10天。

【功效】清热解毒，利尿退黄。

【主治】重症肝炎（热毒炽盛证）。

【来源】《肝炎中医独特疗法》

·· 石菖蒲郁金饮 ··

【组成】石菖浦10克，郁金8克，冰糖25克。

【用法】将石菖蒲、郁金置于锅中，加水400~500毫升，浸泡半小时，武火煮沸后改用文火煎煮20分钟，澄出药液，加入清水300毫升煎汁，将2次药液混匀，加入冰糖，煮沸即可。不拘时饮用，每日1剂，连用5天。

【功效】开窍醒脑。

【主治】重症肝炎（热陷心包证）。

【来源】《肝炎中医独特疗法》

·· 茯苓赤小豆薏苡仁粥 ··

【组成】茯苓20克，赤小豆50克，薏苡仁100克，白糖适量。

【用法】将茯苓压成粉，赤小豆加水浸泡半天，与薏苡仁同煮粥，待豆烂时加入茯苓粉、白糖调匀，再稍煮即成。温热服食，每日1剂。

【功效】健脾利湿，逐水退黄。

【主治】重症肝炎（湿浊内阻证）。

【来源】《肝炎中医独特疗法》

❦ 薤白粥 ❧

【组成】薤白10克，粳米5克。

【用法】将薤白与粳米洗干净，加水约800毫升，大火烧开后，小火慢慢熬至米烂粥稠即成。空腹服食，每日1次。

【功效】疏肝解郁，理气健脾。

【主治】重症肝炎恢复期（肝郁脾虚证）。

【来源】《肝炎中医独特疗法》

❦ 竹沥粥 ❧

【组成】淡竹沥汁15克，小米50克。

【用法】先将小米淘洗干净，加水约800毫升，大火烧开，小火熬成粥糊状，待粥将成时，加淡竹沥汁，搅匀，放置备用。空腹食之，每日1~2次。

【功效】清热解毒生津。

【主治】急性重症肝炎或亚急性重症肝炎（热毒内陷证）。

【来源】肝炎中医独特疗法，河北科学技术出版社

❦ 化斑粥 ❧

【组成】生石膏30~60克，玄参10克，水牛角10克，鲜荷叶半张，绿豆30克，粳米50~100克。

【用法】先将玄参、荷叶、水牛角洗净，与石膏同煮取汁，再与粳米、绿豆同煮成稀粥。分次服食，每日1剂。

【功效】清热解毒，凉血止血，安神定惊。

【主治】重症肝炎症见狂热不安，皮肤紫斑，或吐血、便血。

【来源】《肝炎中医独特疗法》

❧ · 参麦粥 · ❧

【组成】人参6克，麦冬15克，粳米50克。

【用法】将人参、麦冬加水400毫升，大火烧开，小火煎20分钟，滤出药液约200毫升，用滤出的药液加入粳米，再加适量的清水，煮至米烂粥稠即成。不定时，频服。

【功效】益气养阴。

【主治】重症肝炎恢复期（气阴两虚证）。

【来源】《肝炎中医独特疗法》

❧ · 清瘟败毒饮 · ❧

【组成】生石膏120克，知母9克，犀角（现用水牛角代）15克，生地黄15克，玄参9克，牡丹皮9克，赤芍9克，黄连12克，黄芩9克，栀子9克，连翘9克，竹叶9克，桔梗9克，甘草9克。

【用法】每日1剂，水煎，分早晚饭后半小时温服。

【功效】清热解毒，除瘟退黄。

【主治】急性重症肝炎和亚急性重症肝炎（湿热毒邪弥漫三焦之毒热内陷证）。

【来源】《肝炎论治学》

❧ · 普济消毒饮 · ❧

【组成】黄连15克，黄芩15克，牛蒡子3克，连翘3克，薄荷3克，僵蚕2克，玄参6克，马勃3克，板蓝根3克，桔梗6克，甘草6克，陈皮6克，升麻2克，柴胡6克。

【用法】每日1剂，水煎，分早晚饭后半小时温服。

【功效】清热解毒，除瘟退黄。

【主治】急性重症肝炎和亚急性重症肝炎（湿热毒邪弥漫三焦之毒热内陷证）。

【来源】《肝炎论治学》

❧ · 清营汤 · ❧

【组成】犀角30克，生地黄15克，丹参6克，玄参9克，麦冬9克，竹叶3克，黄连5克，金银花9克，连翘6克。

【用法】每日1剂，水煎，分早晚饭后半小时温服。

【功效】清营解毒，凉血止血。

【主治】急性重症肝炎和亚急性重症肝炎（湿热毒邪伤营入血、迫血妄行之热毒入营证）。

【来源】《肝炎论治学》

❧ · 犀角地黄汤 · ❧

【组成】犀角30克，生地黄24克，芍药12克，牡丹皮9克。

【用法】每日1剂，水煎，分早晚饭后半小时温服。

【功效】清营解毒，凉血止血。

【主治】急性重症肝炎和亚急性重症肝炎（湿热毒邪伤营入血、迫血妄行之热毒入营证）。

【来源】《肝炎论治学》

❧ · 清热解毒退黄汤 · ❧

【组成】茵陈30克，生石膏30克，板蓝根30克，川黄连10克，大黄10克，栀子10克，金银花10克，牡丹皮10克，郁金10克，连翘10克，犀角6克，丹参15克。

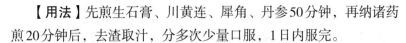

【用法】先煎生石膏、川黄连、犀角、丹参50分钟，再纳诸药煎20分钟后，去渣取汁，分多次少量口服，1日内服完。

【功效】清热解毒，利胆退黄。

【主治】重症肝炎。

【来源】《中医对肝炎肝硬化的辨证论治》

◦～ 清热开窍退黄汤 ～◦

【组成】茵陈60克，生石膏30克，川黄连10克，栀子10克，板蓝根10克，牡丹皮10克，郁金10克，石菖蒲10克，连翘20克，犀角6克，羚羊角1克，丹参15克。

【用法】石膏、黄连、犀角、羚羊角先煎1小时，再纳诸药同煎20分钟，去渣取汁，以多次少饮，1日内服完。

【功效】清热开窍，利胆退黄。

【主治】重症肝炎。

【来源】《中医对肝炎肝硬化的辨证论治》

◦～ 温脾化湿退黄汤 ～◦

【组成】茵陈30克，丹参30克，王不留行30克，郁金10克，桂枝10克，制附子（先煎）10克，白豆蔻10克，藿香10克，厚朴10克，地龙10克，丝瓜络8克。

【用法】每日1剂，水煎服。

【功效】温脾化湿，利水退黄。

【主治】亚急性重症肝炎。

【来源】《中医对肝炎肝硬化的辨证论治》

◦～ 清化逐水汤 ～◦

【组成】半边莲30克，猫须草20克，黄郁金10克，葶苈子12

克，玉米须30克，地胆草30克，茯苓皮30克，大腹皮10克，荠菜20克，薏苡仁30克，结猪苓15克，建泽泻15克，川朴厚6克，莱菔子10克，田七粉2克，琥珀粉2克，北茵陈30克。

【用法】每日1剂，分2次调田七、琥珀粉温服。

【功效】化瘀逐水，泻火解毒。

【主治】重型肝炎（属毒陷脾肾证）。

【来源】《康良石肝病指归》

加减黄连解毒合牛黄丸

【组成】川黄连10克，绿子芩10克，龙胆草10克，蚤休6克，败酱草20克，板蓝根20克，蒲公英30克，水牛角30克，栀子根60克，绵茵陈30克，黄郁金10克，乌玄参15克，白花蛇舌草30克，万氏清心牛黄丸4粒。

【用法】每日1~2剂，分2~4次温服，每次送万氏清心牛黄丸2粒。

【功效】凉血救阴，泻火解毒。

【主治】重型肝炎（属热毒内陷证）。

【来源】《康良石肝病指归》

解毒益肝汤

【组成】茵陈30克，丹参30克，生地黄32克，栀子10克，大黄（后下）10克，黄柏10克，郁金10克，升麻10克，大青叶10克，黄芩12克，广角3克。

【用法】每日1剂，水煎服。

【功效】清热解毒，清营凉血，通腑泻火，清心开窍。

【主治】重症肝炎（湿热蕴毒证、热入营血证、邪热上扰证）。

【来源】天津中医，1994，（5）

·清热解毒退黄汤·

【组成】茵陈50克，生石膏30克，川黄连10克，金银花30克，山栀子15克，连翘15克，板蓝根30克，大黄10克，丹皮15克，郁金15克，水牛角30克，丹参30克，赤芍50克。

【用法】水煎，每日2次，早晚分服。

【功效】清热解毒，利胆退黄。

【主治】重型肝炎（属热毒内盛证）。

【来源】《中医诊疗脾胃、肝胆疾病》

·气阴两补退黄汤·

【组成】西洋参10克，生石膏30克，金石斛30克，沙参30克，生地黄20克，茵陈30克，石菖蒲15克，郁金15克，丹参30克，水牛角30克，羚羊角1克（水冲服），连翘15克。

【用法】水煎，每日2次，早晚分服。

【功效】补气养阴，清热开窍。

【主治】重型肝炎（属气阴两虚证）。

【来源】《中医诊疗脾胃、肝胆疾病》

·解毒化瘀汤·

【组成】白花蛇舌草30克，茵陈30克，赤芍30克，丹参30克，田基黄30克，栀子10克，郁金10克，石菖蒲10克，木通10克，枳壳10克，甘草6克，生大黄（后下）10~15克。

【用法】水煎，每日2次，早晚分服。

【功效】清热解毒，凉血，活血化瘀，利湿退黄。

【主治】重症肝炎。

【来源】《中医诊疗脾胃、肝胆疾病》

·凉血化瘀汤·

【组成】赤芍60~80克，丹参30克，葛根30克，茵陈30克，牡丹皮20克，半枝莲30克，白花蛇舌草30克，虎杖30克。

【用法】水煎，每日2次，早晚分服。

【功效】凉血，活血化瘀，清热解毒，利湿退黄。

【主治】重症肝炎属急黄。

【来源】《中医治疗脾胃、肝胆疾病》

·活血解毒汤·

【组成】赤芍60~120克，丹参30~60克，茵陈30~60克，郁金20克，栀子10~15克，大黄10~15克，黄芩10~15克，秦艽15克，连翘10克。

【用法】每日1剂，水煎服或灌肠。

【功效】泻热解毒，活血行瘀。

【主治】重型病毒性肝炎。

【来源】实用中西医结合杂志，1990，（2）

·茵陈汤·

【组成】茵陈50克，生大黄粉（后下）50克，栀子30克。

【用法】每日1剂，水煎服，或鼻饲。

【功效】清热，利湿，退黄。

【主治】重型肝炎。

【来源】实用中西医结合杂志，1990，（6）

重肝2号方

【组成】赤芍50克，大黄15克，生地黄15克，蒲公英24克，百合24克，三七粉（冲）5克。

【用法】每日1剂，水煎服。

【功效】凉血活血，清热解毒。

【主治】重型肝炎。

【来源】实用中西医结合杂志，1991，（2）

茵陈栀子败酱汤

【组成】茵陈10克，败酱草30克，大黄（后下）20克，白毛藤18克，栀子15克，川黄连15克，黄芩15克，黄柏15克。

【用法】水煎服，每日1~2剂，分2~4次口服，昏迷者鼻饲。

【功效】清热解毒，利胆退黄。

【主治】重型肝炎。

【来源】福建中医药，1981，（5）

清热利湿方

【组成】茵陈20克，炒栀子10克，川黄柏10克，石斛15克，生地黄15克，天花粉15克，金银花15克，陈皮5克，炙甘草5克。

【用法】每日1剂，水煎服。

【功效】清热利湿，兼护津液。

【主治】亚急性重型肝炎（热毒内陷、阴津亏虚证）。

【来源】浙江中医杂志，1992，（4）

加味茵陈蒿汤

【组成】茵陈60克，煎栀子15克，大黄15克，炒黄芩15克，黄毛耳草50克，柴胡15克，郁金15克，茜草15克，炒牡丹皮15

克，炒白术15克，炒枳壳15克，谷芽15克，大腹皮10克。

【用法】上药用适量温水浸泡30分钟后，文火煮至将沸，改用大火煮约8分钟，取液待温热服，并随药液吞服进口犀黄末、羚羊角末各0.3克。配合外敷：采用新鲜毛茛全草1株，加白酒少许捣烂，取5克压敷右手内关穴，上覆直径为4厘米的圆形软盖，用纱布轻松固定。12小时后将药取下，可出现1个液泡，用75%酒精消毒后，在液泡边侧刺一个小洞，任其淌尽黄水，而后重新用纱布包敷，待液泡再充盈时，再刺一个小洞。创面勿用紫药水，此法只能用一次。取梅根30克，美人蕉根50克，分别煮汁各1500毫升左右，昼夜代茶饮服，连服1个月。

【功效】清热利湿，疏泄肝胆，凉血散瘀。

【主治】急性重症黄疸型肝炎。

【来源】浙江中医杂志，2000，（8）

❀ 至宝牛黄合加减清宫汤 ❀

【组成】石菖蒲6克，郁金10克，玄参15克，莲子心10克，鲜竹心15克，金银花15克，连翘15克，水牛角30克，麦冬15克，茵陈蒿30克，栀子根60克，至宝丹或牛黄丸2粒。

【用法】每日1剂，水煎，分早晚饭后半小时温服，每次服1粒至宝丹或牛黄丸。

【功效】开窍醒神，泻火解毒。

【主治】重型肝炎（邪陷心包证）。

【来源】《肝脏七病诊断与治疗——康良石医案选》

❀ 茵陈蒿汤合黄连解毒汤加减 ❀

【组成】茵陈蒿60克，栀子10克，大黄10克，黄连10克，黄柏6克，黄芩6克，金银花15克，连翘15克，板蓝根30克。

【用法】每日1剂，水煎，分早晚饭后半小时温服。

【功效】清热化湿解毒。

【主治】重型肝炎（热毒炽盛证）。

【来源】《重型肝炎新论》

ᔐ・荠菜茵陈汤・ᔑ

【组成】荠菜45克，茵陈45克，生大黄8克，金钱草30克，冬瓜皮24克，山楂12克，大腹皮12克，茯苓皮12克，丹参12克，海金沙12克，生栀子12克，白豆蔻6克，鸡内金6克，红花6克，赤芍6克，丝瓜络15克，白术10克。

【用法】每日1剂，水煎服。

【功效】清热利胆。

【主治】重型肝炎。

【来源】安徽中医学院学报，1985，（1）

ᔐ・虎黄合剂・ᔑ

【组成】虎杖30克，大黄30克，茵陈60克，白茅根60克，苦参15克，黄芩10克，郁金10克，牡丹皮10克。

【用法】水煎服，昏迷者鼻饲。

【功效】清热解毒。

【主治】重型肝炎。

【来源】中西医结合杂志，1986，（2）

ᔐ・大黄复方汤剂Ⅰ・ᔑ

【组成】茵陈30克，生大黄（后下）9克，生枳实9克，生山栀9克，黄柏12克，炒竹茹9克，蒲公英15克，金钱草30克，车前草30克。

【用法】水煎，每日2次，早晚分服。

【功效】清热解毒。

【主治】亚急性重型肝炎（热重型）。

【来源】中西医结合杂志，1985，（6）

大黄复方汤剂 II

【组成】茵陈30克，大黄9克，桂枝4.5克，带皮茯苓15克，泽泻12克，黄柏12克，黄芩12克，枳壳9克，甘露消毒丹（包煎）15克。

【用法】水煎，每日2次，早晚分服。

【功效】清热利湿。

【主治】亚急性重型肝炎（湿重型）。

【来源】中西医结合杂志，1985，（6）

大黄复方汤剂 III

【组成】广犀角15克，生大黄（后下）9克，生山栀9克，大青叶30克，石菖蒲15克，郁金12克，丹皮9克，生地12克，带芯连翘12克，茅根30克，另用紫雪散3克。

【用法】水煎，每日2次，早晚分服。

【功效】凉血解毒。

【主治】亚急性重型肝炎（毒邪入营证）。

【来源】中西医结合杂志，1985，（6）

大黄赤芍汤

【组成】赤芍90~120克，生大黄20~40克，丹参20~30克，茵草15~30克，茵陈15~30克，生地黄15~20克，金钱草15~20克。

【用法】煎汤口服，或保留灌肠。在使用过程中，病人每天保持大便2~3次为好。若大便次数增多，大黄可酌减用量；若便秘严重者，大黄需后下。

【功效】清热利湿，通肠泻浊，活血祛瘀。

【主治】亚急性重型肝炎。

【来源】山东中医杂志，1990，（2）

治瘀血型方

【组成】茵陈30克，山栀10克，赤芍15克，白芍15克，丹参15克，郁金15克，炙黄芪15克，五灵脂10克，炒蒲黄10克，厚朴10克，醋炒柴胡10克，制鳖甲30克，地龙30克，蛇舌草30克。

【用法】每日1剂，水煎，每日2次早晚分服，同服六味地黄丸、鳖甲丸。

【功效】活血化瘀。

【主治】重型肝炎（瘀血证）。

【来源】湖北中医杂志，1984，（6）

神昏型方

【组成】茵陈60克，山栀10克，大黄30~60克，郁金15克，菖蒲15克，丹皮15克，猪苓15克，银花15克，连翘15克，黄柏10克，蒲公英30克，薏苡仁30克，犀角3克（或水牛角60克）。

【用法】每日2剂，每剂煎水250毫升，分数次服。抗热牛黄散每3小时服1支，或安宫牛黄丸每4小时1粒。另：乌梅60克，大黄60克，煎水250毫升作保留灌肠，每日2次。

【功效】清热开窍。

【主治】重型肝炎（神昏型）。

【来源】湖北中医杂志，1984，（6）

⟡· 急黄型方 ·⟡

【组成】茵陈（后下）60克，山栀10克，大黄30~60克，郁金15克，连翘15克，枳壳15克，银花30克，蒲公英30克，金钱草30克，薏苡仁30克，黄芩10克，黄柏10克，丹皮30克，青黛（冲服）3克。

【用法】每日2剂，每剂煎水500毫升，分数次饮服。如呕吐者，宜冷腹。另清热解毒散（原名局方至宝散）每次1支，日2次。

【功效】利胆退黄。

【主治】重型肝炎（急黄型）。

【来源】湖北中医杂志，1984，（6）

⟡· 腹水型方 ·⟡

【组成】茵陈30克，山栀10克，大黄30克，赤芍15克，丹参15克，连翘15克，郁金15克，枳壳15克，菖蒲15克，黄柏10克，丹皮10克，猪苓30克，车前子30克，银花30克，蛇舌草30克。

【用法】每日2剂，每剂煎水500毫升，分数次饮服。另清热解毒散日3次，每次服1支。

【功效】清热燥湿，利水消肿。

【主治】重型肝炎（腹水型）。

【来源】湖北中医杂志，1984，（6）

⟡· 臌胀型方 ·⟡

【组成】茵陈30克，山栀10克，大黄30~60克，枳壳30克，猪苓30克，薏苡仁30克，银花30克，蒲公英30克，川楝15克，郁金15克，沉香15克，连翘15克，黄柏10克。

【用法】每日2剂，每剂煎水500毫升，分数次饮服。另抗热牛黄散每日5支。

【功效】清热祛湿，活血解毒，利水消肿。

【主治】重型肝炎（臌胀型）。

【来源】湖北中医杂志，1984，（6）

·清肝化瘀方·

【组成】茵陈30克，丹参20克，赤芍15克，大黄9克，郁金10克，茯苓15克，栀子10克，枳壳15克，甘草3克。

【用法】每日1剂，水煎，每日2次，每次150毫升，口服。

【功效】清热解毒，化湿化瘀。

【主治】慢性重型肝炎（湿热瘀血证）。

【来源】陕西中医药大学（学位论文），2019

·黄连解毒汤·

【组成】黄连20克，黄芩20克，黄柏20克，栀子20克，大黄20克，茵陈30克，板蓝根30克，龙胆草15克，石菖蒲12克。

【用法】每日1剂，煎浓汁200毫升，分4次口服，每次50毫升，昏迷者鼻饲。

【功效】清热凉血，解毒开窍。

【主治】重型肝炎。

【来源】南京中医药大学（学位论文），2009

·急黄清解方·

【组成】黄连6克，黄芩12克，山栀12克，茵陈30克，满天星30克，板蓝根30克，郁金12克，大黄6克，蒲公英30克，滑石20克，木通12克，车前草30克。

【用法】水煎服，每日1~2剂。

【功效】清热解毒。

【主治】重症肝炎。

【来源】《应用千百年的中医验方》

❧· 丹黄方 ·❧

【组成】丹参30克，大黄15克。

【用法】每日1剂，水煎，分早晚饭后半小时温服。

【功效】化瘀解毒。

【主治】慢性乙型重型肝炎（毒盛血瘀证）。

【来源】湖北中医学院（学位论文），2009

❧· 益气活血解毒汤 ·❧

【组成】黄芪20克，白术12克，茯苓12克，桃仁12克，红花12克，丹参15克，败酱草15克。

【用法】每日1剂，水煎服，5日为1个疗程。

【功效】益气健脾，活血解毒。

【主治】重型肝炎（气虚血瘀证）。

【来源】北京中医，1987，（5）

❧· 茵陈合小承气汤 ·❧

【组成】茵陈蒿30克，栀子12克，大黄（后下）15克，枳实12克，厚朴10克，硝石30克，猪苓10克，泽泻10克，滑石30克，板蓝根20克，车前草20克，金钱草30克，田基黄20克，白茅根20克，牡丹皮10克，犀角粉（冲服）1.5克（或用水牛角30克水煎服）。

【用法】水煎，按需不定时服用。

【功效】清热利湿，解毒通腑，凉血化瘀开窍。

【主治】重型肝炎属急黄者。

【来源】贵州中医药大学（学位论文），1988

◈ · 经验方1 · ◈

【组成】茵陈50克，栀子20克，黄柏20克，板蓝根25克，生地黄20克，丹皮20克，白茅根40克，滑石（包）25克，郁金20克，白蔻仁20克，茯苓20克，贯众15克，赤芍15克，生甘草3克。

【用法】每日1剂，水煎，早晚分服。

【功效】清热除湿，凉血解毒。

【主治】亚急性重型肝炎。

【来源】《肝炎中医独特疗法》

◈ · 经验方2 · ◈

【组成】茵陈60克，黄芩15克，黄柏15克，栀子15克，黄连10克，大黄10克，枳实12克，半夏12克，全瓜蒌30克。

【用法】每日1剂，水煎2次，药液混合后早晚分服。

【功效】清热祛湿。

【主治】重型肝炎（湿热毒盛证），宜在未出现狂躁、谵妄或抑郁症状前用之。

【来源】《肝炎中医独特疗法》

◈ · 经验方3 · ◈

【组成】竹沥半夏12克，黄芩10克，黄连（后下）3克，白蔻仁（后下）3克，焦山栀子10克，橘红6克，藿香10克，茵陈30克，丹参15克，石菖蒲10克，滑石（包）15克，郁金10克，玉枢丹（分次吞服）3克。

【用法】每日1剂，水煎2次，药液混合后分2~3次服。

【功效】清热祛湿，活血解毒。

【主治】重型肝炎。

【来源】《肝炎中医独特疗法》

❧ · 经验方4 · ❧

【组成】黄芪20克，白术20克，茵陈20克，白花蛇舌草20克，党参15克，泽兰15克，山楂15克，虎杖15克，土茯苓15克，白芍12克，当归10克，柴胡10克，鸡内金10克。

【用法】每日1剂，水煎服。

【功效】疏肝理气，益气养血，清热祛湿。

【主治】重型肝炎恢复期。

【来源】《肝炎中医独特疗法》

❧ · 经验方5 · ❧

【组成】茵陈30克，栀子12克，黄芩12克，黄连10克，黄柏12克，大黄（后下）10克，水牛角（先煎）30克，石菖蒲10克，败酱草30克，龙胆草10克。

【用法】每日1剂，水煎2次，药液混合后分2~3次服。

【功效】清热祛湿，凉血解毒。

【主治】重型肝炎属（湿热蕴结证）。

【来源】《肝炎中医独特疗法》

∽·经验方6·∽

【组成】茵陈30克，白术15克，制附子（先煎）10克，干姜10克，党参30克，黄芪15克，石菖蒲10克，远志12克，并配服苏合香丸1粒。

【用法】每日1剂，水煎，分2次服。

【功效】温阳益气，清热祛湿，开窍醒神。

【主治】重型肝炎（阳气虚衰证）。

【来源】《肝炎中医独特疗法》

∽·经验方7·∽

【组成】生大黄30克，黄连10克，黄芩10克，黄柏12克，栀子9克，赤芍10克，郁金10克，茵陈30克。

【用法】每日1剂，水煎，早晚分服。

【功效】清热祛湿，凉血活血。

【主治】重型肝炎。

【来源】《肝炎中医独特疗法》

∽·经验方8·∽

【组成】白蔻仁6克，藿香10克，茵陈50克，滑石（包）15克，木通10克，黄芩10克，栀子10克，石菖蒲10克，土茯苓15克，半枝莲15克，枳壳10克，生大黄10克。

【用法】每日1剂，水煎，早晚分服。

【功效】清热祛湿，凉血解毒。

【主治】重型肝炎。

【来源】《肝炎中医独特疗法》

❦ · 经验方 9 · ❧

【组成】羚羊角 10 克，钩藤 10 克，菊花 10 克，生地黄 15 克，麦冬 12 克，川楝子 12 克，枸杞子 10 克，茵陈 15 克，龙胆草 12 克，石决明 15 克，珍珠母 15 克，白芍 15 克，石菖蒲 10 克。

【用法】每日 1 剂，水煎，早晚分服。

【功效】凉血清肝，息风止痉，清热祛湿。

【主治】重型肝炎（肝风内动证）。

【来源】《肝炎中医独特疗法》

❦ · 经验方 10 · ❧

【组成】茵陈 40 克，金钱草 40 克，栀子 12 克，桃仁 12 克，川芎 12 克，枳实 12 克，厚朴 12 克，石菖蒲 12 克，胆南星 12 克，天竺黄 12 克，玄明粉（冲服）12 克，大黄 20 克，丹参 30 克，全当归 15 克，赤芍 15 克，郁金 15 克。

【用法】每日 1 剂，水煎浓缩至 200 毫升，分 4 次鼻饲。每次加服紫雪散 2 管（每管 0.06 克）和安宫牛黄丸 1/2 粒或 1 粒，服至清醒为止。

【功效】活血化瘀，通里攻下。

【主治】重型肝炎。

【来源】《肝炎中医独特疗法》

❦ · 经验方 11 · ❧

【组成】水牛角（先煎）30 克，茵陈 30 克，黄连 10 克，栀子 12 克，紫草 15 克，板蓝根 30 克，黄芩 10 克，丹皮 10 克，蒲公英 30 克，石菖蒲 10 克，大黄（后下）10 克，川贝母 10 克。

【功效】清热泻火，凉血解毒。

【用法】每日1剂，水煎，早晚分服。

【主治】重型肝炎属热陷心包证。

【来源】《肝炎中医独特疗法》

❧·经验方12·❧

【组成】蛇蜕10克，石菖蒲10克，钩藤10克，茵陈30克，败酱草30克，虎杖30克，丹参30克，连翘15克，马勃15克，板蓝根15克，焦山栀15克，明矾6克，焦白术20克，生黄芪50克，甜瓜蒂10个。

【用法】每日1剂，水煎2~3次，混合煎汁，分4次口服或鼻饲。

【功效】清热祛湿，凉血解毒，益气活血。

【主治】急性重型肝炎。

【来源】《肝炎中医独特疗法》

❧·经验方13·❧

【组成】茵陈30克，金钱草30克，桃仁9~12克，川牛膝9~12克，枳实9~12克，红花5~9克，当归9克，赤芍9~60克，生大黄（开水泡服）9~15克，玄明粉（冲服）9~15克，厚朴6~9克，丹参9~15克。

【用法】每日1剂，水煎服。另用大黄䗪虫丸9克，分3次吞服。

【功效】清热祛湿，行气活血，凉血。

【主治】重型肝炎（气滞血瘀证）。

【来源】《肝炎中医独特疗法》

❧·经验方14·❧

【组成】茵陈30克，金钱草30克，黑栀子12克，泽泻12克，黄柏9克，秦艽9克，茯苓9克，旋覆花（包）9克，制厚朴4.5克，制大黄6克，枳壳6克，郁金6克。

【用法】每日1剂，水煎，早晚分服。

【功效】清热祛湿，行气活血。

【主治】重型肝炎。

【来源】《肝炎中医独特疗法》

❧ · 经验方15 · ❧

【组成】水牛角（先煎）60克，黄连10克，丹皮10克，栀子10克，板蓝根60克，鲜白茅根60克，茵陈30克，生地黄30克，玄参30克，赤芍15克。

【用法】每日1剂，水煎2次，药液混合后早晚分服。

【功效】清热祛湿，凉血解毒。

【主治】重型肝炎（血热毒盛证）。

【来源】《肝炎中医独特疗法》

❧ · 经验方16 · ❧

【组成】茵陈90克，金钱草30克，田基黄30克，生薏苡仁30克，半夏6克，青皮6克，陈皮6克，生大黄（后下）6克，黑栀子6克，生山楂12克，炙鸡内金9克。

【用法】每日1剂，水煎，早晚分服。

【功效】清热祛湿，行气。

【主治】重型肝炎。

【来源】《肝炎中医独特疗法》

❧ · 经验方17 · ❧

【组成】野山参9克，制附子（先煎）9克，炒白术9克，泽泻

9克，川牛膝9克，大腹皮9克，炮姜3克，肉桂3克，青皮3克，陈皮3克，炙甘草6克，茯苓皮15克，车前子（包）12克。

【用法】每日1剂，水煎2次，早晚分服。

【功效】益气温阳，行气祛湿。

【主治】重型肝炎（脾肾阳虚证）。

【来源】《肝炎中医独特疗法》

∽· 经验方18 ·∾

【组成】生晒参6克，党参18克，焦白术10克，茯苓18克，陈皮6克，法半夏10克，砂仁4.5克，酸枣仁10克，黄连3克，枳实15克，枸杞子18克，牡蛎18克，甘草3克。

【用法】每日1剂，水煎，早晚分服。

【功效】健脾祛湿，解毒散结。

【主治】重型肝炎。

【来源】《肝炎中医独特疗法》

第三章　黄疸型肝炎

　　黄疸型肝炎是各种病因引起的肝炎，同时伴有皮肤黏膜黄染，血清胆红素超过17.1μmol/1。常见的病因有肝炎病毒、EB病毒、巨细胞病毒感染、化学毒物的损伤、酒精损伤、药物损伤、自身免疫损伤等，其导致肝细胞发生弥漫损害产生肝炎，同时出现黄疸，而发为黄疸型肝炎。

　　中医认为黄疸型肝炎主要病因病机为湿热郁结，胆汁泛溢肌肤所致。临床辨治有阴黄和阳黄之分，可参考中医"黄疸""胁痛"等治疗。

第一节　内服方

·⁓· 茵陈蒿汤 ·⁓·

【组成】茵陈蒿25克，山栀子（去皮）25克，柴胡（去苗）25克，大黄25克，黄芩（去黑心）25克，桔梗（炒）12克，牡丹皮15克，贝母（去心）10克，荆芥穗（去梗）10克。

【用法】每日1剂，水煎，早晚分服。

【功效】通泄瘀热，清利湿热。

【主治】黄疸型肝炎（湿热蕴结肝、脾证）。

【来源】亚太传统医药，2010，6（6）

·⁓· 茵陈五苓散 ·⁓·

【组成】茵陈30克，赤芍30克，白术30克，丹参30克，白茅根30克，溪黄草30克，泽泻20克，茯苓20克，猪苓20克，柴胡15克，香附15克，半夏15克，黄芩15克，田基黄15克，白花蛇舌草15克，大黄10克。

【用法】每日1剂，水煎，分早晚服用。

【功效】清热利湿，保肝利胆，疏瘀解结。

【主治】急慢性黄疸型肝炎。

【来源】河南医学研究，2019，28（5）

三草祛黄汤

【组成】金钱草30克，垂盆草30克，败酱草30克，生大黄10克，枳实10克，厚朴10克，橘红10克，车前子15克，茯苓15克，白术30克，黄芪30克。

【用法】每日1剂，水煎，早晚2次温服。

【功效】利湿退黄，健脾解毒。

【主治】黄疸型肝炎。

【来源】中医临床研究，2012，4（2）

消瘀退黄汤

【组成】茵陈30克，赤芍30克，丹参30克，金钱草30克，黄芩15克，郁金15克，茯苓15克，生大黄10克，柴胡10克。

【用法】每日1剂，水煎，分2次口服。

【功效】疏肝行气解郁，退黄逐瘀。

【主治】黄疸型肝炎（肝内瘀积证）。

【来源】实用中医药杂志，2005，21（3）

加味茵陈蒿汤

【组成】茵陈60克，栀子15克，大黄10克，龙胆草15克，板蓝根30克，银花15克，茯苓15克，泽泻15克，生山楂20克，鸡内金10克。

【用法】每日1剂，文火水煎2次共取汁300毫升，分早、中、晚3次服用。

【功效】清热解毒，利湿退黄。

【主治】急性黄疸性戊型病毒性肝炎。

【来源】河北中医，1996，18（4）

❧· 柴胡疏肝散 ·❧

【组成】柴胡6克，芍药9克，枳壳6克，炙甘草3克，陈皮6克，川芎6克，香附6克。

【用法】每日1剂，水煎，早晚分服。

【功效】疏肝理气，活血止痛。

【主治】急性黄疸型肝炎。

【来源】《实用中医诊疗手册》

❧· 一贯煎 ·❧

【组成】沙参10克，麦冬10克，当归10克，生地黄15克，枸杞子12克，川楝子10克。

【用法】每日1剂，水煎，早晚分服。

【功效】滋阴疏肝。

【主治】急性黄疸型肝炎。

【来源】《实用中医诊疗手册》

❧· 炖泥鳅豆腐 ·❧

【组成】泥鳅5条，豆腐1块，盐、味精各少许。

【用法】泥鳅放清水中，滴几滴食油，让泥鳅吃油及清水后，排出肠内粪物。取出同豆腐切块炖熟，加盐及味精调味。食用，每日2次。

【功效】除热祛湿。

【主治】黄疸型肝炎。

【来源】《偏方大全》

·芜菁子方·

【组成】芜菁子。

【用法】将菜籽晾干，研末，以开水调服，每服10~15克，见大便泻下则愈。

【功效】清热，祛湿，润肠。

【主治】黄疸型肝炎。

【来源】《偏方大全》

·紫茄大米粥·

【组成】紫茄子1千克，大米150克。

【用法】将茄子洗净，切碎，同大米共煮粥，服数日。

【功效】清热，祛湿。

【主治】黄疸型肝炎。

【来源】《偏方大全》

·宝塔菜方·

【组成】宝塔菜（即甘露子，草石蛋）的块茎50克，积雪草50克，黄栀子10克，茵陈蒿15克。

【用法】水煎，每日早晚分服。

【功效】解毒，祛湿。

【主治】黄疸型肝炎。

【来源】《偏方大全》

❦ · 白丁香方 · ❧

【组成】白丁香（即雄雀屎）。

【用法】温开水化服之。

【功效】清热解毒。

【主治】黄疸型肝炎。

【来源】《偏方大全》

❦ · 玉米花须方 · ❧

【组成】玉米花须15克。

【用法】煎汤，代茶饮。

【功效】解毒，祛湿。

【主治】黄疸型肝炎。

【来源】《偏方大全》

❦ · 玉米须配中药方 · ❧

【组成】玉米须100克，茵陈50克，山栀子25克，广郁金25克。

【用法】水煎，去渣，每日2或3次分服。

【功效】清利湿热。

【主治】黄疸型肝炎。

【来源】《偏方大全》

麦苗滑石粉方

【组成】鲜麦苗1握，滑石粉15克。

【用法】水煎，饮汤，每日2或3次分服。

【功效】清热利湿。

【主治】黄疸型肝炎。

【来源】《偏方大全》

大田螺汤

【组成】大田螺10~20个，黄酒半小杯。

【用法】田螺放于清水中漂洗干净，捣碎去壳，取螺肉加入黄酒拌和，再加清水炖熟。饮其汤，每日1次。

【功效】清热利湿，通便解毒。

【主治】黄疸型肝炎属湿热内蕴证。

【来源】《偏方大全》

甜瓜蒂方

【组成】甜瓜蒂适量。

【用法】将瓜蒂置于烘干箱内烘干，研成细末，取0.1克分成6份。先以2份从两个鼻孔深深吸入，约40分钟后，清洁鼻腔再吸2份，再隔40分钟又吸2份，前后共吸3次，将0.1克吸完。间隔7日后再用同样方法吸0.1克，吸完0.4克为1个疗程。

【功效】祛湿退黄。

【主治】黄疸型肝炎或无黄疸型肝炎。

【来源】《偏方大全》

黄疸秘方

【组成】茵陈四两，柴胡四两，升麻三两，黄芩三两，大黄三两，龙胆草二两。

【用法】以水九升，煮取三升分三服。

【功效】祛湿退黄。

【主治】黄疸型肝炎。

【来源】《华佗神医秘方》

～·茵虎汤·～

【组成】茵陈40克，虎杖30克，泽泻20克，蒲公英20克。

【用法】每日1剂，分2次煎服。

【功效】清热利湿。

【主治】急性黄疸型肝炎。

【来源】《四味中药奇效方》

～·四草大黄汤·～

【组成】白花蛇舌草30克，金钱草20克，益母草10克，甘草10克，大黄15克。

【用法】每日1剂，将上述药水煎，分早、晚2次口服。

【功效】疏肝清湿。

【主治】急性黄疸型肝炎。

【来源】《四味中药奇效方》

～·青龙饮·～

【组成】青叶胆50克，龙胆草15克，车前草20克，生甘草12克。

【用法】每日1剂，水煎，早晚各服200毫升。

【功效】疏肝利胆，除湿清热。

【主治】黄疸型肝炎。

【来源】《四味中药奇效方》

～∾·　泻肝化湿汤　·∾～

【组成】黄花香根25克，紫竹根30克，桑白皮25克，芦苇根30克。

【用法】每日1剂，水煎服。

【功效】疏肝利胆，利尿退黄。

【主治】黄疸型肝炎。

【来源】《四味中药奇效方》

～∾·　复方海金沙根汤　·∾～

【组成】海金沙根15~24克，阴行草子9~15克，平地木15~30克，虎杖9~15克。

【用法】每日1剂，水煎服，连服10~15天。

【功效】清热利湿。

【主治】急性黄疸型肝炎。

【来源】《四味中药奇效方》

～∾·　虎平利肝汤　·∾～

【组成】虎杖30克，平地木30克，生白术30克，车前子12克。

【用法】每日1剂，水煎服，服药时间为28~56天。

【功效】利湿清热，疏利肝胆。

【主治】急性黄疸型肝炎。

【来源】《四味中药奇效方》

黄疸方

【组成】茵陈30~60克，威灵仙30克，丹参30克，大黄6~15克。

【用法】每日1剂，水煎服。

【功效】清热利湿。

【主治】急性黄疸性染性肝炎（湿热内蕴证）。

【来源】《千家妙方（上册）》

清肝利黄汤

【组成】金钱草50克，茵陈50克，板蓝根50克，黄芩25克，车前20克，芒硝（冲服）15克，枳壳20克，木香15克，焦山楂15克，炒麦芽15克，神曲15克，柴胡15克。

【用法】每日1剂，水煎服。

【功效】清热利湿退黄。

【主治】急性黄疸性传染性肝炎（湿热内蕴证）。

【来源】《千家妙方（上册）》

退黄三草汤

【组成】鲜车前草10株，天青地白草20克，酢浆草20克，绵茵陈20克，白花蛇舌草20克，大青叶20克，板蓝根20克，郁金20克。

【用法】每日1剂，水煎服，分3次服。

【功效】清热解毒，退黄除湿。

【主治】急性黄疸型肝炎，慢性迁延性肝炎急性发作。

【来源】《首批国家级名老中医效验秘方》

麻黄连翘赤小豆汤合甘露消毒丹

【组成】麻黄6克，薄荷10克，连翘10克，黄芩10克，藿香

10克，白蔻仁6克，石菖蒲10克，赤小豆30克，桑白皮15克，滑石20克，木通6克，杏仁10克，茵陈20克，生姜3片，大枣5枚，甘草6克。

【用法】每日1剂，水煎服。

【功效】清热化湿，解表。

【主治】黄疸型肝炎属湿热兼表证（阳黄）。

【来源】《从零开始学中医——中医入门十讲》

❧· 茵陈四苓汤 ·❧

【组成】茵陈20克，猪苓10克，茯苓20克，泽泻20克，炒白术10克。

【用法】每日1剂，水煎服。

【功效】健脾利湿，清热利胆。

【主治】黄疸型肝炎属阳黄热重于湿型。

【来源】《从零开始学中医——中医入门十讲》

❧· 大柴胡汤 ·❧

【组成】柴胡10克，黄芩10克，半夏10克，生姜3片，大黄（后下）10克，枳实10克，白芍12克，大枣3枚。

【用法】每日1剂，水煎服。

【功效】清热化湿，疏肝利胆。

【主治】黄疸型肝炎属胆腑郁热证（阳黄）。

【来源】《从零开始学中医——中医入门十讲》

❧· 千金犀角散 ·❧

【组成】犀角（以水牛角30克代之），黄连6克，栀子10克，升麻10克，茵陈20克。

【用法】每日1剂，水煎，早晚分服。

【功效】清热解毒，凉血开窍。

【主治】黄疸型肝炎属疫毒发黄者（阳黄）。

【来源】《从零开始学中医——中医入门十讲》

❧· 茵陈术附汤 ·❧

【组成】茵陈20克，附子（先煎）10克，干姜10克，白术10克，甘草6克。

【用法】每日1剂，水煎，早晚分服。

【功效】温中化湿，健脾利胆。

【主治】黄疸型肝炎属寒湿阻遏证（阴黄）。

【来源】《从零开始学中医——中医入门十讲》

❧· 六君子汤加茵陈柴胡 ·❧

【组成】人参10克，茯苓20克，白术10克，甘草6克，陈皮10克，半夏10克，茵陈20克，柴胡10克。

【用法】每日1剂，水煎，早晚分服。

【功效】健脾益气，祛湿利胆。

【主治】黄疸型肝炎属脾虚湿郁证（阴黄）。

【来源】《从零开始学中医——中医入门十讲》

❧· 小建中汤 ·❧

【组成】桂枝10克，生姜3片，大枣5枚，白芍12克，甘草6克，饴糖30克。

【用法】每日1剂，水煎服。

【功效】补养气血，健脾退黄。

【主治】黄疸型肝炎属脾虚血亏证（阴黄）。

【来源】《从零开始学中医——中医入门十讲》

·鳖甲煎丸·

【组成】炙鳖甲90克，赤硝90克，蜣螂45克，芍药37克，牡丹37克，土鳖虫37克，蜂巢30克，炒乌扇22.5克，柴胡22.5克，黄芩22.5克，鼠妇22.5克，干姜22.5克，大黄22.5克，桂枝22.5克，厚朴22.5克，石韦22.5克，紫葳22.5克，炙阿胶22.5克，瞿麦15克，桃仁15克，葶苈7.5克，半夏7.5克，人参7.5克。

【用法】上为末，炼蜜为丸，每丸3克，每日3次。

【功效】活血化瘀，疏肝。

【主治】黄疸型肝炎（肝郁血瘀证）。

【来源】《张仲景疾病学》

·解毒退黄汤·

【组成】大青木根（鲜品）32克，白马骨（鲜品）32克，白茅根（鲜品）32克，虎杖（鲜品）32克，栀子根（鲜品）32克，下菊田（鲜品）16克，砂糖32克，阴行草16克，蒲公英16克，秦艽9克，白鲜皮9克。

【用法】每日1剂，水煎，分2次服。

【功效】解毒退黄。

【主治】急性黄疸型病毒肝炎，重症肝炎属阳黄者。

【来源】《常见病中医有效疗法》

·茵黄汤·

【组成】茵陈30~60克，黄毛草30克，板蓝根30克，败酱草15

克，栀子15克，茯苓15克。

【用法】每日1剂，水煎，每剂煎2次，取汁300毫升，早晚饭前半小时各服150毫升。

【功效】清热解毒，退黄。

【主治】急性黄疸型乙型肝炎。

【来源】《常见病中医有效疗法》

·民间特效方·

【组成】茵陈30克，栀子12克，黄柏12克，党参15克，苍术15克，香附15克，郁金12克，干姜6克，五味子10克，灵仙15克，甘草6克，大枣6枚。

【用法】每日1剂，上药加水（约500毫升）煎服，分2次服下。小儿可加白糖适量调匀，当茶饮。

【功效】清热，退黄。

【主治】一切肝病引起的黄疸。

【来源】《常见百病特效方》

·大黄硝石汤·

【组成】大黄12克，黄柏12克，硝石12克，栀子10克。

【用法】水煎顿服。

【功效】清热利湿。

【主治】急性黄疸型肝炎（湿热证）。

【来源】《实用中医方药手册》

·芍药大黄汤·

【组成】赤芍药30~60克，大黄10~30克，茵陈30克，板蓝根

30克，泽兰15克，车前子（包煎）15克，郁金12克。

【用法】每日1剂，加水煎沸15分钟，滤出药液，再加水煎15分钟，去渣，两煎所得药液混合，分2次服。

【功效】清热，利湿，退黄。

【主治】急性黄疸型肝炎。

【来源】《民间偏方》

硝石矾石散

【组成】硝石、矾石（烧）等份。

【用法】上二味，为散，以大麦粥汁和服方寸匕，日三服。

【功效】行瘀清热。

【主治】黄疸型肝炎（血瘀证）。

【来源】《金匮要略诠解》

自拟退黄汤

【组成】赤芍60克，茯苓30克，丹参30克，川芎10克，茵陈20克，苍术15克，藿香6克，泽泻15克。

【用法】每日1剂，水煎，取汁400毫升，早晚饭后半小时口服。

【功效】凉血活血，清热退黄，健脾。

【主治】慢性乙型黄疸型肝炎。

【来源】中国社区医师（医学专业），2012，14（18）

虎杖四草颗粒

【组成】虎杖100克，赶黄草100克，垂盆草100克，金钱草100克，鸡骨草100克，白术50克，茯苓50克，姜黄50克，溪黄草50克。

【用法】将传统的中药汤剂经现代制药技术加工提取制成颗粒制剂，9克/袋，每次1袋，1天3次。

【功效】清热利湿，退黄，健脾和胃。

【主治】黄疸型肝炎属湿热证。

【来源】中医临床研究，2016，16（86）

❧ · 蒙药牛黄五味散 · ❧

【组成】牛黄3克，藏红花6克，黄连4克，香墨3克，紫檀碳（煅）3克。

【用法】将以上所有药材研成细末，并经过80目筛制成。每次3克，每日3次。

【功效】清热活血，退黄消炎。

【主治】急性黄疸型肝炎和慢性黄疸型肝炎。

【来源】世界最新医学信息文摘，2016，16（28）

❧ · 茜茵糖浆 · ❧

【组成】茜草20克，茵陈20克，怀山药20克，甘草15克。

【用法】每日1剂，水煎（亦可加少量白糖），分2次服。

【功效】清热祛湿，解毒消炎。

【主治】急性黄疸型病毒性肝炎。

【来源】福建中医药，1986，17（4）

❧ · 自拟退黄汤 · ❧

【组成】生大黄5克，茵陈30克，栀子15克，白花蛇舌草30克，蒲公英15克，半枝莲15克，苦参10克，五味子15克，郁金15克，丹皮10克，赤芍30克，桃仁10克，甘草5克。

【用法】水煎，加600毫升水，煎煮为150毫升，分2次饭后温服。

【功效】清热化湿。

【主治】乙型黄疸型肝炎。

【来源】深圳中西医结合杂志，2008，18（5）

～· 茵陈三金汤 ·～

【组成】茵陈蒿30克，栀子12克，大黄（后入）10克，金钱草30克，郁金12克，焦鸡内金10克，茯苓15克，炒陈皮6克，姜半夏10克，柴胡10克，白芍15克，垂盆草15克，蛇舌草15克，车前草12克，白鲜皮12克，红枣20克

【用法】每日1剂，水煎，早晚分服。

【功效】健脾燥湿。

【主治】黄疸型肝炎（湿热证）。

【来源】临床肝胆病杂志，2017，33（5）

～· 祛湿清肝汤 ·～

【组成】蒲公英10克，板蓝根20克，山栀子10克，鸡骨草20克，茯苓15克，川厚朴10克，生薏仁30克，芦根20克，白茅根15克，丹参12克。

【用法】每日1剂，水煎2次，早晚分服。

【功效】清热祛湿，疏肝理气。

【主治】黄疸型肝炎。

【来源】临床肝胆病杂志，2017，33（5）

～· 滑石石膏散 ·～

【组成】滑石、石膏各等量。

【用法】将二药择净，研细即成。每次9克，每日3次，大麦粥汁适量送服。

【功效】清热利湿。

【主治】黄疸型肝炎。

【来源】《千金方食养疗病智慧方》

❦ · 大黄丸 · ❧

【组成】大黄、葶苈子各等量。

【用法】将二药择净，研细，蜜丸即成。每次9克，每日3次，温开水适量送服。

【功效】清热利湿。

【主治】黄疸型肝炎。

【来源】《千金方食养疗病智慧方》

❦ · 四黄丸 · ❧

【组成】大黄6克，黄连9克，黄柏3克，黄芩3克，酒曲衣90克。

【用法】将诸药择净，研细，蜜丸即成。每次9克，每日3次，温开水适量送服。

【功效】清热利湿。

【主治】黄疸型肝炎。

【来源】《千金方食养疗病智慧方》

❦ · 桂枝黄芪汤 · ❧

【组成】桂枝9克，白芍药9克，生姜9克，甘草6克，黄芪15克，大枣12枚。

【用法】将诸药择净，研细，放入锅中，加清水适量，浸泡片刻，水煎取汁饮服，每日1剂。

【功效】健脾利湿。

【主治】黄疸型肝炎。

【来源】《千金方食养疗病智慧方》

· 茵陈汤 ·

【组成】茵陈9克，黄连9克，黄芩6克，大黄3克，甘草3克，人参3克，栀子12克。

【用法】将诸药择净，研细，放入锅中，加清水适量，浸泡片刻，水煎取汁饮服，每日1剂。

【功效】清热利湿。

【主治】黄疸型肝炎。

【来源】《千金方食养疗病智慧方》

· 三黄散 ·

【组成】大黄12克，黄连12克，黄芩12克。

【用法】将诸药择净，研细即成。每次9克，每日3次，温开水适量送服。

【功效】清热利湿。

【主治】黄疸型肝炎。

【来源】《千金方食养疗病智慧方》

· 五苓散 ·

【组成】猪苓、茯苓、泽泻、白术、肉桂各等量。

【用法】将诸药择净，研细即成。每次9克，每日3次，温开水适量送服。

【功效】健脾利湿。

【主治】黄疸型肝炎。

【来源】《千金方食养疗病智慧方》

❧· 秦椒散 ·❧

【组成】秦椒5克，瓜蒂12克。

【用法】将二药择净，研细即成。每次9克，每日3次，温开水适量送服。

【功效】健脾利湿。

【主治】黄疸型肝炎。

【来源】《千金方食养疗病智慧方》

❧· 小半夏汤 ·❧

【组成】半夏9克，生姜9克。

【用法】将二药择净，研细，放入锅中，加清水适量，浸泡片刻，水煎取汁饮服，每日1剂。

【功效】化痰除湿。

【主治】黄疸型肝炎。

【来源】《千金方食养疗病智慧方》

❧· 茵陈栀子汤 ·❧

【组成】茵陈6克，栀子6克，黄芩9克，大黄9克，柴胡9克，升麻9克，龙胆草6克。

【用法】将诸药择净，研细，放入锅中，加清水适量，浸泡片刻，水煎取汁饮服，每日1剂。

【功效】清热利湿。

【主治】黄疸型肝炎。

【来源】《千金方食养疗病智慧方》

⮾ · 大茵陈汤 · ⮾

【组成】茵陈5克，黄柏5克，大黄9克，白术9克，黄芩3克，甘草3克，茯苓3克，天花粉3克，前胡3克，枳实3克，栀子12克。

【用法】将诸药择净，研细，放入锅中，加清水适量，浸泡片刻，水煎取汁饮服，每日1剂。

【功效】清热利湿。

【主治】黄疸型肝炎。

【来源】《千金方食养疗病智慧方》

⮾ · 苦参散 · ⮾

【组成】苦参3克，黄连3克，瓜蒂3克，黄柏3克，大黄3克，葶苈子6克。

【用法】将诸药择净，研细即成。每次9克，每日3次，温开水适量送服。

【功效】清热利湿。

【主治】黄疸型肝炎。

【来源】《千金方食养疗病智慧方》

⮾ · 大黄黄柏栀子芒硝汤 · ⮾

【组成】大黄9克，黄柏12克，芒硝12克，栀子15克。

【用法】将诸药择净，研细，放入锅中，加清水适量，浸泡片刻，水煎取汁，纳入芒硝调匀饮服，每日1剂。

【功效】清热利湿。

【主治】黄疸型肝炎。

【来源】《千金方食养疗病智慧方》

·᠃◦ᢒᵔ· 加味柴胡疏肝散 ·ᢒᵔ◦᠃·

【组成】柴胡10克，川芎10克，陈皮10克，枳壳10克，白芍10克，茵陈30克，鸡内金30克，麦芽30克，香附12克，甘草6克，虎杖15克。

【用法】每日1剂，水煎，早晚分服。

【功效】清热化湿、利胆退黄。

【主治】急性黄疸型肝炎属阳黄（湿热蕴结、肝胆瘀滞证）。

【来源】浙江中医杂志，2015，45（4）

·᠃◦ᢒᵔ· 茵陈消黄汤 ·ᢒᵔ◦᠃·

【组成】茵陈30克，金钱草30克，车前子（布包）30克，山栀10克，大黄10克，重楼10克，赤芍90克，郁金12克，连翘20克，生五味粉20克，蒲公英20克，生山楂20克，青黛20克，白矾20克，三七粉20克。

【用法】装1号胶囊，每次2粒，一天2次。

【功效】清热解毒，活血化瘀，利湿退黄。

【主治】重型黄疸型肝炎。

【来源】陕西中医，2008，29（3）

·᠃◦ᢒᵔ· 茵陈术附汤 ·ᢒᵔ◦᠃·

【组成】茵陈30~90克，白术10~15克，制附子（先煎）5~10克，干姜5~9克，鸡内金10~15克，郁金10~15克，泽泻10~15克，五味子15~30克，当归10~15克。

【用法】每日1剂，水煎，早晚分服。

【功效】温阳驱寒，健脾除湿，退黄化瘀。

【主治】急性病毒性黄疸型肝炎（属阴黄证）。

【来源】中国现代医生，2007，45（13）

～・养肝化浊汤・～

【组成】党参15克，炒白术15克，云苓15克，茵陈30克，猪苓15克，薏苡仁30克，白花蛇舌草15克，赤芍20克，丹参15克，红花10克，郁金10克，枸杞10克，鸡内金20克。

【用法】每日1剂，水煎服。

【功效】清热利湿退黄。

【主治】慢性乙型肝炎难治性黄疸。

【来源】四川中医，2015，33（8）

～・养肝汤・～

【组成】绵茵陈12克，白毛藤12克，茯苓10克，白术10克，猪苓10克，泽泻10克，黄柏8克，炒栀子8克，板蓝根10克，甘草3克，怀山药10克。

【用法】水煎150毫升，分2次，早晚饭后温服。

【功效】清热解毒，健脾利湿，消退黄疸。

【主治】慢性乙型黄疸型肝炎。

【来源】重庆医学，2013，42（32）

～・扶正解毒祛瘀汤・～

【组成】西洋参15克，黄芪30克，丹参30克，田三七10克，鳖甲15克，茯苓15克，灵芝5克，黄精10克，柴胡15克，虎杖12

克，白花蛇舌草20克，赤芍30克，茵陈蒿30克。

【用法】每日1剂，水煎服。

【功效】益气健脾，解毒利湿，活血化瘀，软坚散结。

【主治】急性黄疸型肝炎（湿毒蕴积、血络结滞、正气不足证）。

【来源】中医药导报，2011，17（5）

❧· 清热凉血退黄汤 ·❧

【组成】茵陈蒿30克，白花蛇舌草30克，虎杖30克，黄芩10克，大黄10克，丹皮10克，赤芍10克，丹参10克，柴胡10克，郁金10克，茯苓10克，金钱草15克，枳壳15克，桃仁15克，龙胆草6克，薏苡仁25克。

【用法】每日1剂，水煎2次共取汁400~600毫升，分2~3次温服，1周为1个疗程，共2~4个疗程。

【功效】清热利湿，凉血解毒退黄。

【主治】急性黄疸型肝炎（湿热蕴积、瘀热互结证）。

【来源】陕西中医，2011，32（9）

❧· 自拟通腑泻浊汤 ·❧

【组成】柴胡15克，黄芩15克，半夏10克，枳实15克，白芍30克，丹皮15克，郁金20克，白术30克，茯苓30克，泽泻30克，蝉蜕15克，僵蚕15克，姜黄10克，茵陈15克，栀子10克，生大黄（后下）10克，珍珠草20克，苦参15克，五味子20克，女贞子（研末冲服）6克，灵芝15克。

【用法】每日1剂，水煎服，7天为1个疗程，连续服药3个疗程。

【功效】辛开苦降，升清降浊。

【主治】急性黄疸型肝炎（中焦湿热熏蒸、气机逆乱之证）。

【来源】中国中医基础医学杂志，2012，18（11）

❧· 蒙启光家传秘方 ·❧

【组成】黄牛屎60克，荆芥30克。

【用法】上2味药分别炒成炭，加清水3碗煎至2碗，每日3次服，每隔3小时服1次。

【功效】健脾利湿，退黄。

【主治】黄疸型肝炎。

【来源】《祖传方》

❧· 郭笑非秘方 ·❧

【组成】黑矾500克，芝麻油120克，猪苓15克，泽泻15克，云苓15克，茵陈15克，大枣250克。

【用法】把黑矾和芝麻油放在铁锅中烧，待火焰尽时用米醋120克，喷之凉后取出，再加猪苓、泽泻、云苓、茵陈碾细末过筛。另用大枣去皮核与药一起捣成泥，丸如绿豆大小。每日服2次，每次服20~30丸，饭前服之，服后即吃饭，以免有副作用。

【功效】利湿退黄，补血。

【主治】黄疸型肝炎。

【来源】《祖传方》

❧· 民间祖传方 ·❧

【组成】赤芍45克，葛根30克，丹参30克，红花30克，瓜蒌30克，茵陈30克，白术30克，党参30克，金钱草15克，海金沙

15克，柴胡10克，僵蚕10克。

【用法】每日1剂，水煎，分2次口服。

【功效】退黄解郁，活血化瘀。

【主治】黄疸型肝炎。

【来源】新中医，2006，38（3）

﹌·经验方1·﹍

【组成】薏苡仁50克，赤小豆50克。

【用法】煮粥代早餐。

【功效】利湿退黄。

【主治】黄疸型肝炎。

【来源】《从零开始学中医——中医入门十讲》

﹌·经验方2·﹍

【组成】赤芍50~100克，丹参20~30克，丹皮15克，白茅根20~30克，茜草20克，小蓟20克，水红花子12~15克，白花蛇舌草20克，土茯苓30克，生薏仁20克，山豆根12克，大黄6~9克。

【用法】每日1剂，水煎2次，早晚分服。

【功效】逐瘀活血，清热利湿。

【主治】慢性乙型重度黄疸型肝炎。

【来源】临床肝胆病杂志，2017，33（5）

﹌·经验方3·﹍

【组成】丹参30克，蒲公英30克，赤芍20克，茵陈20克，金钱草15克，栀子15克，大黄6克。

【用法】药剂熬制成汤，取250毫升，于早晚餐后分服。

【功效】清利湿热。

【主治】慢性乙型黄疸型肝炎。

【来源】大家健康（学术版），2013，7（11）

·⌒· 经验方4 ·⌒·

【组成】赤芍30克，丹皮12克，生地黄12克，王不留行6克，郁金12克，金钱草15克，海金沙15克，枳实9克，六神曲12克，茯苓12克，鸡内金12克，甘草9克。

【用法】每日1剂，水煎，早晚各服用1次，250毫升/次。

【功效】清热凉血，活血祛瘀。

【主治】黄疸型肝炎。

【来源】系统医学，2019，4（19）

第二节　外用方

·⌒· 鼻嗅方 ·⌒·

【组成】赤小豆3克，苦丁香3克，麻雀粪3克。

【用法】共晒干，研为末，用鼻子闻味。

【功效】清热，利尿，退黄。

【主治】黄疸型肝炎。

【来源】《偏方大全》

·⌒· 复方瓜蒂散 ·⌒·

【组成】瓜蒂7个，麻雀屎7粒，小豆7粒，红枯谷29粒。

【用法】上药共为细末，将药末分作6等量，每隔20分钟吹入双侧鼻孔1份，2小时吹完。1岁以下儿童用量1/5；1~4岁用量1/3；4~10岁用量1/2；11~15岁用量2/3。间隔用药时间为7~10天。

【功效】清热祛湿退黄。

【主治】急性黄疸型重症肝炎（湿热蕴结、蕴伏中焦证）。

【来源】《四味中药奇效方》

瓜香散

【组成】甜瓜蒂15克，白丁香（麻雀粪）10克，茵陈15克，广郁金9克。

【用法】上药共研极细末，贮瓶备用，勿泄气。取本散少许，交替吹入两鼻孔中，每日3次，以鼻中流尽黄水为度，或用本散搽牙，使口流涎水，效果亦佳。

【功效】退黄。

【主治】急性黄疸型肝炎属阳黄者。

【来源】《四味中药奇效方》

中药敷脐方

【组成】甘遂6克，大黄6克，去足蝼蛄7只。

【用法】甘遂、大黄共研细末，加蝼蛄共捣烂，敷于脐上，纱布敷料加以固定，隔日更换1次，连换3次。

【功效】清热调肝。

【主治】黄疸型肝炎。

【来源】中国社区医师，2005，21（4）

瓜蒂秫米赤小豆散

【组成】瓜蒂、秫米、赤小豆各等量。

【用法】将上药择净，研细即成。每次取适量，纳注鼻孔中，或以筒吹人鼻孔中，须臾当出黄汁或从口中出汗，每日1~2次。

【功效】清热利湿。

【主治】黄疸型肝炎。

【来源】《千金方食养疗病智慧方》

泻热通腑汤灌肠方

【组成】生大黄20克，赤芍30克，枳实15克，厚朴15克，茵陈30克，栀子10克。

【用法】每日1剂，水煎，待汤药变温保留灌肠。

【功效】利湿保肝。

【主治】急性黄疸型肝炎。

【来源】中医学报，2016，31（12）

第四章　非酒精性脂肪肝

　　非酒精性脂肪性肝是除外酒精及其他明确的肝损伤因素所引起的以弥漫性肝细胞大泡性脂肪变为主要特征的临床病理综合征。

　　中医学认为该病的病因病机为由饮食不节，劳逸失常，情志失调，正气亏虚而致早期脾失健运，肝郁气滞，继而痰湿内生，痰湿日久化热成瘀，瘀血阻滞，痰浊瘀血结聚于肝脏而发病。临床辨治可分为气滞血瘀、痰瘀互结、湿热内蕴、肝郁脾虚、肝肾阴虚等证型，可参考中医"肝癖""肝积""肥气""肝痞"等治疗。

三草解毒汤

　　【组成】柴胡10克，白术15克，茯苓15克，焦山楂30克，姜黄10克，香附10克，泽泻10克，荷叶20克（后下），陈皮15克，党参15克。

　　【用法】每日1剂，水煎，分早晚饭后半小时温服。

　　【功效】活血化瘀，消癥散结，疏肝理气，化湿行滞。

　　【主治】非酒精性脂肪肝（气滞血瘀证）。

　　【来源】中国实验方剂学杂志，2014，20（20）

疏肝化瘀汤

　　【组成】柴胡10克，炒白芍15克，麸炒枳壳15克，炙甘草6克，丹参15克，香橼15克，青皮9克，醋郁金12克，炒鸡内金15克，醋鳖甲（先煎）15克，茜草15克，海螵蛸12克，丝瓜络15克，地龙10克。

　　【用法】每日1剂，水煎，分早晚饭后半小时温服。

　　【功效】疏肝健脾，化痰通络，行气活血。

　　【主治】非酒精性脂肪肝（肝郁脾虚证）。

　　【来源】四川中医，2020，38（21）

·四生降脂方·

　　【组成】生黄芪40克，山楂15克，草决明15克，荷叶15克，薏苡仁15克，焦神曲15克，丹参20克。

　　【用法】每日1剂，水煎，分早晚饭后半小时温服。

　　【功效】健脾利湿，活血化瘀消脂。

　　【主治】非酒精性脂肪肝（肝郁脾虚证）。

　　【来源】北京中医药，2008，27（3）

·桑明合剂·

　　【组成】桑叶10克，菊花10克，夏枯草10克，生山楂15克，怀牛膝10克，决明子30克，丹参15克，地龙10克，海藻10克，松子仁15克。

　　【用法】每日1剂，煎2次，取汁300毫升，每次100毫升，每日3次，口服。

　　【功效】疏肝健脾，祛湿化痰，活血通络。

　　【主治】非酒精性脂肪肝（肝郁化火证）。

　　【来源】四川中医，2007，25（7）

·化浊去瘀方·

　　【组成】柴胡15克，丹参30克，泽泻10克，半夏10克，白芍

10克，当归15克，大黄6克，山楂15克。

【用法】每日1剂，水煎，分早晚饭后半小时温服。

【功效】活血化瘀，通腑降浊。

【主治】非酒精性脂肪肝（痰瘀互结证）。

【来源】广州中医药大学学报，2007，24（4）

·❦· 健肝消脂汤 ·❦·

【组成】茵陈30克，虎杖30克，山楂12克，法半夏12克，泽泻15克，全瓜蒌15克。

【用法】每日1剂，水煎，分早晚饭后半小时温服。

【功效】化痰利湿，活血软坚。

【主治】非酒精性脂肪肝（气滞血瘀证）。

【来源】湖北中医杂志，2007，29（8）

·❦· 温肾升阳方 ·❦·

【组成】淫羊藿20克，生黄芪20克，肉苁蓉10克，小茴香10克，葛根12克，菟丝子12克，枸杞子12克，女贞子12克，升麻12克，石菖蒲12克，泽泻12克，当归12克，焦山楂12克。

【用法】每日1剂，水煎，分早晚饭后半小时温服。

【功效】温肾升阳，化瘀降浊。

【主治】非酒精性脂肪肝（气滞血瘀证）。

【来源】实用中西医结合临床，2004，4（4）

·❦· 扶元调脂汤 ·❦·

【组成】黄芪30克，何首乌20克，山楂15克，泽泻15克，丹参15克，郁金15克，白术20克，鳖甲散（冲服）6克。其中鳖甲

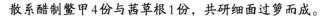

散系醋制鳖甲4份与茜草根1份，共研细面过箩而成。

【用法】每日1剂，水煎，分早晚饭后半小时温服。

【功效】理气化瘀，消食祛湿。

【主治】非酒精性脂肪肝（脾肾两虚、湿瘀阻络证）。

【来源】中医研究，2007，20（1）

·脂平汤·

【组成】柴胡12克，赤芍15克，苍术10克，厚朴10克，法半夏15克，陈皮10克，丹参20克，大黄6克，生山楂30克，何首乌30克，决明子20克，虎杖20克，甘草10克。

【用法】每日1剂，水煎，分早晚饭后半小时温服。

【功效】疏肝健脾，化湿通络。

【主治】非酒精性脂肪肝（肝郁脾虚络阻证）。

【来源】河南中医，2006，26（8）

·消脂平肝汤·

【组成】桃仁20克，丹参15克，赤芍30克，决明子12克，生山楂12克，昆布12克，茜草12克。

【用法】每日1剂，水煎，分早晚饭后半小时温服。

【功效】疏肝理气，祛湿导滞，活血化瘀。

【主治】非酒精性脂肪肝（痰湿瘀滞、肝郁血热证）。

【来源】现代中医药，2007，37（6）

·活血化痰方·

【组成】陈皮10克，法半夏10克，茯苓15克，丹参30克，山楂20克，郁金15克，赤芍15克，全蝎10克，泽泻15克，决明子15克。

【用法】每日1剂，水煎，分早晚饭后半小时温服。

【功效】化痰行气活血，祛瘀生新。

【主治】非酒精性脂肪肝（痰瘀互结证）。

【来源】湖南中医杂志，2008，24（2）

❧ 柴荷化痰活血方 ❧

【组成】醋柴胡15克，荷叶20克，丹参20克，陈皮10克，泽泻15克，草决明15克，生山楂15克，葛根10克，枸杞10克，连翘10克。

【用法】每日1剂，水煎，分早晚饭后半小时温服。

【功效】疏肝理气，健脾化浊，散瘀结。

【主治】非酒精性脂肪肝（痰瘀互结证）。

【来源】北京中医药，2015，34（7）

❧ 化痰活血方 ❧

【组成】柴胡6克，丹参10克，茯苓10克，泽泻15克，半夏10克，炒麦芽15克，生山楂15克，荷叶10克。

【用法】每日1剂，水煎，分早晚饭后半小时温服。

【功效】理气化痰，消食祛瘀。

【主治】非酒精性脂肪肝（痰瘀交阻证）。

【来源】中医药导报，2010，16（10）

❧ 加味温胆汤 ❧

【组成】法半夏20克，枳实12克，泽泻10克，茯苓10克，陈皮15克，山楂15克，大腹皮15克，竹茹15克，神曲15克，丹参15克，甘草6克，生姜5片，大枣5枚。

【用法】每日1剂，水煎，分早晚饭后半小时温服。

【功效】理气化痰，清胆和胃。

【主治】非酒精性脂肪肝（痰热内蕴、胆胃不和证）。

【来源】江苏中医药，2009，41（7）

·调脂疏肝汤·

【组成】山楂15克，半夏10克，泽泻10克，柴胡10克，枳壳10克，黄芪15克，茯苓20克，白术20克，赤芍15克，丹参15克，制首乌15克，菟丝子15克，枸杞子15克。

【用法】每日1剂，水煎，分早晚饭后半小时温服。

【功效】消积化痰，疏肝理气，健脾祛湿，活血通络。

【主治】非酒精性脂肪肝（痰瘀交阻证）。

【来源】中医研究，2008，21（6）

·降脂疏肝汤·

【组成】田基黄20克，垂盆草20克，苍术10克，泽泻15克，草决明25克，三七粉（分冲）5克，荷叶8克，三棱10克，莪术10克，佛手10克，地龙15克，丹参15克，赤芍15克，黄芪20克，当归15克。

【用法】每日1剂，水煎，分早晚饭后半小时温服。

【功效】疏肝健脾，清利湿热，化痰祛瘀。

【主治】非酒精性脂肪肝属（肝脾失调证）。

【来源】湖北中医杂志，2009，31（3）

·逍遥散合当归芍药散·

【组成】柴胡9克，当归10克，白芍10克，生白术10克，茯苓15克，川芎6克，赤芍10克，泽泻10克，炙甘草6克。

【用法】每日1剂，水煎，分早晚饭后半小时温服。

【功效】健脾疏肝，化痰祛瘀。

【主治】非酒精性脂肪肝（肝郁脾虚、痰瘀互阻证）。

【来源】中国中医急症，2008，17（1）

散瘀化浊汤

【组成】柴胡12克，郁金12克，丹参15克，大黄6克，黄芩12克，半夏12克，陈皮9克，茯苓15克，白术9克，泽泻30克，白芍15克，当归12克，赤芍15克，丹皮12克，鸡内金12克，生山楂30克，夏枯草9克，川芎12克，决明子20克，黄精15克。

【用法】每日1剂，水煎，分早晚饭后半小时温服。

【功效】疏肝理气，活血化瘀，祛湿化痰。

【主治】非酒精性脂肪肝（痰瘀互结证）。

【来源】河南中医，2006，26（10）

活血祛湿方

【组成】山楂30克，白术20克，茯苓20克，桂枝10克，泽泻20克，草决明15克，红曲6克。

【用法】每日1剂，水煎，分早晚饭后半小时温服。

【功效】健脾利湿化痰。

【主治】非酒精性脂肪肝（痰瘀互结证）。

【来源】辽宁中医药大学（学位论文），2016

枳实消痞丸

【组成】干姜3克，炙甘草6克，麦芽曲6克，白茯苓15克，白

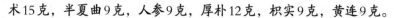

术15克，半夏曲9克，人参9克，厚朴12克，枳实9克，黄连9克。

【用法】每日1剂，水煎，分早晚饭后半小时温服。

【功效】祛瘀化痰，柔肝疏肝。

【主治】非酒精性脂肪肝（脾虚气滞证）。

【来源】辽宁中医杂志，2013，40（5）

～ 祛脂愈肝胶囊 ～

【组成】柴胡6克，枳实10克，白芍药15克，山楂20克，黄芪15克，丹参15克，茯苓15克，白术15克，三七10克，炮鳖甲10克，蜂房10克。

【用法】药物浓煎后干燥成粉末，装胶囊备用，每粒胶囊含生药1克，每次4粒，每日3次温水送服。

【功效】疏肝理气，活血化瘀，导滞消积。

【主治】非酒精性脂肪肝（湿痰瘀热互结、痹阻肝脏脉络证）。

【来源】河北中医，2009，31（2）

～ 降脂清肝饮 ～

【组成】茵陈30克，栀子10克，生大黄10克，虎杖15克，郁金10克，生山楂15克，生首乌10克，泽泻15克，石见穿15克，丹参15克，柴胡10克，绞股蓝30克。

【用法】每日1剂，水煎，分早晚饭后半小时温服。

【功效】升清降浊，行气活血，祛瘀生新。

【主治】非酒精性脂肪肝（痰浊瘀积证）。

【来源】浙江中医药大学学报，2000，24（2）

～ 复方调肝降脂颗粒剂 ～

【组成】柴胡12克，白芍12克，枳壳12克，焦山楂12克，三七8克，茯苓15克，香附12克，胆南星12克，法半夏6克。

【用法】每日1剂，分早晚饭后半小时温服。

【功效】疏肝解郁，消脂化痰，软坚散结。

【主治】非酒精性脂肪肝（湿痰瘀阻互结、痹阻肝脏脉络证）。

【来源】辽宁中医药大学学报，2010，12（12）

❧ · 柴胡疏肝散 · ❧

【组成】柴胡15克，枳实10克，陈皮6克，香附10克，川楝子12克，山楂15克，丹参15克，赤芍药10克，白芍药15克，大黄（后下）9克，泽泻10克，制何首乌15克。

【用法】每日1剂，水煎2次取汁300毫升，分早晚2次服。

【功效】疏肝理气，健脾和胃，消脂化浊。

【主治】非酒精性脂肪肝（浊瘀互结、浸淫肝脉证）。

【来源】河北中医，2010，32（8）

❧ · 疏肝调脂方 · ❧

【组成】柴胡15克，郁金12克，丹参15克，山楂20克，茯苓15克，茵陈15克，泽泻10克，制首乌15克，黄精30克。

【用法】每日1剂，水煎，分早晚饭后半小时温服。

【功效】疏肝理气，祛湿化浊，护肝调脂。

【主治】非酒精性脂肪肝（肝郁脾虚证）。

【来源】中医学报，2016，12（31）

❧ · 逍遥散 · ❧

【组成】柴胡15克，当归15克，白芍15克，白术15克，山楂15克，丹参15克，茯苓15克，薄荷6克，炙甘草3克。

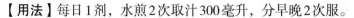

【用法】每日1剂，水煎2次取汁300毫升，分早晚2次服。

【功效】疏肝解郁，健脾养心。

【主治】非酒精性脂肪肝（肝郁脾虚证）。

【来源】陕西中医，2010，31（9）

❧· 亚虎保肝汤 ·❧

【组成】亚贡15克，虎杖12克，北沙参30克，炒白术15克，茯苓15克，炒柴胡12克，白芍15克，当归15克，甘草6克。

【用法】每日1剂，水煎2次取汁300毫升，分早晚2次服。

【功效】疏肝解郁，理气止痛，化湿祛浊，活血化瘀。

【主治】非酒精性脂肪肝（气滞湿阻、血瘀互结证）。

【来源】社区中医药，2012，14（3）

❧· 加味血府逐瘀汤 ·❧

【组成】桃仁12克，红花10克，桔梗12克，赤芍15克，川芎12克，生地15克，甘草6克，枳壳12克，当归尾15克，川牛膝15克，柴胡12克，生大黄（另包泡服）15克。

【用法】每日1剂，水煎2次取汁300毫升，分早晚2次服。

【功效】活血逐瘀，理气疏肝。

【主治】非酒精性脂肪肝（痰湿内停、瘀阻气滞证）。

【来源】中华中医药学刊，2012，30（10）

❧· 疏肝健脾汤 ·❧

【组成】柴胡15克，丹参15克，白芍30克，当归15克，党参15克，草决明10克，生白术20克，泽泻15克，山楂15克，郁金10克，陈皮12克，赤芍15克，生甘草6克，蒲公英30克。

【用法】每日1剂，水煎2次取汁300毫升，分早晚2次服。

【功效】疏肝健脾，理气活血，清热利湿。

【主治】非酒精性脂肪肝（痰湿郁结、气血瘀滞证）。

【来源】河南中医，2016，36（8）

❧ 降脂益肝汤 ❧

【组成】柴胡15克，赤芍15克，当归15克，白术15克，郁金12克，黄芪15克，茯苓15克，五味子15克，何首乌20克，决明子20克，生山楂20克，丹参20克，片姜黄10克，砂仁10克，茵陈30克。

【用法】每日1剂，水煎2次取汁300毫升，分早晚2次服。

【功效】肝脾同调，痰瘀并治。

【主治】非酒精性脂肪肝（肝郁脾虚证）。

【来源】中西医结合肝病杂志，2014，24（5）

❧ 健脾降脂方 ❧

【组成】黄芪20克，茯苓15克，生白术10克，山楂10克，郁金10克，决明子20克，泽泻10克，丹参15克，田七10克，荷叶10克，炙何首乌15克，生甘草5克。

【用法】每日1剂，水煎2次取汁300毫升，分早晚2次服。

【功效】健脾化浊消瘀。

【主治】非酒精性脂肪肝（脾气亏虚、痰浊瘀阻证）。

【来源】世界中西医结合杂志，2012，7（10）

❧ 活血化肝煎 ❧

【组成】茯苓15克，苍术15克，泽泻15克，山楂15克，决明子15克，厚朴15克，丹参15克，郁金15克，柴胡10克，法半夏

10克，白芍10克，延胡索10克，甘草6克。

【用法】每日1剂，水煎2次取汁300毫升，分早晚2次服。

【功效】疏肝健脾，化痰祛瘀，软坚散结。

【主治】非酒精性脂肪肝（肝郁脾虚证）。

【来源】光明中医，2016，31（20）

柴苓清肝饮

【组成】柴胡20克，茵陈60克，金钱草30克，茯苓15克，白术15克，川厚朴20克，法半夏15克，黄连15克，枳壳15克，砂仁15克，虎杖15克，木香15克，黄芩20克，薏苡仁30克，竹茹15克，白花蛇草30克，砂仁15克，甘草10克。

【用法】每日1剂，水煎2次取汁300毫升，分早晚2次服。

【功效】疏肝健脾，清利湿热，调肝降脂，理气活血。

【主治】非酒精性脂肪肝（肝郁脾虚证）。

【来源】黑龙江中医药，2016，31（4）

旋覆消癖汤

【组成】旋覆花20克，茜草10克，姜半夏10克，茯苓30克，橘络6克，枳壳10克，桔梗10克，桂枝10克，木防己20克。

【用法】每日1剂，水煎2次取汁300毫升，分早晚2次服。

【功效】疏肝健脾，化痰除湿，行瘀通络。

【主治】非酒精性脂肪肝（痰瘀互结证）。

【来源】福建中医药，2016，47（4）

苓桂术甘汤

【组成】茯苓20克，桂枝15克，白术15克，甘草10克。

【用法】每日1剂，水煎2次取汁300毫升，分早晚2次服。

【功效】健脾渗湿，祛痰化饮。

【主治】非酒精性脂肪肝（痰湿内阻证）。

【来源】长春中医药大学学报，2019，35（5）

∾·降脂合剂·∾

【组成】绞股蓝15克，虎杖15克，茵陈蒿9克，丹参9克，荷叶6克。

【用法】每日1剂，水煎2次取汁300毫升，分早晚2次服。

【功效】健脾化痰，清热渗湿。

【主治】非酒精性脂肪肝（湿热中阻、脾失健运证）。

【来源】吉林中医药，2014，11（15）

∾·化痰行瘀方·∾

【组成】陈皮15克，半夏15克，茯苓15克，制大黄6克，生山楂10克，丹参15克，鸡血藤15克，泽泻20克，郁金12克，柴胡10克，白芍10克。

【用法】每日1剂，水煎2次取汁300毫升，分早晚2次服。

【功效】疏肝理脾，化痰除湿，调气行瘀。

【主治】非酒精性脂肪肝（湿痰瘀痹阻互结证）。

【来源】吉林中医药，2012，32（6）

∾·解郁疏肝汤·∾

【组成】柴胡15克，陈皮10克，白芍10克，泽泻10克，茯苓10克，大枣10克，香附10克，生姜5克，枳壳5克，甘草5克。

【用法】每日1剂，水煎2次取汁300毫升，分早晚2次服。

【功效】健脾疏肝，解郁止痛。

【主治】非酒精性脂肪肝（痰湿瘀阻互结证）。

【来源】实用中医药杂志，2019，35（7）

❧· 降脂化浊汤 ·❧

【组成】苍术15克，郁金15克，丹参15克，香附15克，赤芍15克，山楂15克，鸡内金10克，茯苓10克，白术10克，柴胡10克，陈皮10克，制大黄10克。

【用法】每日1剂，水煎2次取汁300毫升，分早晚2次服。

【功效】健脾化痰，疏肝理气，祛湿降浊。

【主治】非酒精性脂肪肝（痰湿内阻证）。

【来源】现代诊断与治疗，2019，30（14）

❧· 健脾疏肝方 ·❧

【组成】柴胡（醋制）10克，白芍15克，当归15克，茯苓15克，白术（炒）15克，党参15克，甘草6克。

【用法】每日1剂，水煎2次取汁300毫升，分早晚2次服。

【功效】疏肝理气，健脾固本。

【主治】非酒精性脂肪肝（肝郁脾虚证）。

【来源】光明中医，2019，34（10）

❧· 清肝降脂方 ·❧

【组成】炒白术10克，荷叶10克，决明子10克，菊花10克，苍术6克，蒲黄6克，五味子6克。

【用法】每日1剂，水煎2次取汁300毫升，分早晚2次服。

【功效】清热利湿，化痰活血。

【主治】非酒精性脂肪肝（痰浊内蕴证）。

【来源】中医药信息，2019，36（3）

·苍菊颗粒·

【组成】炒白术10克，荷叶10克，决明子10克，菊花10克，苍术6克，蒲黄6克，五味子6克。

【用法】每日1剂，水煎2次取汁300毫升，分早晚2次服。

【功效】清热利湿，化痰活血。

【主治】非酒精性脂肪肝（湿热蕴结、痰瘀阻滞证）。

【来源】中西医结合肝病杂志，2017，27（3）

·清肺泻肝汤·

【组成】藁本15克，白芷15克，黄芩15克，万年蒿15克，葛根20克，莱菔子30克，土茯苓20克，蒲公英20克，桔梗10克，升麻10克，大黄5克。

【用法】每日1剂，水煎2次取汁300毫升，分早晚2次服。

【功效】清热解毒，补肺泻肝，化浊利湿。

【主治】非酒精性脂肪肝（痰湿内生证）。

【来源】中医学报，2020，35（6）

·苍菊清肝方·

【组成】苍术12克，白术12克，茯苓15克，泽泻10克，决明子6克，荷叶9克，菊花12克。

【用法】每日1剂，水煎2次取汁300毫升，分早晚2次服。

【功效】健脾益气，化湿降浊。

【主治】非酒精性脂肪肝（脾虚痰湿内蕴证）。

【来源】医案医话，2020，52（6）

～ 半夏泻心汤加减 ～

【组成】党参片20克，甘草片5克，大枣（掰）10克，法半夏12克，黄芩片10克，干姜5克，黄连5克，北柴胡10克，白芍10克，麸炒白术15克，泽泻10克，决明子15克，炒山楂10克，姜黄10克，僵蚕10克。

【用法】每日1剂，水煎2次取汁300毫升，分早晚2次服。

【功效】健脾疏肝，益气和中，除湿化痰，理气散瘀。

【主治】非酒精性脂肪肝（肝郁脾虚，痰湿内蕴证）。

【来源】中国实验方剂学杂志，2020，05

～ 自拟降脂方 ～

【组成】香附10克，片姜黄10克，泽泻15克，红花15克，黄芪15克，郁金15克，荷叶15克，丹参30克，山楂30克，槟榔10克。

【用法】每日1剂，水煎2次取汁300毫升，分早晚2次服。

【功效】活血化瘀，祛湿化痰，通络消积。

【主治】非酒精性脂肪肝（痰瘀互结证）。

【来源】心理月刊，2020，（10）

～ 祛湿化瘀方 ～

【组成】茵陈蒿15克，生栀子6克，虎杖15克，姜黄9克，田基黄15克。

【用法】每日1剂，水煎，分2次口服。

【功效】清热，祛湿，化瘀。

【主治】非酒精性脂肪肝（湿瘀热蕴结证）。

【来源】中西医结合肝病杂志，2009，19（3）

ᕼ · 健脾清肝方 · ᕽ

【组成】茵陈蒿30克，生薏苡仁30克，党参15克，茯苓15克，白术15克，泽泻15克，生山楂15克，醋柴胡10克，香附10克，赤芍10克，白芍10克，郁金10克。

【用法】每日1剂，水煎，分早晚饭后半小时温服。

【功效】健脾益气，疏肝解郁，清热祛湿。

【主治】非酒精性脂肪肝（脾气虚、肝气郁结、湿热内蕴证）。

【来源】中西医结合肝病杂志，2009，19（4）

ᕼ · 茵芩清肝降脂汤 · ᕽ

【组成】白芍10克，柴胡6克，郁金10克，茵陈蒿10克，黄芩10克，丹参10克，法半夏10克，虎杖10克，金钱草15克，鸡内金10克，白术10克，茯苓10克。

【用法】将以上中药药材先以清水浸泡约30分钟，再以大火煮沸，最后以温火熬煮30~40分钟后，取400毫升汤汁分2份早晚餐后半小时服用。

【功效】健脾利湿，疏肝理气。

【主治】非酒精性脂肪肝（瘀阻湿热证）。

【来源】中华中医药学刊，2019，37（3）

ᕼ · 运脾消浊方 · ᕽ

【组成】炒苍术12克，炒白术12克，生山楂9克，泽泻9克，淫羊藿9克，女贞子9克，荷叶6克，青皮6克。

【用法】每日1剂，水煎，分早晚饭后半小时温服。

【功效】运脾补气，升清泻浊，疏肝补肾。

【主治】非酒精性脂肪肝病属脾虚证，兼湿、痰、瘀者。

【来源】长春中医药大学学报，2011，27（5）

～·　净肝祛脂汤　·～

【组成】沙棘15克，泽泻10克，山楂15克，柴胡12克，茵陈蒿15克，陈皮12克，决明子12克，丹参15克，白术15克，大黄（后下）6克。

【用法】每日1剂，水煎，分早晚饭后半小时温服。

【功效】疏肝清肝，活血通络，健脾化浊。

【主治】非酒精性脂肪肝（肝郁脾虚兼有痰湿证）。

【来源】中国中西医结合急救杂志，2008，15（2）

～·　清肝降脂汤　·～

【组成】虎杖20克，垂盆草20克，丹参20克，赤芍20克，山楂30克，泽泻20克，郁金10克，青皮10克，甘草5克。

【用法】每日1剂，水煎，分早晚饭后半小时温服。

【功效】祛湿化痰，活血化瘀。

【主治】非酒精性脂肪肝（肝郁脾虚兼有痰湿、血瘀证）。

【来源】中国中西医结合消化杂志，2006，14（1）

～·　降脂化浊汤　·～

【组成】苍术10克，柴胡10克，陈皮10克，郁金15克，丹参15克，香附15克，赤芍15克，山楂15克，神曲15克，鸡内金10克，茯苓10克，白术10克，黄芪15克，制大黄10克，甘草20克。

【用法】每日1剂，水煎，分早晚饭后半小时温服。

【功效】健脾化痰，疏肝理气，祛湿降浊。

【主治】非酒精性脂肪肝（痰湿内阻证）。

【来源】光明中医，2020，35（11）

荷叶调脂疏肝汤

【组成】荷叶10克，党参15克，炙黄芪30克，白术12克，苍术9克，生山楂10克，决明子15克，黄连3克，生甘草6克。

【用法】每日1剂，水煎300毫升，分早晚饭后半小时温服。

【功效】健脾燥湿，疏肝理气。

【主治】非酒精性脂肪肝（肝郁脾虚证）。

【来源】中成药，2020，42（4）

疏肝降脂汤

【组成】柴胡9克，白芍9克，枳实10克，白术12克，茯苓15克，党参15克，神曲12克，陈皮6克，肉豆蔻9克，麦芽30克，砂仁6克，山楂9克，山药9克，木香6克，黄连3克，甘草9克。

【用法】每日1剂，水煎300毫升，分早晚饭后半小时温服。

【功效】疏肝、健脾、和胃。

【主治】非酒精性脂肪肝（肝郁脾虚证）。

【来源】西部中医药，2020，33（4）

疏肝利胆汤

【组成】柴胡12克，赤芍10克，白芍15克，枳壳6克，青皮6克，陈皮10克，白术20克，广藿香8克，金银花20克，丹参20

克，山楂15克，金钱草6克，海金沙6克，鸡内金8克，威灵仙9克。

【用法】每日1剂，水煎300毫升，分早晚饭后半小时温服。

【功效】疏肝利胆，活血行气，祛瘀止痛。

【主治】非酒精性脂肪肝（肝肾脾亏虚证）。

【来源】光明中医，2020，35（4）

❧·四君合真武加减汤·❧

【组成】人参10克，白术10克，茯苓10克，泽泻10克，猪苓10克，桂枝10克，生姜10克，白芍10克，熟附子（先煎）10克，厚朴10克，姜半夏10克，制何首乌15克，生黄芪15克，山楂20克。

【用法】上药加水适量煎煮，连煎2次，取汁去渣，将2次药汁合并，每日1剂，分2次温热服。

【功效】健脾补肾，利湿化饮。

【主治】非酒精性脂肪肝（脾气虚弱证）。

【来源】《脂肪肝预防与调养》

❧·化浊祛脂汤·❧

【组成】黄芪30克，山楂30克，丹参30克，泽泻30克，鸡内金20克，补骨脂20克，决明子20克，白术12克，茯苓12克，制半夏12克，当归12克，虎杖12克。

【用法】上药加水适量煎煮，连煎2次，取汁去渣，将2次药汁合并，每日1剂，分2次温热服。

【功效】健脾化浊，祛脂活血。

【主治】非酒精性脂肪肝（脾气虚弱证）。

【来源】《脂肪肝预防与调养》

❧ · 化痰利湿调气活血方 · ❧

【组成】金钱草15克，茵陈15克，泽泻15克，决明子15克，山楂15克，茯苓15克，瓜蒌15克，丹参15克，生黄芪15克，黄精15克，郁金10克，红花10克，陈皮10克，法半夏10克，柴胡10克。

【用法】上药加适量清水煎煮，连煎2次，取汁去渣，将2次药汁合并，每日1剂，分2次温热服。

【功效】化痰利湿，调气活血。

【主治】非酒精性脂肪肝（痰瘀交阻证）。

【来源】《脂肪肝防治一本通》

❧ · 参泽利肝汤 · ❧

【组成】丹参30克，牡蛎30克，泽兰15克，泽泻15克，制半夏15克，茯苓15克，决明子15克，山楂15克，郁金10克，浙贝母10克，醋柴胡10克，陈皮6克，甘草3克。

【用法】上药加适量清水煎煮，连煎2次，取汁去渣，将2次药汁合并，每日1剂，分2次温热服。

【主治】非酒精性脂肪肝（痰瘀交阻证）。

【功效】化痰通瘀，清肝利胆。

【来源】《脂肪肝防治一本通》

❧ · 祛脂方 · ❧

【组成】柴胡15克，白术15克，昆布15克，桑寄生15克，灵芝15克，丹参15克，川芎10克，泽泻10克，山楂20克，女贞子

20克，虎杖20克，甘草5克。

【用法】上药加适量清水煎煮，连煎2次，取汁去渣，将2次药汁合并，每日1剂，分2次温热服。

【功效】疏肝行滞，化浊通脉。

【主治】非酒精性脂肪肝（肝郁气滞证）。

【来源】《脂肪肝防治一本通》

～· 化痰祛瘀方 ·～

【组成】丹参15克，郁金15克，泽泻15克，虎杖30克，决明子30克，生山楂30克，荷叶10克。

【用法】上药加适量清水煎煮，连煎2次，取汁去渣，将2次药汁合并，每日1剂，分2次温热服。

【功效】活血化瘀，疏肝和络，化痰降脂。

【主治】非酒精性脂肪肝（气血瘀阻证）。

【来源】《脂肪肝防治一本通》

～· 疏肝活血降脂汤 ·～

【组成】柴胡9克，川芎9克，陈皮9克，郁金9克，制半夏9克，赤芍12克，决明子12克，何首乌15克，泽泻15克，山楂20克。热象明显者，加茵陈15克，肝质地较实，伴脾大者，加牡蛎20克，丹参15克。

【用法】上药加适量清水煎煮，连煎2次，取汁去渣，将2次药汁合并，每日1剂，分2次温热服。

【功效】疏肝理气，活血化瘀。

【主治】非酒精性脂肪肝（肝郁气滞证）。

【来源】《脂肪肝防治一本通》

桃红化肝汤

【组成】桃仁15克，姜黄15克，生山楂15克，郁金15克，红花9克，土鳖虫9克，川芎9克，制大黄12克，莪术20克，荷叶30，泽泻30克，决明子30克。

【用法】上药加适量清水煎煮，连煎2次，取汁去渣，将2次药汁合并，每日1剂，分2次温热服。

【功效】活血散结，化瘀泄浊。

【主治】非酒精性脂肪肝（气血瘀阻证）。

【来源】《脂肪肝防治一本通》

通瘀煎加味方

【组成】生山楂20克，当归10克，制香附10克，乌药10克，青皮10克，木香10克，泽泻15克，白术15克，姜半夏9克。

【用法】上药加适量清水煎煮，连煎2次，取汁去渣，将2次药汁合并，每日1剂，分2次温热服。

【功效】祛瘀散结，行滞化痰。

【主治】非酒精性脂肪肝（气滞血瘀痰阻证）。

【来源】《脂肪肝防治一本通》

欣肝饮

【组成】柴胡10克，白术10克，茯苓10克，白芍10克，当归10克，龙胆草10克，虎杖20克，丹参20克，郁金12克，泽泻15克，生山楂15克。

【用法】上药加适量清水煎煮，连煎2次，取汁去渣，将2次药汁合并，每日1剂，分2次温热服。

【功效】疏肝理气，活血化瘀。

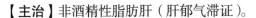

【主治】非酒精性脂肪肝（肝郁气滞证）。

【来源】《脂肪肝防治一本通》

化痰消瘀经验方

【组成】莱菔子6克，姜半夏6克，泽泻9克，柴胡6克，郁金9克，山楂12克，丹参15克，决明子12克，海藻9克，虎杖12克，枳壳9克，姜黄9克。

【用法】每日1剂，水煎服。

【功效】化痰消瘀。

【主治】非酒精性脂肪肝（痰瘀互结证）。

【来源】《脂肪肝防治一本通》

消脂肝汤

【组成】生山楂30克，鸡内金30克，丹参30克，枳实15克，败酱草15克，当归10克，柴胡10克，三棱10克，莪术10克，郁金10克，桃仁10克，红花10克，槟榔10克，炮穿山甲（研末冲服）6克。

【用法】每日1剂，分2次温热服。不愿服汤药者，可将此方配成丸药，每丸15克，每次1丸，每日3次，口服。

【功效】活血化瘀，消脂化滞，健脾柔肝。

【主治】非酒精性脂肪肝（气血瘀阻证）。

【来源】《脂肪肝防治一本通》

软肝降脂胶囊

【组成】大黄15克，丹参15克，桃仁15克，山楂15克，白芍15克，荷叶15克，白术15克，黄芪15克，柴胡10克，黄芩10克，五味子10克，参三七10克，猪胆汁适量。

【用法】将五味子，参三七粗粉碎，除胆汁外其余药物加适量清水煎煮2次，合并滤液，浓缩至浸膏状，再与猪胆汁，五味子，三七粗末混合均匀，80℃烘干灭菌后细粉碎，0号胶囊灌装（每粒含药物0.5克），密封包装。每次6粒，每日3次，口服。

【功效】活血化瘀，健脾利湿，疏肝利胆。

【主治】非酒精性脂肪肝（气血瘀阻证）。

【来源】《脂肪肝防治一本通》

·三参散·

【组成】丹参30克，三七30克，西洋参30克。

【用法】每次3克，日服2次。

【功效】活血祛瘀，养血益气。

【主治】非酒精性脂肪肝（气血瘀阻证）。

【来源】《脂肪肝防治一本通》

·护肝降脂饮·

【组成】生山楂30克，何首乌30克，泽泻30克，葛根30克，决明子30克，茵陈20克，生大黄20克，丹参20克，黄精20克，柴胡10克，白芍10克，莱菔子10克，浙贝母10克，香附10克。

【用法】上药加适量清水煎煮，连煎2次，取汁去渣，将2次药汁合并，每日1剂，分2次温热服。

【功效】疏肝利胆，清肝泄热，祛痰化瘀。

【主治】非酒精性脂肪肝（痰瘀交阻证）。

【来源】《脂肪肝防治一本通》

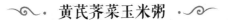

❧· 黄芪荠菜玉米粥 ·❧

【组成】黄芪粉3克，鲜荠菜150克，玉米粉50克，粟米100克。

【用法】将鲜荠菜拣去杂质，洗净，连同根、茎切碎，剁成荠菜细末泥，待用。粟米淘洗干净，放入砂锅内，加入适量清水，大火煮沸后，改用小火煮30分钟，调入荠菜细末泥、黄芪粉以及玉米粉，拌和均匀，继续用小火煮到粟米熟烂即成。早、晚分食。

【功效】温中补气，补虚散瘀。

【主治】非酒精性脂肪肝（脾气虚弱证或气血瘀阻证）。

【来源】《脂肪肝防治一本通》

❧· 玉米山楂粥 ·❧

【组成】玉米50克，山楂15克，大枣8枚，粳米100克，红糖20克。

【用法】将玉米拣去杂质，洗净，用冷开水泡发，研成玉米浆待用。将粳米淘洗干净，放入砂锅，加入适量清水，浸泡20分钟，与洗净的大枣一同用中火煮沸，调入玉米浆，拌和均匀，改用小火煨煮1小时，等到粳米酥烂，粥黏稠时，调入捣烂的山楂，继续用小火煨煮至沸，拌入红糖即可。每日2次，饭前食用。

【功效】健脾开胃，补虚消脂。

【主治】非酒精性脂肪肝（脾气虚弱证）。

【来源】《脂肪肝防治一本通》

❧· 苹果泥花粉粥 ·❧

【组成】牛奶400毫升，粳米100克，苹果200克，松花粉、白糖各适量。

【用法】将苹果洗净，去皮，切成两半，去除果核，再切成薄片，捣成苹果泥待用。将粳米淘洗干净，放入锅内，加入适量清水，熬至半熟时，调入牛奶继续熬至米熟烂，加入白糖起锅，稍凉后，拌入松花粉，苹果泥即可。早、晚分食。

【功效】补气润肠。

【主治】非酒精性脂肪肝（脾气虚弱证）。

【来源】《脂肪肝防治一本通》

❧· 扁豆薏仁粥 ·❧

【组成】扁豆20克，冬瓜子仁20克，薏苡仁30克，芦根30克，粳米100克。

【用法】将芦根，冬瓜子仁洗净，用清水浸泡30分钟，放入锅内，加适量清水，煎煮30分钟，去渣取汁，和淘洗干净的粳米，扁豆，薏苡仁一同下入锅中，用小火煮成稠粥。早、晚分食。

【功效】健脾利湿。

【主治】非酒精性脂肪肝（脾气虚弱证）。

【来源】《脂肪肝防治一本通》

❧· 茯苓白术散 ·❧

【组成】莲子肉（去皮）500克，薏苡仁500克，缩砂仁500克，桔梗500克，白扁豆（姜汁浸，去皮微炒）750克，白茯苓500克，人参（去芦）1000克，甘草（炒）1000克，白术1000克，山药1000克。

【用法】作丸剂，每服10~15克，日服2~3次，温开水或姜汤下。

【功效】益气健脾，和胃渗湿。

【主治】非酒精性脂肪肝（脾虚湿盛证）。

【来源】《名医肝胆病良方验方》

～・ 四逆散 ・～

【组成】炙甘草6克，枳实6克，柴胡6克，芍药6克。

【用法】每日1剂，水煎，分早晚饭后半小时温服。

【功效】透邪解郁，疏肝理脾。

【主治】非酒精性脂肪肝（阳郁厥逆、肝脾气郁证）。

【来源】《名医肝胆病良方验方》

～・ 自拟方 ・～

【组成】柴胡69克，陈皮69克，桔梗69克，当归15克，茯苓15克，生山楂15克，党参15克，炒白芍5克，米仁20克，决明子20克，泽泻10克，炒白术10克，佛手10克。

【用法】每日1剂，水煎，分上、下午各1次口服。

【功效】疏肝，健脾，化痰。

【主治】非酒精性脂肪肝（肝郁脾虚、痰浊内蕴证）。

【来源】《肝胆病验方妙用》

～・ 平胃二陈汤加味 ・～

【组成】苍术15克，厚朴10克，陈皮10克，炙甘草6克，清半夏15克，茯苓15克，泽泻15克，山楂肉20克，荷叶10克。有热象者加枳实10克，竹茹10克，气虚者加黄芪15克，太子参15克，肝肾阴虚者，加何首乌20克，黄精15克，血瘀者加川芎10克，赤芍15克。

【用法】每日1剂，水煎，分2次服。

【功效】燥湿，运脾，化痰。

【主治】非酒精性脂肪肝（脾虚痰湿证）。

【来源】《当代名医临证精华——肝炎肝硬化专辑》

❧·清肝活血饮·❧

【组成】决明子15克，柴胡10克，山楂15克，赤芍12克，川楝子10克，鳖甲15克。

【用法】每日1剂，水煎服。

【功效】清肝解郁，活血化瘀。

【主治】非酒精性脂肪肝（气郁血阻证）。

【来源】《国医大师专科专病用方经验（第1辑）——脾胃肝胆病分册》

❧·血府逐瘀汤加减·❧

【组成】桃仁20克，红花15克，丹参20克，当归20克，赤芍20克，柴胡15克，川芎20克，桔梗15克，枳壳15克，厚朴15克。

【用法】每日1剂，水煎服。

【功效】活血化瘀，理气通络。

【主治】非酒精性脂肪肝（气滞血瘀证）。

【来源】《国医大师专科专病用方经验（第1辑）——脾胃肝胆病分册》

❧·加味温胆汤·❧

【组成】陈皮5克，茯苓30克，山楂30克，丹参30克，法半夏10克，竹茹10克，枳壳10克，荷叶15克。

【用法】每日1剂，水煎，早晚服用。

【功效】疏肝理气，祛痰清热。

【主治】非酒精性脂肪肝（肝气郁滞、痰热内蕴证）。

【来源】新中医，1996，39（11）

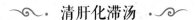

❧· 清肝化滞汤 ·❧

【组成】柴胡10克，白芍15克，金钱草10克，浙贝母10克，鸡内金10克，茯苓10克，枳实10克，郁金10克，莱菔子10克，香附10克，丹参15克，黄芪50克，山楂10克，陈皮10克。

【用法】每日1剂，水煎，分2次温服。

【功效】疏肝利胆，运脾化滞。

【主治】非酒精性脂肪肝。

【来源】《肝胆病用药与配餐》

❧· 白术枣方 ·❧

【组成】白术12克，车前草12克，郁金12克，大枣120克。

【用法】将白术，车前草，郁金纱布包好，加水与枣共煮，尽可能使枣吸干药液，去渣，食枣。

【功效】益气健脾，保肝降脂。

【主治】非酒精性脂肪肝（脾气虚弱证）。

【来源】《脂肪肝家庭防治法》

❧· 赤小豆饭 ·❧

【组成】大米150克，赤小豆60克。

【用法】将大米淘洗干净，放饭盒中，加入煮至七成熟的赤小豆，搅匀，再添清水（水高出大米，赤小豆2厘米），盖上盖，用小火蒸约40分钟即成。作主食食用。

【功效】祛瘀消胀，健脾利湿。

【主治】非酒精性脂肪肝（脾气虚弱证）及高脂血症患者。

【来源】《脂肪肝家庭防治法》

⚜ · 香菇油菜鸡丝面 · ⚜

【组成】面条250克，水发香菇150克，油菜100克，鸡肉100克，精盐、酱油、鲜汤、淀粉各适量。

【用法】将鸡肉切丝后放碗中，加淀粉，精盐，酱油，拌匀挂浆。水发香菇择洗干净后切成细丝，油菜洗净，切段，面条放入开水锅中煮熟，投入冷水中过凉，再放开水中浸热，沥干，放碗中备用。锅上火，加入鲜汤烧开，放入香菇丝，鸡肉丝烧5分钟，加上油菜段，精盐稍拌，倒入面条碗中即成。当主食食用。

【功效】活血祛瘀，健脾消肿。

【主治】非酒精性脂肪肝（脾气虚弱证）。

【来源】《脂肪肝家庭防治法》

⚜ · 白苋刺头方 · ⚜

【组成】白苋刺头鲜草100克，猪小肠50克。

【用法】煎汤服，隔日1次，连服2~3次。

【功效】清热凉血，消脂解毒，祛瘀生新。

【主治】轻中度非酒精性脂肪肝。

【来源】《现代名中医脂肪肝治疗绝技》

⚜ · 化痰祛瘀降脂汤 · ⚜

【组成】茯苓10克，陈皮10克，柴胡12克，生山楂30克，泽泻20克，何首乌20克，决明子30克，丹参30克，郁金12克，制大黄6~10克。

【用法】每日1剂，水煎，分2次服，3个月为1个疗程。

【功效】化痰祛湿，消瘀降脂。

【主治】非酒精性脂肪肝。

【来源】江苏中医，1998，27（6）

·青碧散·

【组成】青黛（包）10克，明矾3克，草决明15克，生山楂15克，醋柴胡10克，郁金10克，丹参12克，泽兰12克，六一散（包）15克。

【用法】每日1剂，水煎服，或共研细末，装1号胶囊，每次饭后服1粒，每日2~3次。

【功效】祛湿化痰，疏肝利胆，活血化瘀。

【主治】肝炎后非酒精性肝脂肪性变。

【来源】《关幼波肝病百问答》

·三仙胃苓汤加减·

【组成】生山楂20克，熟山楂20克，炒麦芽20克，炒神曲15克，苍术15克，白术15克，猪苓15克，茯苓15克，陈皮10克，姜厚朴15克，泽泻15克，嫩桂枝10克，醋香附15克，丹参15克，川芎10克。

【用法】每日1剂，水煎，早午间服用。

【功用】疏肝健脾化湿。

【主治】非酒精性脂肪肝（肝郁脾虚兼湿证）。

【来源】《千家妙方（上册）》

·降脂汤·

【组成】丹参15克，生山楂12克，决明9克，荷叶6克。

【用法】每日1剂，水煎服，早午间服用。

【功效】活血祛湿。

【主治】非酒精性脂肪肝。

【来源】中国药导报，2012，18（1）

❧ 益气芪术汤 ❧

【组成】漂白术10克，生北芪15克，白茯苓15克，陈皮5克，鸡内金10克，薏苡仁15克，升麻5克，北柴胡10克，佛手柑10克，黄郁金10克，绿枳实5克，焦楂肉10克，佛藿香5克，醋鳖甲15克，炙甘草3克。

【用法】每日1剂，水煎，分2次温服。

【功效】益气健脾，疏肝解郁

【主治】非酒精性脂肪肝（气虚运化失调证）。

【来源】《康良石肝病指归》

❧ 加减滋水涵木汤 ❧

【组成】生白芍15克，女贞子10克，枸杞子12克，何首乌10克，金石斛10克，草决明15克，绿升麻5克，北柴胡6克，白扁豆15克，鸡内金10克，醋鳖甲12克，炙甘草3克。

【用法】将药物用清水600毫升浸泡30分钟，先用武火煎沸，后用文火煎存200毫升；第二煎用清水300毫升，先用武火后用文火煎存100毫升，将2次煎煮药液混合。每日1剂，分2次温服。

【功效】滋水涵木，调和肝脾。

【主治】非酒精性脂肪肝。

【来源】《康良石肝病指归》

❧ 降脂益肝汤 ❧

【组成】泽泻20~30克，生首乌15~20克，草决明15~20克，丹参15~20克，黄精15~20克，生山楂30克，虎杖12~15克，大荷叶15克。

【用法】每日1剂，水煎服，连服4个月为1个疗程。

【功效】清热利湿，活血化瘀。

【主治】非酒精性脂肪肝。

【来源】中医杂志，1989，24（4）

玉米须冬葵子赤豆汤

【组成】玉米须60克，冬葵籽15克，赤小豆100克，白糖适量。

【用法】将玉米须，冬葵子水煎取汁，入赤小豆煮成汤，加白糖调味。吃豆，饮汤，分2次饮服。

【功效】利水除湿。

【主治】非酒精性脂肪肝（水湿停滞证）。

【来源】《新编偏方、秘方大全》

鱼脑粉方

【组成】鱼脑（或鱼子）适量。

【用法】将鱼脑或鱼子焙黄研细末，温开水冲服，每次服3~5克。

【功效】降脂除湿。

【主治】非酒精性脂肪肝。

【来源】《新编偏方、秘方大全》

脊骨海带汤

【组成】海带丝，动物脊骨各适量，精盐、醋、味精、胡椒粉各少许。

【用法】将海带丝洗净，先蒸一下，将动物脊骨炖汤，汤开后去浮沫，投入海带丝炖烂，加精盐、醋、味精、胡椒粉调味即可。

食海带，饮汤。

【功效】降脂除湿。

【主治】非酒精性脂肪肝。

【来源】《新编偏方、秘方大全》

❧· 二陈汤加减 ·❧

【组成】苍术10克，陈皮10克，半夏10克，茯苓12克，皂角刺10克，胆南星10克，柴胡12克，白芍12克，香附10克，枳实12克。

【用法】每日1剂，水煎服，分2次服。

【功效】化痰除湿，理气和中。

【主治】非酒精性脂肪肝（痰湿内阻证）。

【来源】《常见病特效秘方偏方》

❧· 番茄丝瓜 ·❧

【组成】番茄400克，丝瓜300克，水发黑木耳20克。

【用法】丝瓜番茄去皮洗净切块，黑木耳洗净，炒锅放入油烧热后，先投入丝瓜，番茄，然后放入黑木耳略炒，用白糖，盐调味，烧1~2分钟后放味精即可。

【功效】调脂消食，健胃解毒。

【主治】非酒精性脂肪肝。

【来源】《脂肪肝饮食调控》

❧· 大蒜拌海带 ·❧

【组成】大蒜头30克，海带30克。

【用法】大蒜头剁成泥，调和在海带丝中，加精盐、味精、红糖各少许，拌和均匀，滴入麻油即可。

【功效】顺气除风，调脂降压。

【主治】非酒精性脂肪肝伴发高血压者尤为适用。

【来源】《脂肪肝饮食调控》

∽·黑木耳烧豆腐·∾

【组成】黑木耳30克，嫩豆腐250克。

【用法】先将黑木耳拣杂，用清水发透，捞出，洗净，备用。将豆腐用清水漂洗后，入沸水锅焯一下，切成小方丁，待用。锅置火上，加植物油烧至六成热，投入木耳爆炒至发出噼啪响声，再加豆腐丁，边熘炒边加葱花，姜末，烹入料酒，加少许清汤，改用中火煨烧20分钟，视烧锅内水量可适量加清汤，并加酱油、精盐、味精、胡椒粉等佐料，用湿淀粉勾薄芡，淋入麻油即成。佐餐当菜，随意服食。

【功效】益气补血，通脉调脂。

【主治】非酒精性脂肪肝（脾气虚弱证）。

【来源】《脂肪肝饮食调控》

∽·玉米糊·∾

【组成】玉米150克。

【用法】先将玉米拣杂，除弃霉斑杂质，淘洗干净，晒干或烘干，研成细粉，放入砂锅，加水适量，大火煮沸后，改用小火煨煮成糊状即成。早晚2次分服。

【功效】软化血管，消脂减肥。

【主治】非酒精性脂肪肝合并心血管硬化血脂异常、神经衰弱者。

【来源】《脂肪肝饮食调控》

四合汤加减

【组成】柴胡6~9克，枳壳6~9克，茵陈15~18克，栀子6~9克，泽泻6~10克，炒白术12~15克，半夏6~9克，薏苡仁15~20克，白蔻仁3~6克，川芎6~9克，香附6~9克，炒白芍20克，甘草6克。

【用法】每日1剂，水煎，分早晚2次服用。

【功效】宣化畅中，清热利湿。

【主治】非酒精性脂肪肝。

【来源】世界中医药，2019，14（3）

化痰消脂煎

【组成】茵陈20克，白茯苓20克，炒苍术10克，黄精10克，枸杞子10克，泽泻10克，丹参10克，郁金10克，绞股蓝10克，枳壳10克，生山楂15克，决明子15克，陈皮8克。

【用法】每日1剂，分2次温热服。

【功效】活血祛痰湿。

【主治】非酒精性脂肪肝（痰瘀互阻证）。

【来源】《脂肪肝》

决明子粥

【组成】决明子20克，粳米100克，冰糖、清水各适量。

【用法】将决明子捣研末，粳米淘洗干净，冰糖打碎。在锅中放入清水、粳米，旺火煮沸后，加入决明子，再改用小火续煮至粥成，然后加入冰糖，再沸即可。

【功效】降脂降压，清肝明目，通利大便。

【主治】非酒精性脂肪肝。

【来源】《脂肪肝》

∽•· 慢迁肝方 ·•∽

【组成】柴胡10克，郁金15克，当归15克，白芍药15克，丹参20克，党参20克，白术10克，茯苓15克，神曲20克，甘草10克。

【用法】每日1剂，水煎，早晚分服。

【功效】疏肝健脾。

【主治】非酒精性脂肪肝。

【来源】《肝胆病诊治》

∽•· 膈下逐瘀汤加减 ·•∽

【组成】柴胡10克，当归10克，桃仁10克，五灵脂15克，穿山甲15克，土鳖虫12克，丹参20克，白茅根20克，大腹皮20克，茯苓30克，白术30克。

【用法】每日1剂，水煎，早晚分服。

【功效】活血化瘀。

【主治】非酒精性脂肪肝（肝郁血虚证）。

【来源】《脂肪性肝病》

∽•· 清肝煎 ·•∽

【组成】生山楂30克，丹参30克，茯苓15克，泽泻15克，白蔻仁10克，佩兰10克。

【用法】每日1剂，水煎，早晚分服。

【功效】清热利湿。

【主治】非酒精性脂肪肝（湿热阻滞证）。

【来源】中医药研究，1999，15（2）

温胆汤加减

【组成】制半夏6克，广陈皮6克，茯苓6克，甘草3克，竹茹9克，枳壳6克，夏枯草15克，生牡蛎30克，山慈菇10克，丹参30克，莱菔子10克，生山楂15克。

【用法】每日1剂，水煎，分早、晚温服，疗程为1个月。

【功效】活血祛瘀，散瘀止痛，清肝泻火。

【主治】非酒精性脂肪肝。

【来源】四川中医，2020，38（2）

自拟消脂方

【组成】荷叶30克，白术20克，茯苓18克，郁金15克，竹叶15克，赤芍15克，泽兰10克。

【用法】每日1剂，水煎取汁，每剂300毫升，分早晚2次温服，每次150毫升，持续治疗3个月。

【功效】清热利湿，疏肝健脾。

【主治】非酒精性脂肪肝（肝郁脾虚、湿热内蕴证）。

【来源】河南医学研究，2020，29（4）

茵陈五苓散

【组成】白术10克，猪苓10克，泽泻15克，茵陈20克，茯苓10克。

【用法】每日1剂，水煎，早晚分服，3周为1个疗程，共治疗3个疗程。

【功效】祛痰降浊，健脾化湿，活血化瘀。

【主治】非酒精性脂肪肝（肝气郁结证）。

【来源】贵州医药，2020，44（1）

∾· 疏肝调脂汤 ·∾

【组成】柴胡20克，山药20克，党参15克，白术15克，白芍15克，香附15克，枳壳10克，陈皮8克，郁金8克，茯苓8克，砂仁（后下）3克，甘草6克。

【用法】每日1剂，水煎服，早晚分服。

【功效】疏肝解郁，健脾祛湿。

【主治】非酒精性脂肪肝（肝郁脾虚证）。

【来源】四川中医，2019，37（12）

∾· 祛湿化痰方 ·∾

【组成】茯苓10克，党参15克，山药10克，黄芪20克，决明子20克，半夏9克，苍术20克，陈皮9克，薏米15克，丹参10克，瓜蒌15克，延胡索9克，山楂30克，泽泻10克，炙甘草6克，地龙10克。

【用法】每日1剂，开水煎煮，取汁300毫升，每次150毫升，口服，每天2次，持续治疗3个月。

【功效】化痰逐瘀，活血理气散结。

【主治】非酒精性脂肪肝（脾失健运、湿浊痰瘀交阻证）。

【来源】黑龙江中医药，2019，（6）

∾· 清肝解毒汤 ·∾

【组成】柴胡15克，茵陈20克，炒栀子15克，垂盆草20克，鸡骨草20克，绞股蓝20克，枸杞子20克，山茱萸20克，五味子20克，溪黄草20克，柘木20克，虎杖20克，陈皮20克，山楂20

克，赤芍15克。

【用法】每日1剂，开水煎煮，取汁300毫升，每次150毫升，口服，每天2次，持续治疗3个月。

【功效】补益肝脾，清热解毒，活血化瘀。

【主治】非酒精性脂肪肝。

【来源】中医中药，2019，34（17）

· 自拟苓桂术甘汤加减 ·

【组成】茯苓20克，白术15克，桂枝10克，甘草10克，川芎20克，桃仁15克，红花10克，泽泻10克，山楂15克。

【用法】每日1剂，煎煮至200毫升，分早晚饭前口服。

【功效】健脾利湿，疏肝行气，活血化瘀。

【主治】非酒精性脂肪肝（痰瘀互结证）。

【来源】临床医药，2019，14（9）

· 加味逍遥散 ·

【组成】柴胡15克，白术15克，当归10克，茯苓15克，薄荷10克，牡丹皮20克，苍术20克，栀子10克，山楂30克，薏苡仁30克，甘草6克。

【用法】煎煮至200毫升，分早晚2次饭前口服。

【功效】疏肝气，健脾胃，化膏浊。

【主治】非酒精性脂肪肝（痰浊内蕴、肝郁脾虚证）。

【来源】中医临床研究，2019，11（27）

· 苓术二陈汤 ·

【组成】茯苓12克，白术12克，陈皮15克，法半夏10克，生姜6克，甘草6克，乌梅6克。

【用法】每日1剂，煎煮至200毫升，分早晚饭后口服。

【功效】益气健脾，化痰利湿。

【主治】非酒精性脂肪肝。

【来源】中国医药科学，2019，9（15）

疏肝健脾降浊汤

【组成】郁金20克，丹参20克，绞股蓝20克，茯苓15克，炒白术15克，泽泻12克，决明子12克，山楂10克，白芥子10克，水飞蓟8克。

【用法】每日1剂，煎煮至200毫升，分早晚2次饭后口服。

【功效】疏肝祛瘀，健脾化痰，利湿降浊。

【主治】非酒精性脂肪肝（脾虚湿盛、痰瘀阻络证）。

【来源】浙江中医杂志，2019，54（9）

调脂复肝汤

【组成】三七6克，丹参30克，山楂30克，神曲30克，白术10克，半夏10克，茯苓10克，泽泻10克，陈皮10克，姜黄10克。

【用法】每日1剂，煎煮至200毫升，分早晚2次饭后口服。

【功效】活血化瘀，祛湿化痰。

【主治】非酒精性脂肪肝。

【来源】临床医学工程，2019，26（5）

海带冬瓜汤

【组成】海带30克，冬瓜250克，香菇15克。

【用法】海带冷水浸泡2个小时，洗净，切片，香菇温开水浸泡，切开，冬瓜去皮及籽，切块。油锅烧热，先放入冬瓜翻炒片刻，再加入香菇、海带及适量水，大火烧沸，小火煨10分钟，调味服食。每日1剂，时时服食。

【功效】祛湿降脂。

【主治】非酒精性脂肪肝（痰湿内盛证）。

【来源】《肝胆胰腺疾病药食宜忌》

∽· 金橘萝卜饮 ·∽

【组成】金橘5个，萝卜15克，蜂蜜20克。

【用法】金橘洗净，去核，捣烂；萝卜洗净，切丝，绞汁。将萝卜汁倒入金橘泥中，拌匀，调以蜂蜜，开水冲服。每日1剂，连食2~3周，或时时饮服。

【功效】理气祛湿。

【主治】非酒精性脂肪肝（肝气郁结证）。

【来源】《肝胆胰腺疾病药食宜忌》

∽· 山楂绿茶方 ·∽

【组成】鲜山楂5枚，绿茶3克。

【用法】鲜山楂洗净，打碎，与茶叶同放入杯中，开水冲泡，频频饮服。每日1剂，连饮3~4周。

【功效】理气祛湿，活血降脂。

【主治】非酒精性脂肪肝（气滞血瘀、湿热阻滞、肝气郁结证）。

【来源】《肝胆胰腺疾病药食宜忌》

∽· 山药燕麦蒜粥 ·∽

【组成】鲜山药250克，燕麦80克，紫皮大蒜30克，去脂鲜骨肉汤 500~800 克。

【用法】鲜山药刮洗干净，切成小丁；燕麦淘洗干净；紫皮大蒜去皮，洗净；与去脂鲜骨肉汤共煮为粥。温热空腹食用，每日 1 剂，可常食，或 15 天为 1 个疗程，连服 3 个月以上。

【功效】补脏腑，降血脂，解毒杀虫。

【主治】非酒精性脂肪肝。

【来源】《肝病饮食用药调养》

荷丹荞麦粥

【组成】荷叶 10 克，丹参 10 克，荞麦 100 克，蔗糖 5~10 克。

【用法】将净荷叶（切碎），丹参（横切薄片）装入纱布袋内，扎紧袋口，与淘洗干净的荞麦共入锅内，加水 800~1000 克，共熬成稠粥，弃纱布袋。加糖调味后热食，每天 1 次，可常服。

【功效】化湿降脂，消食祛浊（痰），健脾胃。

【主治】非酒精性脂肪肝。

【来源】《肝病饮食用药调养》

第五章　酒精性肝病

酒精性肝病是由于长期大量饮酒所导致的一类肝脏疾病，其主要临床表现有恶心、呕吐、腹痛、黄疸、肝区疼痛等。初期一般表现为脂肪肝，进一步发展可演变为酒精性肝炎、肝纤维化甚则肝硬化。

中医认为其主要原因为大量饮酒，此外还与体质、情志不畅、饮食不节等因素有关。酒可生湿助热，长期过量饮酒，可致湿热内蕴，气滞血瘀，痰瘀互结而发为此病。临床辨治可分为肝胃不和、肝胆湿热、脾虚湿盛等证型，可参考中医"伤酒""酒疸""酒癖""酒臌""胁痛"等治疗。

醒酒保肝汤

【组成】茵陈蒿20克，葛根20克，铁观音茶20克，白茅根20克，茯苓15克，佩兰10克，山楂15克。

【用法】每日1剂，水煎，早晚分服，连服6周。

【功效】疏肝理脾，清肝和胃，利湿化瘀，化浊解酒。

【主治】酒精性肝病（肝郁脾虚证）。

【来源】河南中医，2003，（3）

龙胆泻肝汤加减

【组成】龙胆草20克，栀子10克，黄芩10克，泽泻30克，车前子30克，木通10克，生地10克，当归20克，柴胡25克，甘草5克。

【用法】每日1剂，水煎，分2~3次温服，10天为1个疗程。

【功效】清肝胆实火，利湿去痰，活血化瘀而解酒毒。

【主治】酒精性肝病（湿热蕴结证）。

【来源】中国医药科学，2013，3（16）

·⌘· 丹葛清肝汤 ·⌘·

【组成】丹参20克，葛根20克，柴胡20克，黄芩12克，龙胆草12克，香附12克，姜黄12克，大黄6克。

【用法】每日1剂，水煎2次，早晚分服，60天为1个疗程。

【功效】疏理气机，清肝凉血。

【主治】酒精性脂肪肝（肝郁脾虚证）。

【来源】河北中医，2005，（2）

·⌘· 丹溪治黄疸方 ·⌘·

【组成】黄芩（炒）五分，黄连（炒）五分，栀子（炒黑）五分，茵陈五分，猪苓五分，泽泻五分，苍术（制）五分，青皮（去穰，炒）五分，草龙胆五分。

【用法】水煎服。

【功效】清热利湿。

【主治】酒精性肝病（湿热蕴结证）。

【来源】《医方考》

·⌘· 加味小柴胡汤 ·⌘·

【组成】醋柴胡9克，清半夏9克，党参15克，黄芩9克，茵陈15克，茯苓24克，醋鳖甲30克，桃仁15克，丹参18克，陈皮9克，炙甘草6克。

【用法】每日1剂，水煎，早、晚饭前分服。

【功效】清热疏肝，活血化瘀，健脾和胃，软肝散结。

【主治】酒精性肝纤维化（气滞血瘀证）。

【来源】山西中医药大学（学位论文），2019

解酒保肝汤

【组成】柴胡15克，枳实15克，白芍18克，栀子15克，黄芩15克，砂仁10克，鸡内金15克，神曲15克，生山楂30克，猪苓15克，泽泻15克，郁金20克，甘草5克，大黄（酒炒）12克。

【用法】每2天1剂，水煎服，每天3次，疗程为1个月。

【功效】清热利湿，疏肝解郁，解酒逐瘀。

【主治】酒精性脂肪肝（血瘀痰阻证）。

【来源】中国中西医结合杂志，2000，（7）

逍遥解毒汤

【组成】醋柴胡10克，茵陈15克，黄芩10克，香附子10克，郁金10克，白芍15克，红花10克，泽兰20克，泽泻10克，三七10克，草决明10克，白术10克，茯苓10克，山药20克，丹参15克，鸡内金15克，生山楂15克，葛花15克，鳖甲20克。

【用法】每日1剂，水煎服，持续用药30天。

【功效】疏肝健脾，祛湿化痰，活血化瘀。

【主治】酒精性肝病（痰气湿瘀互结证）。

【来源】临床医学研究与实践，2016，1（9）

茵陈五苓散加减

【组成】茯苓15克，茵陈15克，泽泻15克，桂枝10克，猪苓15克，枳椇子15克，白术15克。

【用法】每日1剂，水煎，早晚分服，每次100毫升。

【功效】清热利湿，退黄。

【主治】酒精性肝病（湿热蕴结证）。

【来源】中外女性健康研究，2017，（4）

解酒护肝饮

【组成】柴胡15克，香附15克，郁金15克，川楝子15克，茵陈20克，青蒿15克，虎杖15克，葛根20克，丹参15克。

【用法】每日1剂，水煎，早晚分服，每次100毫升，疗程6周。

【功效】清热利湿，行气活血化瘀。

【主治】酒精性肝病（气滞血瘀证）。

【来源】吉林大学学报（医学版），2004，（6）

护肝醒脾汤

【组成】黄芪15克，白术10克，当归15克，连翘10克，大黄6克，泽泻15克，败酱草15克，白花蛇舌草15克，柴胡10克，山楂10克。

【用法】每日1剂，水煎，早晚分服，每次200毫升。

【功效】疏肝理脾，健脾除湿，活血化瘀。

【主治】酒精性肝病（气血痰瘀互结证）。

【来源】辽宁中医杂志，2009，36（6）

疏肝活血降脂汤

【组成】泽泻30克，何首乌30克，生山楂30克，半夏12克，柴胡12克，丹参20克，草决明20克，茯苓20克，郁金15克，太子参15克，生白术15克，茵陈10克，青皮10克，陈皮10克。

【用法】每日1剂，水煎，早晚分服。

【功效】疏肝化滞，活血化瘀，燥湿化痰。

【主治】酒精性脂肪肝（气血痰瘀互结证）。

【来源】浙江中医杂志，2009，44（1）

❧ · 葛根养阴解毒汤 · ❧

【组成】葛根15克，郁金15克，茯苓15克，白术15克，虎杖15克，石斛15克，黄精15克，赤芍15克，山楂15克，泽泻15克，茵陈30克，鸡内金15克，厚朴10克，陈皮9克，生甘草6克，砂仁（后下）6克。

【用法】每日1剂，水煎，早晚分服。

【功效】清热解毒，健脾利湿，理气活血化瘀。

【主治】酒精性肝病（气滞血瘀证）。

【来源】浙江中医杂志，2009，44（7）

❧ · 二子清肝汤 · ❧

【组成】决明子20克，枳椇子20克，柴胡12克，山栀12克，郁金12克，半夏12克，竹茹12克，芦根15克，泽泻15克，茯苓15克，白术15克，制大黄9克，黄芩9克。

【用法】每剂煎成300毫升，分2次服用，疗程为8周。

【功效】解酒毒，通络痕，化痰浊。

【主治】酒精性肝炎（气血痰瘀交阻证）。

【来源】浙江中医杂志，2008，（1）

❧ · 软肝消水汤 · ❧

【组成】葛根20克，生黄芪50克，扁豆10克，海藻10克，鸡内金10克，土鳖虫10克，青皮10克，丹参10克，青黛6克，白术15克，泽兰15克，莱菔子15克，昆布15克，柴胡15克，泽泻15克，茵陈18克。

【用法】每日1剂，水煎服，30天为1个疗程，治疗期间禁饮酒，低盐饮食，宽情志，慎房室。

【功效】行气，活血，散结。

【主治】酒精性肝硬化（气滞血瘀证）。

【来源】浙江中医杂志，1995，（4）

清化瘀毒方

【组成】赤小豆30克，炙鳖甲15克，桃仁15克，制大黄10克，生栀子12克，土鳖虫10克，生地黄20克。

【用法】每日1剂，水煎，早晚分服。

【功效】清化瘀浊，活血消瘀，养阴柔肝，软坚散结。

【主治】酒精性肝硬化（气滞血瘀证）。

【来源】中华中医药杂志，2012，27（10）

消脂护肝汤

【组成】赤芍30克，山楂20克，泽泻20克，决明子20克，莱菔子20克，葛根20克，郁金15克，虎杖15克，制大黄15克，桃仁15克，丹参15克，陈皮15克，柴胡12克。

【用法】每日1剂，水煎，分2次口服，疗程为12周。

【功效】清热利湿，疏肝行气，活血化痰，通腑降浊。

【主治】酒精性肝病（痰湿瘀阻互结证）。

【来源】新中医，2007，（11）

❧·解醒四逆散·❧

【组成】白芍15克，柴胡10克，枳实6克，丹参15克，姜黄6克，郁金10克，茯苓15克，白术10克，白蔻仁6克，神曲10克，甘草6克。

【用法】每日1剂，水煎，分早晚2次服。

【功效】疏肝健脾，化瘀消积。

【主治】酒精性肝病（气血痰瘀交阻证）。

【来源】中国药物与临床，2008，（2）

❧·调肝汤·❧

【组成】醋鳖甲24克，黄芩6克，柴胡8克，大黄6克，芍药10克，桂枝6克，石韦（去毛）6克，青皮6克，陈皮6克，丹皮（去心）10克，清半夏8克，党参15克，益母草30克，阿胶珠（烊化）6克，丹参30克，枳椇子10克，紫葳10克，莪术6克，赤硝（冲服）3克。

【用法】每日1剂，水煎服。

【功效】化痰祛湿，行气导滞，益气健脾，温中活血。

【主治】酒精性肝病（气血痰瘀交阻证）。

【来源】四川中医，2012，30（3）

❧·清热凉血解酒汤·❧

【组成】茵陈30克，葛根30克，白毛夏枯草30克，蛇舌草30克，白茅根30克，青蒿10克，赤芍15克，丹参20克，佩兰10克，焦山楂30克。

【用法】每日1剂，水煎，早晚分服，连服7周为1个疗程。

【功效】健脾化湿，凉血清热，疏肝和胃。

【主治】酒精性肝病（痰湿瘀阻互结证）。

【来源】浙江中西医结合杂志，2000，（8）

∾· 栀子大黄汤 ·∾

【组成】栀子9克，大黄3克，枳实9克，豆豉12克。

【用法】每日1剂，水煎，分2次温服。

【功效】清利湿热，泻火除烦。

【主治】酒疸属湿热蕴结证。

【来源】《金匮名医验案精选》

∾· 解酒消脂汤 ·∾

【组成】醋柴胡6克，白芍10克，半夏10克，白术10克，茯苓10克，海藻10克，泽泻10克，垂盆草30克，竹茹10克，陈皮10克，秦艽10克，葛根10克，决明子10克，丹参10克，生山楂12克，五味子5克。

【用法】加水500毫升，浓煎至200毫升，每天2次分服。

【功效】疏肝健脾，理气化湿，祛痰降浊。

【主治】酒精性脂肪肝（气血痰瘀交阻证）。

【来源】时珍国医国药，2007，（11）

∾· 葛花解酒消脂汤 ·∾

【组成】葛根15克，葛花30克，柴胡10克，虎杖20克，山慈菇15克，刘寄奴15克，柳枝10克，枸杞子15克，莪术15克，炒白术15克，焦山楂20克，泽泻30克，炒薏苡仁30克，茵陈30克，白茅根30克。

【用法】每日1剂，水煎服。

【功效】解酒毒，疏肝泻热，祛瘀通滞。

【主治】酒精性脂肪肝（气血痰瘀交阻证）。

【来源】中西医结合学报，2007，（3）

·❦· 当归白术汤 ·❦·

【组成】白术三两，茯苓三两，当归一两，黄芩一两，茵陈一两，前胡二两，枳实（麸炒，去穣）二两，甘草（炙）二两，杏仁（麸炒，去皮尖）二两，半夏（汤洗7次）二两半。

【用法】上剉散，每服四大钱，水二盏，姜七片，煎七分，去滓，食前服。

【功效】清热祛湿，消退黄疸。

【主治】酒精性肝病（痰热阻结证）。

【来源】《三因极一病方论》

·❦· 桂术汤 ·❦·

【组成】桂心一两，白术一两，枳实（麸炒去瓤）半两，京豉半两，干葛半两，杏仁半两，甘草半两。

【用法】上方剉散，每服四钱，水一盏，煎七分，去滓，食前服。

【功效】行气祛湿。

【主治】酒精性肝病。

【来源】《三因极一病方论》

·❦· 半夏汤 ·❦·

【组成】半夏（洗去滑）三两，茯苓三两，白术三两，前胡二两，枳壳（麸炒，去瓤）二两，甘草（炙）二两，大戟（炒）二两，黄芩一两，茵陈一两，当归一两。

【用法】上方剉散，每服四大钱，水一盏半，姜三片，煎七分，去滓，空腹服。

【功效】祛湿退黄。

【主治】酒精性肝病。

【来源】《三因极一病方论》

～心·倍术散·心～

【组成】白术二两，附子（炮，去皮杞）一两。

【用法】上咀，分作三服，水一大碗，姜十片，煎至七分，去滓，空心服。

【功效】温阳祛寒，化痰解酒。

【主治】酒精性肝病（痰饮证）。

【来源】《是斋百一选方》

～心·四神散方·心～

【组成】甜葶苈（汤浸炒令紫色）一两，海藻（洗去咸味）一两，吴茱萸（汤浸七遍焙干微炒）一两，陈橘皮（汤浸，去瓤，焙）一两。

【用法】捣罗为末，每服一钱匕，水一盏。生姜半枣大（擘破），同煎至六分，和滓温服。

【功效】行风顺气。

【主治】酒毒发，四肢黄肿，积聚成块。

【来源】《圣济总录》

～心·栝楼散方·心～

【组成】栝楼实（去壳焙干）一两，陈曲末（微炒）半两。

【用法】每服二钱匕，葱白汤调下。

【功效】解酒毒。

【主治】酒精性肝病肋下胀满，不能饮食。

【来源】《圣济总录》

枳实大黄栀子豉汤

【组成】枳实五枚，大黄三两，豆豉半升，栀子七枚。

【用法】上四味咀，以水六升煮取二升，分三服。

【功效】清热除湿。

【主治】酒精性肝病。

【来源】《备急千金要方》

茵陈汤

【组成】茵陈三两，黄连三两，黄芩二两，大黄一两，甘草一两，人参一两，栀子二七枚。

【用法】上七味咀，以水一斗煮取三升，分三服。

【功效】去黄。

【主治】酒精性肝病。

【来源】《备急千金要方》

消饮丸

【组成】枳实（麸炒）半两，茯苓（去皮）三两，干姜（炮）三两，白术八两。

【用法】上同为细末，炼蜜和丸，如梧桐子大，每服五十丸，温米饮下，不计时候。

【功效】行气祛湿。

【主治】酒精性肝病。

【来源】《太平惠民和剂局方》

·᳇· 葛根散 ·᳂·

【组成】甘草、干葛花、葛根、缩砂仁、贯众各等份。

【用法】上为粗末，水煎三五钱，去滓，服之。

【功效】解酒毒。

【主治】酒精性肝病。

【来源】《儒门事亲》

·᳇· 葛花解毒饮 ·᳂·

【组成】黄连（炒）、黑玄参、当归、龙胆草（炒）、茵陈、细甘草、葛花、熟地黄、茯苓、山栀仁、连翘、车前子各等份。

【用法】上剂剉，白水二盏，煎至八分，去滓，食远服。

【功效】清湿热，解酒毒，滋肾水，降心火，明目。

【主治】酒精性肝病（酒食过度，中焦蕴热）。

【来源】《审视瑶函》

·᳇· 乌梅木瓜汤 ·᳂·

【组成】木瓜、乌梅（打碎不去仁）、麦芽（炒）、草果、甘草各等份。

【用法】每服七钱，水二盏，姜三片，煎八分温服。

【功效】清热祛湿。

【主治】酒精性肝病（饮酒过度，湿热熏蒸，目中风轮黄亮如金之色，瞻视昏渺者）。

【来源】《古今医统大全》

·❦· 白豆蔻汤 ·❦·

【组成】黄连一钱，葛根一钱，天花粉一钱，麦门冬一钱，五味子五分，白豆蔻五分，陈皮五分，黄柏七分，甘草七分。

【用法】上水二盏，竹叶二十个，煎一盏，温服。

【功效】清热，生津，醒脾和胃。

【主治】酒精性肝病（酒毒消渴，多食，多饮烦热）。

【来源】《古今医统大全》。

·❦· 王文彦临床经验方 ·❦·

【组成】茵陈30克，栀子20克，黄芪20克，陈皮15克，苍术20克，川朴15克，香附15克，枳椇子20克，荔枝核20克，薏苡仁20克，赤芍20克，木香15克，砂仁15克，枸杞20克，远志15克，合欢花15克，延胡索20克。

【用法】每日1剂，水煎，分3次口服。

【功效】清热化湿，行气健脾。

【主治】酒精性肝病（湿热蕴结证）。

【来源】《中医临床家王文彦》

第六章　药物性肝病

　　药物性肝病是指在药物使用过程中，由于药物或其代谢产物引起的肝细胞毒性损害或肝脏对药物及代谢产物的过敏反应所致的疾病，是一种较为常见的药物不良反应。近年来，随着国内外新药的不断出现和临床运用，其发病率有逐渐增加的趋势。药物性肝病可表现为肝细胞坏死、胆汁淤积、细胞内微脂滴沉积或慢性肝炎、肝硬化等，其主要病因病机包括中毒性肝损害和特异质性肝损害。

　　中医认为药毒内侵是发病的主要原因，如治疗中药物剂量过大，配伍失宜、服用不合格或变质药物，或长期大量投用苦寒攻伐之剂等，都可以导致肝损伤。湿热药毒是药物性肝病发作期的关键，气虚、痰湿、血瘀为药物性肝病迁延不愈的主要原因。临床辨治可分为肝胆湿热、肝脾不和、气滞血瘀、肝肾阴虚等证型，可参考中医"胁痛""黄疸"等治疗。

第一节　内服方

❧ 豆楮护肝汤 ❧

【组成】黑料豆10克，楮实子10克，泽兰10克，茵陈10克，黄芩10克，姜半夏10克，路路通6克，枳壳6克，苡仁12克，生麦芽12克。

【用法】每日1剂，水煎服，4周为1个疗程。

【功效】疏利肝胆，化湿排毒，化湿散瘀。

【主治】药物性肝病（气滞血瘀证）。

【来源】陕西中医，2007，（1）

·贯蚕解毒汤·

【组成】贯众30克，蚤休30克，白花蛇舌草20克，连翘15克，生黄芪15克，五味子15克，龙胆草6克，柴胡10克，苍术10克，木香10克。

【用法】每日1剂，水煎，分2次服，7~14天为1个疗程。

【功效】疏肝利胆，泻火解毒。

【主治】药物性肝病（湿热蕴结证）。

【来源】陕西中医，1996，（7）

·龙胆泻肝汤加减·

【组成】龙胆草15克，栀子15克，黄芩15克，泽泻30克，车前子30克，玄参20克，生地20克，当归20克，柴胡15克，甘草20克，全瓜蒌30克，大黄5克。

【用法】每日1剂，水煎，分2~3次温服，10天为1个疗程。

【功效】清热燥湿，泻火解毒，疏肝利胆。

【主治】药物性肝病（肝胆湿热证）。

【来源】长春中医药大学（学位论文），2008

·知柏地黄汤加味·

【组成】生地20克，山药20克，茯苓20克，丹参20克，熟地15克，茵陈15克，知母12克，黄柏12克，丹皮12克，虎杖12克，柴胡12克，赤芍12克，泽泻10克，萸肉10克，五味子10克，甘草6克。

【用法】每日1剂，水煎，分2次服。

【功效】清热泻火，解毒祛湿，活血化瘀。

【主治】药物性肝病（气滞血瘀证）。

【来源】浙江中医杂志，2005，（1）

∾· 温胆汤加味 ·∾

【组成】陈皮10克，半夏10克，茯苓10克，竹茹10克，枳实10克，生姜10克，大枣5枚，甘草5克，五味子10克。

【用法】每日1剂，加水500毫升，水煎取汁300毫升，早晚分服。

【功效】清热利湿，化痰开郁。

【主治】药物性肝病（痰湿阻滞证）。

【来源】河北中医，2004，（4）

∾· 小柴胡汤 ·∾

【组成】柴胡6克，党参12克，黄芩10克，制半夏10克，大枣15克，生甘草5克，生姜5克。

【用法】每日1剂，水煎2次，分早晚服用，15天为1个疗程。

【功效】和解少阳，调理肝脾。

【主治】药物性肝病（肝郁脾虚证）。

【来源】安徽中医临床杂志，1997，（1）

∾· 复元活血汤加减 ·∾

【组成】柴胡12克，白芍15克，当归10克，桃仁10克，红花10克，三棱10克，郁金10克，炮山甲10克，瓜蒌根10克，鸡内金10克，金钱草20克，大黄（后下）9克，甘草3克。

【用法】每日1剂，分早晚2次服用，10天为1个疗程。

【功效】活血祛瘀，疏肝通络。

【主治】药物性肝病（气滞血瘀证）。

【来源】中西医结合肝病杂志，1994，（4）

·解毒降酶汤·

【组成】蒲公英30克，栀子10克，制大黄10克，茵陈30克，生甘草30克，丹皮10克，白芍15克，丹参20克，平地木30克，五味子15克。

【用法】每日1剂，水煎服。

【功效】清热解毒，化瘀降酶。

【主治】药物性肝病（气滞血瘀证）。

【来源】江苏中医，1995，（11）

四君子汤加四逆散加减

【组成】党参10克，麦冬15克，五味子15克，茯神15克，白术15克，茯苓15克，炙甘草10克，柴胡10克，白芍15克，枳壳15克，知母15克，郁金15克，淡竹叶10克，黄连10克，虎杖15克，垂盆草10克。

【用法】每日1剂，水煎服。

【功效】疏肝理脾，益气生津。

【主治】药物性肝病（肝郁脾虚兼气阴两虚证）。

【来源】环球中医药，2019，12（7）

·甘露消毒丹加减·

【组成】滑石（包)15克，茵陈15克，黄芩10克，石菖蒲6克，

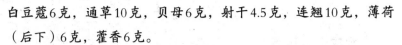

白豆蔻6克，通草10克，贝母6克，射干4.5克，连翘10克，薄荷（后下）6克，藿香6克。

【用法】每日1剂，水煎，早晚分服。

【功效】醒脾，行气化湿，清热泻火。

【主治】药物性肝病（湿热蕴结证）。

【来源】现代中西医结合杂志，2017，26（15）

❧ 解毒软肝方 ❧

【组成】垂盆草30克，焦山楂10克，木瓜10克，乌贼骨10克，板蓝根20克，党参20克，土茯苓20克，米仁20克，茵陈30克，赤芍20克，蛇舌草20克，三七粉3克，甘草6克。

【用法】每日1剂，水煎2次，早晚分服，30天为1个疗程。

【功效】清热解毒，健脾益肺，疏肝活血，补营气，通经络，去寒湿，保肝。

【主治】药物性肝硬化（湿热蕴结证）。

【来源】浙江中西医结合杂志，2014，24（5）

❧ 疏肝健脾汤 ❧

【组成】柴胡10克，枳壳12克，赤芍12克，白芍12克，云苓18克，白术15克，茵陈20克，女贞子20克，制香附12克，太子参18克，生薏苡仁15克，丹参20克。

【用法】每日1剂，分早晚2次空腹温服，每次200毫升。

【功效】疏肝健脾，清热化湿，理气活血。

【主治】药物性肝病（气滞血瘀证）。

【来源】中国实用医药，2013，8（16）

·茵陈蒿汤加味·

【组成】茵陈蒿20克，山栀子12克，大黄9克，郁金12克，麦芽15克，枳壳12克，白茅根30克，甘草6克，赤芍10克。

【用法】每日1剂，清水煎至200毫升，分早晚2次温服。

【功效】清热解毒，利湿化瘀。

【主治】药物性肝病（气滞血瘀证）。

【来源】中西医结合肝病杂志，2011，21（1）

·四逆汤加味·

【组成】附子（先煎）6克，干姜6克，茵陈10克，茯苓10克，党参10克，法半夏8克，郁金10克，甘草6克。

【用法】每日1剂，水煎，早晚温服，连服4周。

【功效】温中健脾，利胆退黄，活血化瘀。

【主治】药物性肝病（气滞血瘀证）。

【来源】现代中西医结合杂志，2018，27（36）

·柴胡栀子汤·

【组成】柴胡15克，栀子12克，当归10克，生地黄12克，白芍12克，白术10克，茯苓12克，陈皮10克，炙甘草6克。

【用法】每日1剂，分2次水煎，取汁400毫升，分2次，每次200毫升空腹服。

【功效】疏肝解郁，健脾化湿。

【主治】抗痨药物性肝病（肝郁脾虚证）。

【来源】光明中医，2012，27（10）

·补肝方·

【组成】生黄芪30克，玄参30克，当归15克，白芍15克，陈皮10克，杞子15克，山萸肉10克，垂盆草30克，生山楂15克，五味子10克，生麦芽30克，生甘草5克。

【用法】每日1剂，水煎，分2次服用，2周为1疗程。

【功效】清热解毒，清热利湿，消食散瘀，补益肝肾。

【主治】药物性肝病（气滞血瘀证）。

【来源】中医临床研究，2011，3（13）

疏肝健脾降酶方

【组成】玉米须30克，茵陈30克，白茅根20克，车前子（包煎）10克，苍术15克，白术15克，炙黄芪20克，蒲公英15克，虎杖15克，白芍15克，炙甘草6克，当归10克，板蓝根10克，土茯苓10克，红枣10克，佩兰10克。

【用法】每日1剂，水煎服。

【功效】解毒利湿，健脾养肝。

【主治】药物性肝病（脾虚湿盛证）。

【来源】长春中医药大学学报，2013，29（4）

清热解毒保肝方

【组成】玉米须30克，茵陈20克，蒲公英15克，陈皮6克，苍术15克，炒白术15克，茯苓15克，海螵蛸15克，白芍20克，炙甘草10克，白茅根20克，车前子（包煎）10克，黄芩10克，丹参15克。

【用法】每日1剂，水煎服。

【功效】清热解毒，利湿养血。

【主治】药物性肝病胁痛（湿阻热郁证）。

【来源】长春中医药大学学报，2013，29（4）

ᏹ·ᏹ 王文彦临床经验方 ᏹ·ᏹ

【组成】柴胡15克，茵陈50克，栀子20克，黄芩20克，木通15克，苍术20克，黄柏20克，藿香15克，佩兰15克，桃仁15克，茅根20克，赤芍20克。

【用法】每日1剂，水煎，分3次口服。

【功效】清热，利湿，退黄。

【主治】药物性肝病（湿热蕴结证）。

【来源】《中医临床家王文彦》

ᏹ·ᏹ 尤松鑫临床经验方 ᏹ·ᏹ

【组成】茵陈10克，青蒿10克，枳壳5克，竹茹5克，茯苓10克，制半夏10克，陈皮5克，海金沙（包煎）10克，夏枯草10克，麦芽15克，碧玉散（包煎）10克。

【用法】每日1剂，水煎服。

【功效】清胆，利湿，退黄。

【主治】药物性肝病（胆经湿热证）。

【来源】《尤松鑫肝胆病医案选粹》

ᏹ·ᏹ 经验方 ᏹ·ᏹ

【组成】郁金15克，当归15克，白芍15克，丹参15克，赤芍30克，葛根20克，金钱草30克，车前草15克，垂盆草20克，甘草5克。

【用法】每日1剂，水煎服。

【功效】清热利湿，凉血活血，利胆退黄。

【主治】药物性肝病（气滞血瘀证）。

【来源】临床合理用药杂志，2012，5（16）

第二节 外用方

益肝汤保留灌肠

【组成】赤芍20克，生大黄10克，黄精10克。

【用法】每日1剂，浓煎取汁100~150毫升，待药温降至37℃左右时，应用导管高位保留灌肠。

【功效】疏肝健脾，清热利湿，活血化瘀。

【主治】抗痨药所致药物性肝病（气滞血瘀证）。

【来源】湖南中医杂志，2007，（1）

第七章　肝硬化

　　肝硬化是临床常见的慢性进行性肝病，由一种或多种病因长期或反复作用形成的弥漫性肝损害。在我国大多数为肝炎后肝硬化，少部分为酒精性肝硬化和血吸虫性肝硬化。病理组织学上有广泛的肝细胞坏死、残存肝细胞结节性再生、结缔组织增生与纤维隔形成，导致肝小叶结构破坏和假小叶形成，肝脏逐渐变形、变硬而发展为肝硬化。早期由于肝脏代偿功能较强可无明显症状，后期则以肝功能损害和门脉高压为主要表现，并有多系统受累，晚期常出现上消化道出血、肝性脑病、继发感染、脾功能亢进、腹水、癌变等并发症。

　　肝硬化可属中医"癥积""臌胀""胁痛"等范畴，相关记载最早见于《黄帝内经》"臌胀……腹胀，身皆大，大与肤胀等也，色苍黄，腹筋起，此其候也"。本病多由湿热疫毒蕴阻中焦，肝失疏泄，气滞血瘀，进而横逆乘脾，脾失健运，水湿聚于腹中，病久则及肾，肾开阖不利，气化无权，水湿不化，则胀满更甚。病程日久，肝脾肾俱虚，为本虚标实之证，其中本虚为正气不足，标实则包括湿、热、毒、瘀等多个方面，中医药治疗多标本兼顾，攻补兼施。

❧❦ 柴胡疏肝散合金铃子散加减 ❦❧

　　【组成】柴胡15克，青皮9克，川楝子15克，丹参15克，延胡索12克，蒲黄（包煎）9克，五灵脂9克。

【用法】每日1剂，水煎，分早晚饭后半小时温服。

【功效】理气消积，活血散瘀。

【主治】肝硬化（气滞血阻证）。

【来源】《肝硬化》

❧· 八珍汤合化积丸加减 ·❧

【组成】人参12克，白术12克，茯苓12克，甘草6克，当归12克，白芍12克，熟地黄12克，川芎12克，三棱6克，莪术6克，阿魏6克，瓦楞子9克，五灵脂（包煎）9克，香附12克，槟榔12克。

【用法】每日1剂，水煎，分早晚饭后半小时温服。

【功效】补益气血，活血化瘀。

【主治】肝硬化（正虚瘀结证）。

【来源】《肝硬化》

❧· 柴胡疏肝散合胃苓汤加减 ·❧

【组成】柴胡20克，香附12克，郁金12克，青皮9克，川芎12克，白芍15克，苍术12克，厚朴9克，陈皮12克，茯苓15克，猪苓12克。

【用法】每日1剂，水煎，分早晚饭后半小时温服。

【功效】疏肝理气，运脾利湿。

【主治】肝硬化（气滞湿阻证）。

【来源】《肝硬化》

❧· 实脾饮加减 ·❧

【组成】白术15克，苍术12克，附子（先煎）6克，干姜9克，厚朴12克，木香6克，草果6克，陈皮9克，连皮茯苓15克，泽泻15克。

【用法】每日1剂，水煎，分早晚饭后半小时温服。

【功效】温中健脾，行气利水。

【主治】肝硬化（水湿困脾证）。

【来源】《肝硬化》

❧· 中满分消丸合茵陈蒿汤加减 ·❧

【组成】茵陈12克，金钱草15克，山栀9克，黄柏9克，苍术12克，厚朴12克，砂仁6克，大黄（后下）6克，猪苓12克，泽泻12克，车前子（包煎）9克，滑石30克。

【用法】每日1剂，水煎，分早晚饭后半小时温服。

【功效】清热利湿，通利二便。

【主治】肝硬化（水热蕴结证）。

【来源】《肝硬化》

❧· 附子理苓汤或济生肾气丸加减 ·❧

【组成】附子（先煎）9克，干姜9克，人参15克，白术15克，鹿角片12克，胡芦巴6克，茯苓15克，泽泻12克，陈葫芦6克，车前子（包煎）9克。

【用法】每日1剂，水煎，分早晚饭后半小时温服。

【功效】温补脾肾，化气利水。

【主治】肝硬化（阳虚水盛证）。

【来源】《肝硬化》

❧· 六味地黄丸合一贯煎加减 ·❧

【组成】沙参15克，麦冬12克，生地15克，山萸肉15克，枸杞子15克，楮实子9克，猪苓12克，茯苓15克，泽泻12克，玉米须6克。

【用法】每日1剂，水煎，分早晚饭后半小时温服。

【功效】滋肾柔肝，养阴利水。

【主治】肝硬化（阴虚水停证）。

【来源】《肝硬化》

· 复肝丸 ·

【组成】紫河车60克，红参须60克，炙土鳖虫60克，炮穿山甲60克，参三七60克，片姜黄60克，郁金60克，生鸡内金60克。

【用法】共研为极细粉末，水泛为丸，每服3克，每日3次，食吞温水送下，1个月为1个疗程。

【功效】健脾，活血，祛瘀。

【主治】肝硬化（气滞血瘀证）。

【来源】《名医肝胆病良方》

· 软坚散结汤 ·

【组成】制鳖甲30克，穿山甲10克，沉香6克，三棱10克，莪术10克，青皮9克，白豆蔻8克，炒王不留行30克，生黄芪40克，三七粉（冲服）10克，片姜黄12克，板蓝根20克。

【用法】每日1剂，水煎，分早晚饭后半小时温服。

【功效】软坚散结。

【主治】肝硬化（疫毒结于肝脾、疏泄失常证）。

【来源】《名医肝胆病良方》

· 解毒活血扶正方 ·

【组成】赤芍30克，预知子10克，灵芝10克，连翘10克，藤梨根 10 克，黄芪 15 克，枸杞子 15 克，红花 10 克，丹参 30 克。

【用法】每日 1 剂，水煎，分早晚饭后半小时温服。

【功效】解毒，活血，祛瘀。

【主治】肝硬化（瘀血内阻、毒邪恋肝证）。

【来源】《名医肝胆病良方》

❧·育阴养肝汤·❧

【组成】生地黄 15 克，白芍 20 克，枸杞子 20 克，女贞子 20 克，制首乌 20 克，丹皮 15 克，丹参 20 克，茜草 15 克，炙鳖甲或龟板（先煎）20 克。

【用法】每日 1 剂，水煎，分早晚饭后半小时温服。

【功效】育阴养肝，化瘀消癥。

【主治】肝硬化（阴虚血瘀证）。

【来源】《名医肝胆病良方》

❧·软肝缩脾方·❧

【组成】柴胡 6 克，黄芩 10 克，蝉蜕 6 克，白僵蚕 10 克，姜黄 6 克，水红花子 10 克，制鳖甲 20 克，生牡蛎 20 克，生大黄 6 克，焦山楂 10 克，焦神曲 10 克，焦麦芽 10 克。

【用法】每日 1 剂，水煎，分早晚饭后半小时温服。

【功效】行气开郁，活血化瘀，软肝缩脾。

【主治】肝硬化（肝郁气滞、横逆犯脾证）。

【来源】《名医肝胆病良方》

❧·二甲软肝煎·❧

【组成】鳖甲（先煎）30 克，炮穿山甲 30 克，丹参 15 克，三七5克，桃仁10克，红花10克，黄芪20克，茵陈蒿30克，柴胡10克，郁金10克。

【用法】每日1剂，水煎，分早晚饭后半小时温服。

【功效】行气活血，健脾祛湿。

【主治】肝硬化（气滞血瘀、脾虚湿困证）。

【来源】《名医肝胆病良方》

⌒ · 扶正解毒软肝汤 · ⌒

【组成】鳖甲30克（先煎），牡蛎30克，丹参15克，桃仁9克，白花蛇舌草30克，板蓝根10克，黄芪20克，茯苓15克，山茱萸10克，泽泻10克，柴胡20克，赤芍15克。

【用法】每日1剂，水煎，分早晚饭后半小时温服。

【功效】疏肝健脾，活血消癥。

【主治】肝硬化（肝郁脾虚、气滞血瘀证）。

【来源】《名医肝胆病良方》

⌒ · 通络消癥汤 · ⌒

【组成】鸡血藤15克，忍冬藤15克，柴胡10克，白芍20克，太子参20克，白术10克，生黄芪20克，茯苓15克，土鳖虫6克，丹参15克，地龙10克，泽兰15克，桃仁10克，牛膝10克。

【用法】每日1剂，水煎，分早晚饭后半小时温服。

【功效】通络消癥，疏肝健脾，清热利湿，益气活血。

【主治】肝硬化（正虚血瘀、湿热内蕴证）。

【来源】《名医肝胆病良方》

⌒ · 五子衍宗丸 · ⌒

【组成】鸡血藤15克，忍冬藤15克，柴胡10克，白芍20克，太子参20克，白术10克，生黄芪20克，茯苓15克，土鳖虫6克，丹参15克，地龙10克，泽兰15克，桃仁10克，牛膝10克，枸杞子400克，炒菟丝子400克，覆盆子200克，五味子50克，盐炒车前子100克。

【用法】研末，制成水蜜丸，每次6克，每日2次。

【功效】补肾益精。

【主治】肝硬化（肾精不足证）。

【来源】《名医肝胆病良方》

❦ 调营饮加减 ❧

【组成】当归15克，莪术15克，延胡索15克，桂枝12克，赤芍12克，茯苓20克，黄芪25克，白术25克，鳖甲10克，丹参15克，葶苈子20克，牵牛子20克，大腹皮20克，陈皮12克，甘草10克。

【用法】每日1剂，水煎，分早晚饭后半小时温服。

【功效】活血化瘀，行气利水。

【主治】肝硬化腹水（瘀结水留证）。

【来源】《名医肝胆病良方》

❦ 大黄䗪虫丸 ❧

【组成】熟大黄300克，炒土鳖虫30克，制水蛭60克，虻虫（去翅足）45克，炒蛴螬45克，煅干漆30克，桃仁120克，炒苦杏仁120克，黄芩60克，地黄300克，白芍120克，甘草90克。

【用法】上述药物糊丸，每次3克，每日3次。

【功效】活血破瘀，软坚散结，清热解毒。

【主治】肝硬化（气滞血瘀、湿热留恋证）。

【来源】《名医肝胆病良方》

～·· 理中汤合五苓散 ··～

【组成】人参9克，干姜9克，白术15克，茯苓15克，泽泻12克，猪苓15克，桂枝12克，炙甘草6克。

【用法】每日1剂，水煎，分早晚饭后半小时温服。

【功效】温中健脾，化湿利水。

【主治】肝硬化（寒湿困脾证）。

【来源】《消化病经方论治》

～·· 茵陈蒿汤合中满分消丸 ··～

【组成】茵陈12克，栀子6克，大黄（后下）6克，厚朴12克，枳实9克，黄芩9克，黄连6克，陈皮9克，半夏9克，知母12克，茯苓15克，猪苓15克，泽泻15克，砂仁（后下）6克，干姜6克，姜黄9克，人参12克，白术15克，炙甘草6克。

【用法】每日1剂，水煎，分早晚饭后半小时温服。

【功效】清热利湿，攻下逐水。

【主治】肝硬化（湿热蕴结证）。

【来源】《消化病经方论治》

～·· 四逆散合下瘀血汤 ··～

【组成】甘草6克，枳实9克，赤芍12克，白芍12克，大黄（后下）6克，桃仁9克，土鳖虫12克。

【用法】每日1剂，水煎，分早晚饭后半小时温服。

【功效】活血化瘀，行气利水。

【主治】肝硬化（肝脾血瘀证）。

【来源】《消化病经方论治》

❧· 黄芪建中汤合五苓散 ·❧

【组成】黄芪15克，桂枝12克，白芍15克，白术15克，党参20克，茯苓15克，猪苓15克，泽泻15克，炙甘草6克，生姜6克，大枣6克。

【用法】每日1剂，水煎，分早晚饭后半小时温服。

【功效】健脾利水。

【主治】肝硬化（脾虚水停证）。

【来源】《消化病经方论治》

❧· 小柴胡汤合一贯煎 ·❧

【组成】柴胡20克，黄芩15克，鳖甲30克，牡蛎30克，枳壳9克，莪术6克，麦冬15克，沙参15克，生地黄20克，川楝子10克，鸡内金9克，三棱6克，茯苓15克，赤芍15克。

【用法】每日1剂，水煎，分早晚饭后半小时温服。

【功效】滋养肝肾，凉血化瘀。

【主治】肝硬化（肝肾阴虚证）。

【来源】《消化病经方论治》

❧· 柴胡桂枝干姜汤加减 ·❧

【组成】柴胡16克，黄芩4克，桂枝10克，干姜12克，牡蛎（先煎）30克，天花粉12克，炙甘草10克。

【用法】每日1剂，水煎，分早晚饭后半小时温服。

【功效】和解少阳，温脾祛湿。

【主治】肝硬化（胆热脾寒、寒饮内盛证）。

【来源】《消化病经方论治》

～∙ 真武汤 ∙～

【组成】附子（先煎）10克，茯苓30克，白术15克，白芍10克，生姜10克。

【用法】每日1剂，水煎，分早晚饭后半小时温服。

【功效】温补肾阳，利水消肿。

【主治】肝硬化（脾肾阳虚、水湿内停证）。

【来源】《消化病经方论治》

～∙ 真武汤合桂枝汤去芍药加辛麻附子汤 ∙～

【组成】桂枝10克，生麻黄6克，生姜10克，大枣6克，炙甘草6克，细辛3克，附子（先煎）10克。

【用法】每日1剂，水煎，分早晚饭后半小时温服。

【功效】温阳散寒，通利气机。

【主治】肝硬化（脾肾阳虚、水湿上泛证）。

【来源】《消化病经方论治》

～∙ 白玉消胀汤 ∙～

【组成】桂枝10克，生麻黄6克，生姜10克，大枣6克，炙甘草6克，细辛3克，附子（先煎）10克，茯苓30克，玉米须30克，白茅根30克，抽葫芦12克，冬瓜皮30克，大腹皮10克，益母草15克，车前草15克，土鳖虫10克，茜草10克，川楝子10克，延胡索10克，紫菀10克，枳壳10克。

【用法】每日1剂，水煎，分早晚饭后半小时温服。

【功效】补脾扶正，通气行水。

【主治】肝硬化腹水《阳气虚衰、水湿内盛证》。

【来源】《消化病经方论治》

桂枝汤减去甘草合消水丹

【组成】桂枝10克，白芍10克，生姜10克，肥大枣20枚，甘遂10克，沉香10克，琥珀10克，枳实5克，麝香0.5克。

【用法】甘遂10克，沉香10克，琥珀10克，枳实5克，麝香0.5克共研细末，装入胶囊，每粒0.4克，每次4粒，晨起用桂枝10克，白芍10克，生姜10克，肥大枣20枚，煎汤送服。

【功效】攻水消胀，利气导滞。

【主治】肝硬化腹水（肝胆湿热、水气内结证）。

【来源】《现代名中医肝病诊治绝技》

加味茵陈四逆汤

【组成】茵陈15克，附子（先煎）6克，干姜9克，甘草6克，川芎12克。

【用法】每日1剂，水煎，分早晚饭后半小时温服。

【功效】健脾化湿，温阳活血。

【主治】肝硬化（脾肾阳虚、寒湿发黄证）。

【来源】中药新药与临床药理，2020，31（6）

理中丸合五苓散加减

【组成】附子（先煎）10克，党参10克，白术20克，干姜8克，肉桂10克，黄芪10克，茯苓10克，泽泻15克，猪苓10克，桂枝8克，甘草6克。

【用法】每日1剂，水煎，分早晚饭后半小时温服。

【功效】温补脾肾，化气利水。

【主治】肝硬化（脾肾阳虚、水湿停聚证）。

【来源】心理月刊，2020，15（11）

·调肝化纤丸·

【组成】柴胡15克，半夏10克，党参15克，炙甘草5克，黄芩6克，生姜5克，大枣10克，川芎10克，当归10克，白芍10克，茯苓15克，白术10克，泽泻25克。

【用法】研粉做丸，每次10克，每日三餐后口服。

【功效】健脾和胃，疏肝和血。

【主治】肝硬化（肝郁脾虚证）。

【来源】天津中医药大学学报，2020，39（2）

·鳖甲煎丸易汤·

【组成】茯苓15克，炒泽泻15克，紫参15克，芦根15克，石韦15克，瞿麦15克，葶苈子15克，萹蓄15克，牡蛎15克，茯苓皮15克，赤小豆15克，姜皮15克，桑白皮15克，绞股蓝15克，柴胡12克，醋鳖甲12克，炒白术12克，射干12克，川芎12克，陈皮10克，厚朴10克，酒大黄10克，地龙10克，土鳖虫10克，鼠妇10克，淡豆豉10克，凌霄花10克，当归10克，炒桃仁10克，郁李仁10克，炙甘草10克，生姜10克，大枣10克，黄芩片6克，红参片6克，姜半夏6克，猪苓6克，桂枝6克，炒栀子6克。

【用法】每日1剂，水煎，分早中晚饭后半小时温服。

【功效】渗湿行水，清热解毒，活血化瘀，软坚散结，调和肝脾。

【主治】肝硬化（肝郁脾虚、热毒瘀结证）。

【来源】四川中医杂志，2020，38（5）

·凉血化瘀方·

【组成】鳖甲15克，生地黄20克，赤芍25克，炒白芍25克，牡丹皮10克，苍术10克，黄柏10克，苦参15克，三七粉（冲）10克，紫草15克。

【用法】每日1剂，水煎，分早晚饭后半小时温服。

【功效】养阴清热，燥湿利水，凉血化瘀。

【主治】肝硬化（湿热瘀毒郁结证）。

【来源】实用中医内科杂志，2020，34（5）

·宽胸和胃方·

【组成】丹参20克，全瓜蒌20克，百合15克，鸡内金10克，柴胡10克，香附8克，白术10克，黄芪15克，山楂15克，厚朴15克，白芍10克，当归10克，郁金10克，茵陈10克，大黄3克。

【用法】每日1剂，水煎，分早晚饭后半小时温服。

【功效】宽胸散结，和胃通腑。

【主治】肝硬化（肝郁气滞、肺胃失和证）。

【来源】时珍国医国药，2020，31（1）

·逍遥四物汤加减·

【组成】黄芪20克，炒白术20克，炒白芍20克，当归15克，白鲜皮15克，炒麦芽15克，柴胡12克，茯苓12克，熟地12克，川芎12克，薄荷8克，炙甘草10克。

【用法】每日1剂，水煎，分早晚饭后半小时温服。

【功效】调肝养血，健脾益气。

【主治】肝硬化（血虚肝郁证）。

【来源】中西医结合肝病杂志，2020，30（2）

沙参麦冬汤合苍白二陈汤加减

【组成】炒薏苡仁30克，沙参20克，麦冬15克，党参15克，茯苓15克，枸杞子15克，山药15克，苍术10克，白术10克，法半夏10克。

【用法】每日1剂，水煎，分早晚饭后半小时温服。

【功效】滋阴益气，和胃化湿。

【主治】肝硬化（阴虚湿阻证）。

【来源】中西医结合肝病杂志，2020，30（2）

健脾活血方加减

【组成】茯苓50克，炒白术50克，生薏苡仁30克，桂枝10克，川牛膝20克，猪苓25克，川芎12克，当归15克，赤芍15克，泽兰15克，炙甘草6克。

【用法】每日1剂，水煎，分早晚饭后半小时温服。

【功效】健脾利水，祛湿化瘀。

【主治】肝硬化（脾虚水停、瘀浊互阻证）。

【来源】中西医结合肝病杂志，2020，30（2）

滋水清肝饮合二甲散加减

【组成】山药30克，牡蛎30克，生地30克，丹皮30克，茯苓30克，山萸肉30克，当归15克，泽泻10克，柴胡10克，炒白芍20克，鳖甲20克。

【用法】每日1剂，水煎，分早晚饭后半小时温服。

【功效】滋阴补肾，活血软坚。

【主治】肝硬化（阴虚瘀毒证）。

【来源】中西医结合肝病杂志，2020，30（2）

蒿芩清胆汤合新加香薷饮加减

【组成】生石膏60克，大青叶30克，薏苡仁30克，滑石30克，葛根25克，青蒿24克，金银花24克，枳壳18克，黄芩15克，生地15克，牡丹皮15克，白术15克，厚朴15克，香薷15克，杏仁15克，白前15克，秦艽15克，淡竹叶12克，白薇12克，竹茹12克，法半夏12克，白蔻（后下）12克，生甘草12克，羌活10克，酒大黄（后下）10克。

【用法】每日1剂，水煎，分早晚饭后半小时温服。

【功效】清热化湿，祛暑解表。

【主治】肝硬化（湿热瘀阻、暑温夹湿、复感风寒证）。

【来源】中西医结合肝病杂志，2019，29（4）

柴胡疏肝散合四苓散加味

【组成】柴胡12克，青皮6克，陈皮6克，川芎6克，制半夏12克，炒枳壳12克，赤芍15克，白芍15克，薏苡仁20克，炒薏苡仁20克，猪苓20克，泽泻12克，炒白术15克，丹参20克，莪术12克，砂仁（后下）6克，炙龟板15克，炙鳖甲15克，槟榔15克，山药20克，车前子（包）15克。

【用法】每日1剂，水煎，分早晚饭后半小时温服。

【功效】疏肝利水，软坚化瘀。

【主治】肝硬化（气滞水停证）。

【来源】中国乡村医药，2019，26（10）

·茵陈术附汤合温胆汤加减·

【组成】茵陈20克，熟附子（先煎）10克，白术20克，防己10克，黄芪30克，干姜3克，肉桂2克，半夏9克，竹茹9克，枳实6克，陈皮10克，茯苓20克，甘草6克。

【用法】每日1剂，水煎，分早晚饭后半小时温服。

【功效】温肾健脾，清胆和胃除痰。

【主治】肝硬化（脾肾阳虚夹痰湿证）。

【来源】医药论坛杂志，2018，39（7）

·芪蒲汤·

【组成】黄芪30克，薏苡仁30克，白术15克，茯苓15克，蒲公英15克，丹参15克，白芍15克，柴胡9克。

【用法】每日1剂，水煎，分早晚饭后半小时温服。

【功效】健脾益气，疏肝活血。

【主治】肝硬化（肝郁脾虚、血瘀痰阻证）。

【来源】浙江中医杂志，2013，48（3）

·缓消汤·

【组成】红参10克，白术10克，茯苓10克，黄芪10克，猪苓6克，巴戟天6克，山茱萸6克，当归6克，槟榔6克，水蛭3克，枸杞子6克，穿山甲3克，炙甘草3克。

【用法】每日1剂，水煎，分早晚饭后半小时温服。

【功效】健脾补肾，活血利水。

【主治】肝硬化（脾肾亏虚、水湿内停证）。

【来源】湖北中医杂志，2003，（12）

❀ 滋肝消胀汤 ❀

【组成】熟地黄15克，山药10克，山茱萸10克，猪苓10克，阿胶10克，龟胶10克，灵芝10克，赤小豆10克，茵陈6克，虎杖6克，水蛭5克，穿山甲5克，丹参5克。

【用法】每日1剂，水煎，分早晚饭后半小时温服。

【功效】填精补肾，疏肝消胀。

【主治】肝硬化（肝肾阴虚、水湿内停证）。

【来源】湖北中医杂志，2003，（12）

❀ 金匮肾气丸加减 ❀

【组成】山茱萸15克，山药10克，茯苓10克，泽泻10克，熟地10克，法半夏10克，丹皮6克，附片（先煎）6克，肉桂6克，黄连6克，枳实6克，陈皮6克，大黄6克，炙甘草6克。

【用法】每日1剂，水煎，分早晚饭后半小时温服。

【功效】温肾降浊，开窍醒神。

【主治】肝硬化（肝肾精虚、湿浊蒙心证）。

【来源】湖北中医杂志，2003，（12）

❀ 养肝止血汤 ❀

【组成】山茱萸15克，山药10克，茯苓10克，泽泻10克，熟地10克，法半夏10克，丹皮6克，附片（先煎）6克，肉桂6克，黄连6克，枳实6克，陈皮6克，大黄6克，炙甘草6克，西洋参6克，白术6克，当归6克，枸杞子6克，女贞子6克，柴胡6克，泽泻6克，茜草6克，三七粉（冲服）3克，阿胶（烊化）10克。

【用法】每日1剂，水煎，分早晚饭后半小时温服。

【功效】补肾养肝，活血止血。

【主治】肝硬化（肝肾精亏、肝不藏血证）。

【来源】湖北中医杂志，2003，（12）

·柴胡疏肝散加味·

【组成】柴胡10克，黄芪10克，党参10克，香附6克，当归6克，白芍6克，白术6克，枳壳6克，鸡骨草6克，水蛭6克，丹参6克，甘草3克。

【用法】每日1剂，水煎，分早晚饭后半小时温服。

【功效】疏肝健脾，养血活血。

【主治】肝硬化（肝脾两虚证）。

【来源】湖北中医杂志，2003，（12）

·逍遥散加味·

【组成】制柴胡15克，当归10克，白术10克，大枣10克，山茱萸6克，枸杞子6克，红参6克，猪苓6克，鸡骨草6克，茯苓6克，白芍6克，丹参6克，水蛭3克，炙甘草3克，大枣3克。

【用法】每日1剂，水煎，分早晚饭后半小时温服。

【功效】疏肝养血，健脾补血。

【主治】肝硬化（肝郁脾虚证）。

【来源】湖北中医杂志，2003，（12）

·茵陈蒿汤加味·

【组成】茵陈15克，炒栀子6克，酒大黄6克，当归6克，猪苓6克，水蛭6克，柴胡16克，丹参10克，大枣10克。

【用法】每日1剂，水煎，分早晚饭后半小时温服。

【功效】清热利湿，疏肝利胆。

【主治】肝硬化（肝胆湿热证）。

【来源】河北中医，2016，38（10）

一贯煎加味

【组成】北沙参15克，枸杞子10克，麦门冬10克，当归6克，山茱萸6克，白芍6克，鸡骨草6克，制鳖甲（先煎）20克，川楝子3克，制柴胡3克，水蛭3克，穿山甲3克，田七粉（冲服）3克。

【用法】每日1剂，水煎，分早晚饭后半小时温服。

【功效】滋水涵木，活血化瘀。

【主治】肝硬化（肝肾阴虚证）。

【来源】河北中医，2016，38（10）

臌胀复原汤

【组成】柴胡10克，茵陈10克，黄芪40克，丹参30克，炒白术20克，党参15克，茯苓30克，猪苓20克，泽泻20克，大腹皮20克，郁金15克，当归10克，醋鳖甲（先煎）20克，炒山药20克，砂仁6克，三七粉（冲服）5克。

【用法】每日1剂，水煎，分早晚饭后半小时温服。

【功效】温阳化津，祛瘀利水。

【主治】肝硬化（阳虚水停、肝脉瘀阻证）。

【来源】河北中医，2004，（9）

自拟藏红花散

【组成】藏红花10克，鳖甲10克，穿山甲10克，炒莪术10

克，红参10克，焦白术10克，生麦芽10克，炒二丑10克。

【用法】以上药物研末，每次10克，每日2次。

【功效】软坚散结，益气健脾。

【主治】肝硬化（本虚标实、气虚血瘀证）。

【来源】陕西中医，2005，（1）

·ᴄᴄ· 泽泻丸 ·ᴅᴅ·

【组成】泽泻60克，大戟30克，芫花30克，甘遂30克，葶苈子30克。

【用法】共研极细末，以大枣去皮和上药混合成丸，每丸重6克，每1~3天服1次，每服1丸。本方有毒性，使用需注意。

【功效】攻逐水饮。

【主治】肝硬化（水饮内结证）。

【来源】《秘验方》

·ᴄᴄ· 清化瘀毒方 ·ᴅᴅ·

【组成】桃仁10克，制大黄10克，土鳖虫10克，炙鳖甲（先煎）20克，赤小豆30克，生栀子15克，生地黄20克。

【用法】每日1剂，水煎，分早晚饭后半小时温服。

【功效】清化瘀毒，养阴柔肝。

【主治】肝硬化（湿热瘀毒证）。

【来源】中华中医药杂志，2012，27（10）

·ᴄᴄ· 小陷胸汤加味 ·ᴅᴅ·

【组成】黄连10克，法半夏10克，全瓜蒌30克，茵陈45克，丹参15克，桃仁15克，银花30克，虎杖30克，白花蛇舌草30克，蒲公英30克，野菊花30克，紫花地丁20克，柴胡15克，制香附30克，青皮12克，陈皮12克，生甘草10克。

【用法】每日1剂，水煎，分早晚饭后半小时温服。

【功效】宽胸散结，涤痰解毒。

【主治】肝硬化（痰热瘀毒内结证）。

【来源】《肝病中医临证实践》

～● 麻黄连翘赤小豆汤合甘消露消毒丹加减 ●～

【组成】麻黄9克，连翘15克，白桑皮30克，杏仁9克，生姜9克，大枣6克，赤小豆20克，飞滑石20克，淡黄芩10克，绵茵陈15克，石菖蒲20克，川贝母（捣碎）6克，木通6克，藿香9克，白蔻仁9克，薄荷6克，射干9克。

【用法】每日1剂，水煎，分早晚饭后半小时温服。

【功效】清热化湿，解表。

【主治】肝硬化（湿热兼表证）。

【来源】《中医肝胆病学》

～● 大柴胡汤加减 ●～

【组成】柴胡15克，黄芩9克，白芍9克，半夏9克，生姜15克，枳实9克，大枣10克，大黄6克。

【用法】每日1剂，水煎，分早晚饭后半小时温服。

【功效】泄热化湿，利胆退黄。

【主治】肝硬化（胆腑郁热证）。

【来源】《中医肝胆病学》

～● 千金犀角散合大柴胡汤加减 ●～

【组成】水牛角6克，羚羊角粉（冲服）1克，前胡9克，栀子

9克，黄芩9克，射干9克，大黄12克，升麻12克，豆豉9克，柴胡15克，黄芩9克，白芍9克，半夏9克，生姜15克，枳实9克，大枣10克，大黄6克。

【用法】每日1剂，水煎，分早晚饭后半小时温服。

【功效】清热解毒，凉血开窍。

【主治】肝硬化（疫毒发黄证）。

【来源】《中医肝胆病学》

～· 小建中汤合六君子汤加减 ·～

【组成】饴糖30克，桂枝9克，芍药18克，生姜9克，大枣10克，党参12克，白术12克，茯苓12克，陈皮9克，半夏9克，炙甘草6克。

【用法】每日1剂，水煎，分早晚饭后半小时温服。

【功效】补养气血，健脾退黄。

【主治】肝硬化（脾虚证）。

【来源】《中医肝胆病学》

～· 疏肝化瘀汤 ·～

【组成】柴胡9克，当归9克，茵陈20克，板蓝根15克，丹参20克，党参9克，白术9克，莪术9克，黄芪20克，女贞子15克，五味子15克，茯苓9克。

【用法】每日1剂，水煎，分早中晚饭后半小时温服。

【功效】清解郁热，培补脾肾。

【主治】肝硬化（肝郁气滞、血瘀阻络证）。

【来源】《肝胆病妙方验用》

～· 绞银汤 ·～

【组成】绞股蓝30克，银杏叶6克，桑寄生15克，土茯苓20

克，郁金12克，枳壳10克，白芍15克，白术15克，丹参30克，鸡内金15克。

【用法】每日1剂，水煎，分早晚饭后半小时温服。

【功效】扶正化毒，化瘀通络。

【主治】肝硬化（脾虚湿盛、瘀血阻络证）。

【来源】《肝胆病妙方验用》

·解肝毒汤·

【组成】柴胡15克，黄芩15克，茯苓30克，木香15克，砂仁9克，枳壳15克，葛根30克，木瓜15克，郁金15克，连翘20克，丹参30克，白花蛇舌草30克，生甘草6克。

【用法】每日1剂，水煎，分早晚饭后1小时温服。

【功效】清热利湿，活血化瘀。

【主治】肝硬化（湿热阻滞、气滞血瘀证）。

【来源】《肝胆病妙方验用》

·燮枢汤·

【组成】北柴胡9克，泽泻9克，黄芩9克，川楝子9克，白蒺藜9克，制半夏9克，草红花10克，刘寄奴10克，片姜黄9克，皂角刺5克，焦山楂10克，焦神曲10克，焦麦芽10克，焦槟榔10克，炒莱菔子10克。

【用法】每日1剂，水煎，分早晚饭后1小时温服。

【功效】疏利肝胆，消积散结。

【主治】肝硬化（肝脾不和、瘀阻胆络证）。

【来源】《古今名医临证金鉴——黄疸胁痛臌胀卷（下）》

散结消癥散

【组成】白干参50克，水蛭50克，川芎60克，郁金60克，三七50克，沉香30克，炮山甲珠50克，制鳖甲50克，鸡内金60克，砂仁40克，土鳖虫50克，炒白术60克，丹皮60克，紫河车30克，延胡索40克，九香虫30克。

【用法】以上药物研末，每次5克，每日3次，开水冲服。

【功效】疏肝健脾，活血化瘀，软坚散结。

【主治】肝硬化（肝气郁结、脾虚气滞、血瘀阻络证）。

【来源】《肝胆病妙方验用》

软肝汤

【组成】葛根15克，扁豆10克，青皮10克，莱菔子10克，柴胡10克，丹参10克，当归10克，茯苓10克，泽泻10克，三七粉6克，茵陈15克，海藻10克，昆布10克，鸡内金10克，黄芪30克，白术10克，鳖甲（先煎）20克。

【用法】每日1剂，水煎，分早晚饭后1小时温服。

【功效】疏肝健脾，化浊利水。

【主治】肝硬化（肝郁脾虚、水湿内阻证）。

【来源】《肝胆病妙方验用》

二甲调肝汤

【组成】炒山甲15克，制鳖甲24克，茵陈30克，三七粉（冲服）6克，田基黄30克，茯苓18克，白芍15，太子参18克，丹参15克，女贞子15克，糯米根须24克。

【用法】每日1剂，水煎，分早晚饭后1小时温服。

【功效】活血消癥，益气养阴。

227

【主治】肝硬化（脾气虚弱、血瘀阻络证）。

【来源】《古今名医临证金鉴——黄疸胁痛臌胀卷（下）》

ᨳ·清肝调胃方·ᨳ

【组成】白及30克，枳实20克，白芍15克，甘草10克，海螵蛸50克，浙贝母15克，三七10克。

【用法】以上药物研末，过筛装0.5克胶囊，每次2~3粒，每日3次。

【功效】疏肝健脾，清热利湿，活血化瘀。

【主治】肝硬化（肝郁脾虚、湿热内阻证）。

【来源】《肝胆病妙方验用》

ᨳ·资肾通关丸·ᨳ

【组成】知母15克，黄柏12克，肉桂（后下）5克，党参15克，炒白术40克，茯苓15克，当归20克，白芍12克，枸杞子20克，麦门冬15克，天门冬15克，腹水草20克，陈葫芦30克。

【用法】每日1剂，水煎，分早晚饭后1小时温服。

【功效】补肾利尿，健脾柔肝。

【主治】肝硬化腹水属脾肾两虚证。

【来源】《肝胆病妙方验用》

ᨳ·黑虎丹合剂·ᨳ

【组成】生黄芪50~120克，当归35~50克，白术15~30克，赤芍药15~30克，柴胡10~15克，枳实10~15克，香附10~15克，丹参15~30克，炮甲珠15~30克，三七10~15克，桃仁10~15克，土鳖虫10~15克，炒大黄10~15克，鳖甲珠30~50克，阿胶10~15克，金牡蛎30~50克，慈姑30~50克，虎杖10~15克，茵陈30~50克，炒黑丑10~15克，猪苓15~30克。

【用法】每日1剂，水煎，分早晚饭后1小时温服。

【功效】活血化瘀通络。

【主治】肝硬化腹水（瘀血阻络证）。

【来源】《肝胆病妙方验用》

～∾· 八珍汤合十枣汤 ·∾～

【组成】八珍汤：西洋参10克，茯苓25克，白术12克，熟地黄15克，当归12克，川芎10克，白芍10克，炙甘草6克。十枣汤：甘遂、芫花、大戟等分研末。

【用法】甘遂、芫花、大戟等分研细末，装入胶囊，每次3~5克，以红枣汤送服，清晨口服，隔日服一次，正气虚者隔2~3日服一次；八珍汤每日1剂，水煎，分早晚饭后1小时温服。

【功效】补益气血，攻下逐水。

【主治】肝硬化腹水（气血亏虚、水湿内停、本虚标实证）。

【来源】《肝胆病妙方验用》

～∾· 白术芍药汤 ·∾～

【组成】白术60~120克，白芍30~60克，怀山药15~30克，厚朴12~15克，木香10~15克，姜黄12~30克，龟板（先煎）24~30克，鳖甲（先煎）24~30克，牡蛎（先煎）24~30克，当归12~15克，佛手12~15克，枸杞子15~30克，甘草3~5克。

【用法】每日1剂，水煎，分早晚饭后1小时温服。

【功效】调肝健脾，运化水湿，软坚散结。

【主治】肝硬化腹水（气血水互结证）。

【来源】《肝胆病妙方验用》

❧·加味新加黄龙汤·☙

【组成】太子参20~30克，玄参10~15克，麦冬10~15克，大黄3~6克，炒白术10~15克，茯苓10~15克，猪苓10~15克，车前子（包煎）10~15克，甘草3~6克，生姜3片。

【用法】每日1剂，水煎，分早晚饭后1小时温服。

【功效】补益气阴，攻下腑实。

【主治】肝硬化腹水（气阴两虚、水湿瘀滞证）。

【来源】《肝胆病妙方验用》

❧·疏肝行水化瘀汤·☙

【组成】黄芪20克，半边莲50克，白花蛇舌草50克，龟板10克，鳖甲10克，砂仁15克，大黄15克，白术20克，大腹皮20克，槟榔片15克，当归20克，川芎15克，丹参20克，茯苓20克。

【用法】每日1剂，水煎，分早晚饭后1小时温服。

【功效】益肝健脾，活血行气逐水。

【主治】肝硬化腹水属气滞湿阻证。

【来源】《肝胆病妙方验用》

❧·蝉衣利水方·☙

【组成】王不留行12克，净蝉衣9克，仙人头30克，车前子（包煎）30克，大腹皮15克，冬瓜皮15克，砂仁9克，海蛤壳15克，黑丑3克，白丑3克，炒菜菔子15克，蝼蛄粉6克，肾金子（冲）6粒，嫩白蔻9克。

【用法】水煎2次，煎取药液400~500毫升，分早晚2次或早中晚3次，空腹温服。

【功效】疏肝补脾，行气利水。

【主治】肝硬化腹水（肝脾不调、气滞湿阻证）。

【来源】《中国当代名医验方选编（内科分册）》

∾·健脾消肿汤·∾

【组成】黄芪15克，党参15克，茯苓20克，白术20克，猪苓20克，赤小豆30克，泽泻15克，车前子30克。

【用法】每日1剂，水煎，分早晚饭后1小时温服。

【功效】健脾益气，活瘀利水。

【主治】肝硬化腹水（脾虚水盛证）。

【来源】《中国当代名医验方选编（内科分册）》

∾·藿朴夏苓汤加味·∾

【组成】藿香10克，厚朴10克，法半夏10克，茯苓15克，砂仁6克，白蔻仁6克，薏苡仁15克，陈皮10克，木香6克。

【用法】每日1剂，水煎，分早晚饭后1小时温服。

【功效】健脾益气，活瘀利水。

【主治】肝硬化腹水（湿阻脾胃证）。

【来源】《病毒性肝炎与肝硬化》

∾·肝硬泻方·∾

【组成】炒丹参15克，炒赤芍15克，生黄芪15克，炒党参15克，带皮苓15克，炒苡仁15克，车前子（包煎）15克，炒当归12克，炒白术12克，丹皮10克。

【用法】每日1剂，水煎，分早晚饭后1小时温服。

【功效】活血化瘀，益气健脾，利湿止泻。

【主治】肝硬化（肝脉瘀阻、脾虚泄泻证）。

【来源】《乙型肝炎良方1500首》

·仙茅栀地汤·

【组成】仙鹤草50克，生地15克，焦栀子9克，白茅根50克，牡丹皮10克，醋香附10克。

【用法】每日1剂，水煎，分早晚饭后1小时温服。

【功效】清热凉血，化瘀止血。

【主治】肝硬化（血热妄行证）。

【来源】《乙型肝炎良方1500首》

·一贯全真汤·

【组成】生地20克，沙参15克，麦冬15克，枸杞子15克，当归15克，白术15克，人参10克，川楝子10克，牛膝10克，紫菀10克，鳖甲45克，泽兰30克，制附片（先煎）6克，桔梗5克，肉桂3克。

【用法】每日1剂，水煎，分早晚饭后1小时温服。

【功效】益气健脾，养阴助阳，滋补肝肾，软坚散结。

【主治】肝硬化腹水（肝肾不足、瘀血阻络证）。

【来源】《乙型肝炎良方1500首》

·大承气汤加减·

【组成】生大黄（后下）15克，白术15克，玄明粉（冲服）9克，厚朴12克，炒枳壳12克，黑丑（先煎）30克，白丑（先煎）30克，鲜石斛（先煎）30克，汉防己20克，炙甘草5克。

【用法】每日1剂，水煎，分早晚饭后1小时温服。

【功效】泻浊排毒，行气利水。

【主治】肝硬化腹水（阳明腑实、里实热结证）。

【来源】《乙型肝炎良方1500首》

～·己苓温阳汤·～

【组成】汉防己10克，焦白术10克，制附片（先煎）10克，茯苓10克，泽泻10克，大腹皮10克，桂枝6克，甘草6克，生黄芪20克，生姜5片。

【用法】每日1剂，水煎，分早晚饭后1小时温服。

【功效】益气健脾，温阳利水。

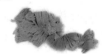

【主治】肝硬化腹水（脾肾阳虚证）。

【来源】《乙型肝炎良方1500首》

～·术苓泽腹汤·～

【组成】炒白术30克，生黄芪15克，茯苓10克，泽泻10克，大腹皮10克，赤芍10克，白芍10克，青皮5克，陈皮5克，紫丹参30克。

【用法】每日1剂，水煎，分早晚饭后1小时温服。

【功效】益气健脾，行气利水，活血化瘀。

【主治】肝硬化腹水（脾虚水停血瘀证）。

【来源】《乙型肝炎良方1500首》

～·白术芪丹汤·～

【组成】黄芪30克，白术12克，麦芽30克，山楂30克，柴胡6克，枳壳10克，香附10克，赤芍10克，白芍10克，丹参30克，猪苓20克，车前子30克，车前草30克，泽泻20克，连皮苓20克，生大黄（后下）10克。

【用法】每日1剂，水煎，分早晚饭后1小时温服。

【功效】益气健脾，疏肝理气，活血化瘀，利水通腑。

【主治】肝硬化腹水（脾虚气郁、水停血瘀证）。

【来源】《乙型肝炎良方1500首》

❧ · 白术腹皮汤 · ❧

【组成】白术15克，太子参30克，黄芪30克，猪苓15克，茯苓15克，醋柴胡10克，白芍15克，泽泻15克，车前子（包煎）30克，大腹皮30克，苡仁15克，山药30克，肉桂5克，姜黄连3克，丹参30克，甘草3克。

【用法】每日1剂，水煎，分早晚饭后1小时温服。

【功效】益气健脾，疏肝解郁，行气利水，活血消肿。

【主治】肝硬化腹水（脾虚水停、气虚血瘀证）。

【来源】《乙型肝炎良方1500首》

❧ · 决水衍宗汤 · ❧

【组成】茯苓45克，车前子30克，赤小豆30克，肉桂3克，王不留行15克，枸杞子15克，菟丝子30克，黄芪15克，砂仁6克，椒目9克，仙人头30克，女贞子15克，旱莲草15克。

【用法】每日1剂，水煎，分早晚饭后1小时温服。

【功效】益气健脾，滋阴固肾，利水消肿。

【主治】肝硬化腹水（脾肾两虚证）。

【来源】《乙型肝炎良方1500首》

❧ · 扶正消积丸 · ❧

【组成】黄芪60克，红参30克，丹参30克，赤芍30克，茯苓50克，当归20克，沉香6克，砂仁5克，白术30克，甘草9克，龟板30克，鳖甲30克。

【用法】每日1剂，水煎，分早晚饭后1小时温服。

【功效】益气健脾，和胃消滞，活血化瘀，软坚散结。

【主治】肝硬化腹水（正气亏虚、胃内积滞、肝脉瘀阻证）。

【来源】《乙型肝炎良方1500首》

❦ · 扶元复肝汤 · ❦

【组成】黄芪30克，何首乌30克，怀山药30克，白茅根30克，赤小豆30克，白术20克，丹参15克，猪苓15克，当归12克。

【用法】每日1剂，水煎，分早晚饭后1小时温服。

【功效】益气健脾，补益肝肾，活血化瘀，利水消肿。

【主治】肝硬化腹水（正气亏虚、脾肾不足、水瘀互结证）。

【来源】《乙型肝炎良方1500首》

❦ · 芪术三甲汤 · ❦

【组成】黄芪30克，煅牡蛎30克，丹参30克，麦芽30克，炒白术12克，炙鳖甲20克，炙龟板20克，云苓20克，泽泻15克，郁金15克。

【用法】每日1剂，水煎，分早晚饭后1小时温服。

【功效】益气健脾，滋阴潜阳，活血化瘀，软坚散结，利水消胀。

【主治】肝硬化腹水（脾虚失运、水湿内停、瘀阻络脉证）。

【来源】《乙型肝炎良方1500首》

❦ · 芪术灵芝汤 · ❦

【组成】生黄芪20克，白术12克，紫丹参15克，菌灵芝15克，郁金10克，鸡内金10克，枳壳10克，金钱草30克，猪苓12

克，赤茯苓12克，泽泻12克，车前仁15克。

【用法】每日1剂，水煎，分早晚饭后1小时温服。

【功效】益气健脾，疏肝补肝，活血化瘀，利水消肿。

【主治】肝硬化腹水（气虚血瘀、湿热内蕴、络脉受阻、气化失利证）。

【来源】《乙型肝炎良方1500首》

补阳还五汤加味

【组成】生黄芪50克，党参30克，红花6克，川芎6克，桃仁6克，赤芍6克，槟榔10克，当归尾10克，莪术10克，炮山甲10克，地龙10克，车前子（包煎）10克，益母草15克，茯苓皮15克，八月札15克，垂盆草15克，白花蛇舌草15克。

【用法】每日1剂，水煎，分早晚饭后1小时温服。

【功效】补气活血，软坚散结，清热解毒，利水消肿。

【主治】肝硬化（气虚血瘀、热毒内结、络脉受阻、气化失利证）。

【来源】《乙型肝炎良方1500首》

益气通络汤

【组成】党参30克，山药30克，白茅根30克，茯苓皮30克，鸡内金15克，白术15克，佛手15克，郁金15克，大腹皮15克，茜草15克，香橼15克，泽泻15克，沉香5克，土鳖虫5克。

【用法】每日1剂，水煎，分早晚饭后1小时温服。

【功效】益气健脾，和胃消胀，理气利水，活血化瘀。

【主治】肝硬化（气虚血瘀、络脉受阻、脾虚肝郁、气化失利证）。

【来源】《乙型肝炎良方1500首》

～· 滋阴枸杞汤 ·～

【组成】北沙参12克，白术12克，山茱萸9克，阿胶9克，泽泻9克，猪苓9克，麦冬9克，生牡蛎30克，生地30克，白茅根24克，滑石24克，侧柏叶15克，枸杞子15克。

【用法】每日1剂，水煎，分早晚饭后1小时温服。

【功效】滋养肝肾，凉血化瘀，利水消肿。

【主治】肝硬化（气虚血瘀、络脉受阻、脾虚肝郁、气化失利证）。

【来源】《乙型肝炎良方1500首》

～· 赤芍茵黄汤 ·～

【组成】赤芍30克，茵陈15克，制大黄10克，黄芩15克，丹参20克，茯苓20克，秦艽15克，猪苓15克，郁金15克，葛根15克，茜草15克。

【用法】每日1剂，水煎，分早晚饭后1小时温服。

【功效】清利湿热，凉血解毒，活血化瘀。

【主治】肝硬化（肝胆湿热、瘀毒互结证）。

【来源】《乙型肝炎良方1500首》

～· 芪地玄麦汤 ·～

【组成】黄芪30克，生地30克，玄参20克，麦冬20克，赤芍20克，丹皮20克，茯苓20克，水牛角粉15克，炙鳖甲15克，茜草15克，秦艽15克，炒枣仁15克。

【用法】每日1剂，水煎，分早晚饭后1小时温服。

【功效】益气养阴，滋养肝肾，凉血活血。

【主治】肝硬化腹水（气阴两虚证）。

【来源】《乙型肝炎良方1500首》

姜桂苓术汤

【组成】干姜10克，桂枝10克，肉苁蓉10克，白术10克，茵陈10克，蒲黄10克，淫羊藿15克，茯苓15克，泽泻15克，大腹皮15克，生黄芪20克。

【用法】每日1剂，水煎，分早晚饭后1小时温服。

【功效】益气温阳，补肾利水，活血化瘀。

【主治】肝硬化腹水（脾肾阳虚、气化失利证）。

【来源】《乙型肝炎良方1500首》

四逆理中汤

【组成】柴胡10克，白芍10克，枳实10克，党参10克，白术10克，陈皮10克，香附10克，大腹皮10克，炙甘草6克，炮干姜6克。

【用法】每日1剂，水煎，分早晚饭后1小时温服。

【功效】疏肝理气，温中健脾，利水消肿。

【主治】肝硬化腹水（肝郁气滞、脾虚失运、气化失利证）。

【来源】《乙型肝炎良方1500首》

温化寒湿方

【组成】党参30克，怀山药20克，茯苓15克，菟丝子15克，枳实10克，干姜10克，肉桂6克，附片（先煎）20克，熟地15克，茵陈30克。

【用法】每日1剂，水煎，分早晚饭后1小时温服。

【功效】益气健脾，温阳补肾，温化寒湿。

【主治】肝硬化腹水（肝肾不足、内生寒湿证）。

【来源】《乙型肝炎良方1500首》

❧· 滋肾化瘀汤 ·❧

【组成】生地30克，山茱萸20克，丹皮20克，泽泻20克，茯苓30克，怀山药30克，当归30克，白芍30克，枸杞子20克，百合30克，石斛30克，柴胡15克，薄荷10克，栀子10克。

【用法】每日1剂，水煎，分早中晚3次，饭后1小时温服。

【功效】滋阴补肾，养血补肝，疏肝解郁，活血化瘀。

【主治】肝硬化腹水（肾虚血瘀证）。

【来源】《乙型肝炎良方1500首》

❧· 加减导水茯苓汤 ·❧

【组成】白茯苓18克，白术18克，生北芪15克，野葡萄藤18克，桑白皮10克，宣木瓜10克，春砂仁5克，大腹皮10克，花槟榔6克，麦门冬18克，紫苏叶6克，四陈皮10克，广木香5克，灯心草3克。

【用法】每日1剂，水煎，分早晚饭后1小时温服。

【功效】益气健脾，化湿行水。

【主治】肝硬化腹水（脾虚失运、水湿内停证）。

【来源】《康良石肝病指归》

❧· 臌胀方合田琥散 ·❧

【组成】半边莲30克，玉米须30克，地胆草30克，茯苓皮30克，栀子根30克，猫须草15克，荠菜15克，灵芝草15克，黄郁金

10克，佛手柑10克，化橘皮10克，大腹皮10克，田七粉（冲服）2克，琥珀粉（冲服）2克。

【用法】每日1剂，水煎，分早晚饭后1小时温服。

【功效】理气活血，化瘀行水。

【主治】肝硬化腹水（瘀浊并阻证）。

【来源】《康良石肝病指归》

❧· 加减疸胀汤 ·❧

【组成】绵茵陈45克，玉米须45克，茯苓皮30克，大腹皮12克，结猪苓12克，泽泻12克，车前子10克，莱菔子10克，佛手柑10克，醋青皮10克，陈皮10克，川厚朴10克，白通草3克，田七粉（冲服）2克，琥珀粉（冲服）2克。

【用法】每日1剂，水煎，分早晚饭后1小时温服。

【功效】清热化瘀，淡渗利水。

【主治】肝硬化腹水（热浊停聚证）。

【来源】《康良石肝病指归》

❧· 加减胆胀汤化裁 ·❧

【组成】赤芍10克，醋鳖甲10克，青皮6克，茯苓皮30克，玉米须20克，半边莲15克，白花蛇舌草15克，败酱草15克，茵陈15克，白术10克，郁金10克，莱豆壳10克，猪苓15克，泽泻15克，金线草15克，草决明15克。

【用法】每日1剂，水煎，分早晚饭后1小时温服。

【功效】清热化瘀，淡渗利水。

【主治】肝硬化（热浊停聚证）。

【来源】《康良石肝病指归》

·左归饮加减·

【组成】熟地黄12克，枸杞子12克，石斛12克，山萸肉10克，女贞子10克，五味子6克，夜交藤30克，醋鳖甲10克，龟板10克，丹参12克，郁金10克，丹皮6克。

【用法】每日1剂，水煎，分早晚饭后1小时温服。

【功效】滋养肝肾，清火化瘀。

【主治】肝硬化（肝肾阴虚证）。

【来源】《康良石肝病指归》

·当归芍药散加减·

【组成】当归10克，白芍15克，川芎6克，云茯苓10克，泽泻10克，白术10克，神曲10克，谷芽10克，麦芽10克，陈皮10克，竹茹10克，杜仲10克，大腹皮10克。

【用法】每日1剂，水煎，分早晚饭后1小时温服。

【功效】疏肝理气，活血化瘀，淡渗利水。

【主治】肝硬化腹水（肝郁脾虚水停证）。

【来源】《当代名老中医典型医案集——内科分册（脾胃肝胆疾病）》

·清瘟败毒饮加味·

【组成】水牛角（先煎）30克，羚羊角（先煎）3克，炙鳖甲（先煎）30克，生牡蛎（先煎）30克，大青叶10克，生石膏30克，丹皮12克，知母6克，赤芍12克，连翘15克，芦荟10克，焦栀子10克，龙胆草6克，生地15克，竹叶6克，玄参15克，黄连10克，生甘草6克。

【用法】每日1剂，水煎，分早晚饭后1小时温服。

【功效】清热，凉血，解毒。

【主治】肝硬化腹水（热毒炽盛证）。

【来源】《当代名老中医典型医案集——内科分册（脾胃肝胆疾病）》

❧ · 三甲散加味 · ❧

【组成】炙鳖甲（先煎）30克，败龟板（先煎）30克，生牡蛎（先煎）30克，丹皮10克，莪术10克，生地15克，姜黄10克，白芍15克，夏枯草12克，赤芍12克，地龙10克，海藻15克，三棱10克，水蛭5克。

【用法】每日1剂，水煎，分早晚饭后1小时温服。

【功效】活血软坚，养阴柔肝。

【主治】肝硬化腹水（肝阴亏虚、瘀血内阻证）。

【来源】《当代名老中医典型医案集——内科分册（脾胃肝胆疾病）》

❧ · 活肝汤 · ❧

【组成】金钱草30克，车前子30克，茯苓皮30克，丹参15克，山药15克，泽泻15克，黄芪15克，大腹皮12克，炮山甲10克，泽兰10克。

【用法】每日1剂，水煎，分早晚饭后1小时温服。

【功效】活血化瘀，利水消肿，益气健脾。

【主治】肝硬化腹水（气滞血瘀、水湿内停、脾气虚弱证）。

【来源】《肝硬化良方妙法》

❧ · 健肝汤 · ❧

【组成】黄芪15克，白术9克，茯苓9克，香附9克，乌梅9

克，木瓜9克，莪术9克，茵陈9克，生麦芽9克，丹参20克，醋鳖甲20克，炙甘草6克，生山楂12克。

【用法】每日1剂，水煎，分早晚饭后1小时温服。

【功效】益气健脾，疏肝解郁，活血化瘀。

【主治】肝硬化腹水（肝郁脾虚、气滞血瘀痰凝证）。

【来源】《肝硬化良方妙法》

❀⚬ 自拟化痰消积汤 ⚬❀

【组成】柴胡15克，香附12克，姜半夏12克，莱菔子15克，郁金12克，明矾1克，青黛2~6克，鸡内金9克，草决明9~30克，山楂30克，槐米9~15克，薏米30克，生大黄6克，醋白术9克，杏仁9克，甘草6克。

【用法】每日1剂，水煎，分早晚饭后1小时温服。

【功效】消食化浊，健脾消积。

【主治】肝硬化（饮食积滞证）。

【来源】《肝硬化》

❀⚬ 参附汤合丹参饮加减 ⚬❀

【组成】熟附子（先煎）9克，桂枝9~15克，干姜9~24克，白术15~30克，丹参9~15克，莪术9克，小红花6克，太子参15克（或用红参6~9克），赤芍9~12克，水红子15克，车前子（包煎）9~30克，大枣12克。

【用法】每日1剂，水煎，分早晚饭后1小时温服。

【功效】温通心阳，化瘀散结。

【主治】肝硬化（肝脾血瘀证）。

【来源】《肝硬化》

❧· 凉血解毒汤 ·❧

【组成】柴胡9克，赤芍24克，郁金15克，丹参15克，生地15克，白花蛇舌草30克，半枝莲30克，水蛭6克，三七参6克，莪术9克，薏米30克，车前子（包煎）30克，白茅根30克，大枣12克，蟾皮9克。

【用法】每日1剂，水煎，分早晚饭后1小时温服。

【功效】解毒化瘀，消癥止痛。

【主治】肝硬化（毒瘀癥积证）。

【来源】《肝硬化》

❧· 犀角散加减 ·❧

【组成】茵陈30克，升麻24克，赤芍15克，山栀9克，生大黄9克，丹皮9克，丹参9克，大腹皮12克，车前子30克，白茅根60克，生地24克，玄参12克，生甘草6克，犀角粉（冲服）3克。

【用法】每日1剂，水煎，分早晚饭后1小时温服，安宫牛黄丸1粒，药汁送服。

【功效】清营凉血，解毒逐瘀。

【主治】肝硬化（疫毒袭营证）。

【来源】《肝硬化》

❧· 麻杏石甘汤加味 ·❧

【组成】炙麻黄6克，生石膏30克，炒杏仁9克，赤小豆30克，芦根15克，冬瓜仁30克，车前子（包煎）15克，生薏苡仁30克，桑白皮12克，法半夏9克，陈皮9克，全瓜蒌12克，海蛤粉15克，川椒目9克，生姜皮6克。

【用法】每日1剂，水煎，分早晚饭后1小时温服。

【功效】通利肺气，除湿利水。

【主治】肝硬化（肺气不利、水蓄中焦证）。

【来源】《肝病用药十讲》

∽· 猪苓汤合三子养肝汤加减 ·∾

【组成】猪苓45克，赤茯苓15克，滑石15克，阿胶（烊化）9克，通草6克，白茅根30克，女贞子15克，楮实子15克，枸杞子15克，生白术12克，天花粉15克。

【用法】每日1剂，水煎，分早晚饭后1小时温服。

【功效】养阴利水。

【主治】肝硬化（阴虚湿阻证）。

【来源】《肝病用药十讲》

∽· 肝硬化腹水方 ·∾

【组成】海藻40克，牵牛子30克，木香15克，川朴50克，生姜25克，槟榔20克，白术25克，人参15~20克，茯苓50克。

【用法】每日1剂，水煎，分早晚饭后1小时温服。

【功效】行气利水，化痰消积。

【主治】肝硬化（腹水痰水互结证）。

【来源】《肝病中西医治疗与调养》

∽· 疏肝消水汤 ·∾

【组成】当归30克，白芍15克，青皮15克，车前10克，大腹皮30克，白蔻10克，白术20克，牵牛子30克，鳖甲10克，龟板10克，山甲10克。

【用法】每日1剂，水煎，分早晚饭后1小时温服。

【功效】活血行气，化痰利水。

【主治】肝硬化腹水（气滞血瘀、痰水互结证）。

【来源】《肝病中西医治疗与调养》

～· 附子汤加味 ·～

【组成】附子（先煎）12克，党参12克，白术9克，干姜6克，肉桂9克，泽泻12克，茯苓12克，车前子（包煎）15克，大腹皮12克。

【用法】每日1剂，水煎，分早晚饭后1小时温服。

【功效】温阳化水。

【主治】肝硬化（脾肾阳虚证）。

【来源】《实用肝病防治指南》

～· 三棱汤加减 ·～

【组成】三棱10克，当归12克，赤芍15克，川芎9克，莪术10克，延胡索15克，大黄9克，瞿麦9克，槟榔12克，葶苈子9克，赤茯苓12克，桑白皮12克。

【用法】每日1剂，水煎，分早晚饭后1小时温服。

【功效】活血化瘀，行气利水。

【主治】肝硬化（肝脾血瘀证）。

【来源】《实用肝病防治指南》

～· 附子汤合五苓散化裁 ·～

【组成】炮附子（先煎）9克，炮姜9克，党参12克，炙甘草6克，桂枝9克，云苓12克，焦白术12克，猪苓15克，泽泻15克，生地黄12克，山萸肉9克。

【用法】每日1剂，水煎，分早晚饭后1小时温服。

【功效】温补脾肾，化气行水。

【主治】肝硬化（脾肾阳虚水停证）。

【来源】《实用肝病防治指南》

益气活血汤

【组成】黄芪15~30克，茯苓15~30克，丹参15~30克，虎杖15~30克，马鞭草15~30克，生山楂15克，白术15克，草河车10克，泽兰10克，甘草15克，王不留行12克。

【用法】每日1剂，水煎，分早晚饭后1小时温服。

【功效】益气活血。

【主治】肝硬化（气虚血瘀证）。

【来源】《肝病良方》

化瘀通气排水汤

【组成】柴胡9克，当归15克，赤芍15克，丹参15克，生牡蛎30克，广郁金9克，川楝子12克，桃仁9克，红花9克，桔梗9克，紫菀9克，䗪虫9克，椒目9克，葶苈子9克。

【用法】每日1剂，水煎，分早晚饭后1小时温服。

【功效】行气化瘀，活血利水。

【主治】肝硬化（气滞血瘀水停证）。

【来源】《肝病良方》

肝病康复丸

【组成】当归150克，丹参150克，生黄芪150克，乳香20克，没药20克，郁金50克，青皮50克，麸炒枳壳60克，白术

60克，五味子60克，桃仁60克，白芍100克，鳖甲100克，连翘100克，茯苓100克，炙甘草100克，焦山楂100克，鸡内金100克，柴胡30克，茵陈30克，秦艽30克，砂仁15克，广木香15克。

【用法】诸药共为细末，以蜜为丸，每丸重9克。7岁以下服用0.5克，每日2次，7~14岁者服用1丸，每日2次，成人每次1丸，每日3次。

【功效】补气补血，活血祛瘀，软坚散结。

【主治】肝硬化（正虚血瘀证）。

【来源】《肝病良方》

❦· 珠鳖散 ·❦

【组成】炮甲珠240克，醋鳖甲360克。

【用法】诸药共为细末，装瓶备用。一次6克，每日2次。

【功效】活血消肿，软坚散结。

【主治】肝硬化（血瘀证）。

【来源】《肝病良方》

❦· 关幼波温肝汤 ·❦

【组成】黄芪30克，附片（先煎）10克，白术10克，香附10克，杏仁10克，橘红10克，紫河车12克，党参12克，白芍15克，当归15克，茵陈15克。

【用法】每日1剂，水煎，分早晚饭后1小时温服。

【功效】温补肝肾，健脾益气，养血柔肝。

【主治】肝硬化（肝郁脾虚、脾肾阳虚证）。

【来源】《古今名医临证金鉴－黄疸胁痛臌胀卷（下）》

～·关幼波验方·～

【组成】茵陈（后下）30克，茯苓30克，萹蓄15克，通草6克，车前子（包煎）12克，大腹皮15克，冬瓜皮15克，冬瓜仁12克，杏仁9克，橘红9克，白芍9克，当归15克，牡丹皮12克，郁金6克，桃仁9克，木香5克，厚朴9克，葫芦24克，牵牛子6克。

【用法】每日1剂，水煎，分早晚饭后半小时温服。

【功效】利水消肿，行气活血。

【主治】肝硬化（水瘀互结证）。

【来源】《中医临床诊疗指南释义——肝胆病分册》

～·姜春华验方·～

【组成】制大黄9克，桃仁9克，土鳖虫3克，茵陈（后下）30克，对座草30克，黑大豆60克，栀子9克，田基黄30克，炮山甲6克，鳖甲（先煎）15克，玄参9克，黄芪9克，白茅根30克。

【用法】每日1剂，水煎，分早晚饭后半小时温服。

【功效】活血散瘀，软肝散结。

【主治】肝硬化（瘀血阻滞证）。

【来源】《中医临床诊疗指南释义——肝胆病分册》

～·邓铁涛软肝煎·～

【组成】太子参30克，醋炙鳖甲30克，白术15克，茯苓15克，菟丝子12克，楮实子12克，萆薢18克，丹参10克，甘草6克，土鳖虫粉（冲服）3克。

【用法】土鳖虫烘干研末，汤药冲服。每日1剂，水煎，分早晚饭后1小时温服。

【功效】补肾健脾，活血化瘀。

【主治】肝硬化属脾肾亏虚，血瘀阻络证。

【来源】《专科专病名医临证经验丛书——肝胆病》

·康良石验方·

【组成】白毛藤20克，绵茵陈20克，七寸金30克，丹参10克，赤芍12克，醋鳖甲12克，青皮6克，栀子根30克，郁金10克，金线莲6克，夜交藤30克，合欢10克，丹皮6克，甘草2克。

【用法】每日1剂，水煎，分早晚饭后1小时温服。

【功效】理气和血，疏肝利胆。

【主治】肝硬化（湿热内蕴、肝气郁结证）。

【来源】《康良石肝病指归》

·李普自拟早期肝硬化方·

【组成】当归12克，郁金12克，川芎9克，延胡索9克，鳖甲10克，山甲10克，大腹皮30克，炒山楂21克，炒麦芽21克，神曲21克，鸡内金6克，泽泻9克，党参24克，砂仁12克，陈皮12克。

【用法】每日1剂，水煎，分早晚饭后1小时温服。

【功效】益气化瘀，理气消积。

【主治】肝硬化（气滞血瘀、气血失和证）。

【来源】《李普肝病治验心法》

第八章　原发性肝癌

原发性肝癌是目前我国第4位常见恶性肿瘤及第2位肿瘤致死病因，严重威胁我国人民的生命和健康。原发性肝癌主要包括肝细胞癌、肝内胆管癌和肝细胞癌—肝内胆管细胞混合癌3种不同病理学类型，三者在发病机制、生物学行为、组织学形态、治疗方法以及预后等方面差异较大，其中肝细胞癌占85%~90%。

肝癌归属于中医学"癥瘕""积聚""黄疸""臌胀"等范畴。《灵枢·百病始生》说："风雨寒热，不得虚，邪不能独伤人。虚邪之中人也，始于皮肤……入则抵深……流而不去，舍于肠胃之外，募原之间，留着于脉，稽留而不去，息而成积。湿气不行，凝血蕴裹而不散，津液涩渗，著而不去，而积皆矣。"又谓："积之成也，正气不足，而后邪气踞之。"所以与肝癌有关的病机是内有脏腑气虚血亏，脾虚湿困，气滞血瘀；外有六淫邪毒入侵，虚邪内入，邪气凝结，日久成积。正虚是肝癌发生的重要因素，脏腑气血虚亏，进而痰凝血瘀，蕴结于肝而成肝癌，其病位在肝，与脾、胆、胃密切相关，属本虚标实之证。

第一节　内服方

～ 大黄䗪虫丸 ～

【组成】大黄300克，生地黄300克，黄芩60克，赤芍60克，水蛭60克，蛴螬60克，䗪虫60克，桃仁120克，杏仁120克，甘草

90克，干漆30克，虻虫15克。

【用法】共研细末，炼蜜为丸，每丸3克，每服1~2丸，温开水送下。

【功效】活血消肿，祛瘀散结。

【主治】原发性肝癌有腹腔肿块（瘀血证）。

【来源】《肿瘤治疗名方验方》

❧ · 消积软结片 · ❧

【组成】莪术30克，三棱30克，白花蛇舌草30克，半枝莲30克，铁树叶30克，䗪虫15克，鳖甲30克，党参30克，当归15克，白芍15克，白术10克，枳实10克，薏苡仁30克。

【用法】共研细末，加赋形剂压片，每次服9克，每日3次。

【功效】益气活血，解毒散结。

【主治】原发性肝癌。

【来源】《常用抗肿瘤中草药》

❧ · 活血化瘀汤 · ❧

【组成】当归9克，赤芍9克，桃仁9克，八月札9克，香附9克，郁金9克，凌霄花9克，红花9克，丹参12克，穿山甲15克，三棱15克，莪术15克，鳖甲15克，牡蛎30克，臭牡丹皮30克。

【用法】每日1剂，水煎服。

【功效】活血化瘀。

【主治】原发性肝癌（气血瘀滞证）。

【来源】《内科学》

❧ · 加减逍遥散方 · ❧

【组成】当归15克，白芍15克，柴胡15克，茯苓15克，白术

15克，甘草8克，薄荷10克，三棱15克，莪术10克，重楼50克，白花蛇舌草50克。

【用法】每日1剂，水煎服。

【功效】疏肝健脾，消肿散结。

【主治】原发性肝癌。

【来源】《中华肿瘤治疗大成》

加减一贯煎

【组成】生地黄10克，当归10克，枸杞子15克，沙参30克，麦冬10克，川楝子10克，女贞子30克，赤芍15克，黄芪20克，鳖甲12克，全蝎8克，重楼20克。

【用法】每日1剂，水煎服。

【功效】滋养肝肾，化瘀软坚。

【主治】原发性肝癌。

【来源】《中华肿瘤治疗大成》

瓜蒌逍遥汤

【组成】白术15克，瓜蒌30克，茯苓15克，郁金15克，白芍15克，柴胡15克，当归15克，香附12克，生甘草3克，薄荷15克，鹿角15克。

【用法】每日1剂，水煎服，并同服"平消片"。

【功效】疏肝理气，活血消肿，健脾养血。

【主治】原发性肝癌初起。

【来源】《中医癌瘤证治学》

金黛散

【组成】紫金锭6克，青黛12克，牛黄12克，野菊花60克。

【用法】上为细末，每服3克，每日3次。

【功效】清热，凉血，解毒。

【主治】原发性肝癌（热毒炽盛证）。

【来源】《肿瘤临证备要》

·全虫散·

【组成】全蝎、蜈蚣、水蛭、僵蚕、蜣螂、壁虎、五灵脂各等份。

【用法】上为末，每服3克，每日2次。

【功效】解毒破瘀，消癥止痛。

【主治】原发性肝癌。

【来源】《肿瘤临证备要》

·加味犀黄丸·

【组成】麝香3克，牛黄3克，乳香30克，没药30克，熊胆3克，三七粉30克，人参30克。

【用法】上为细末，黄米浆为丸，绿豆大，每服1克，每日2次。

【功效】凉血活血，化瘀止痛，益气扶正。

【主治】原发性肝癌。

【来源】《肿瘤临证备要》

·双半煎·

【组成】半边莲30克，半枝莲30克，石见穿30克，薏苡仁30克，天胡荽60克。

【用法】每日1剂，水煎服。

【功效】清热利湿，解毒消肿。

【主治】原发性肝癌（湿热证）。

【来源】《肿瘤临证备要》

莲蛇柴桂汤

【组成】柴胡10~15克，桂枝10克，制大黄10~15克，厚朴10克，莪术15克，姜黄10克，栀子10克，槟榔15克，苦参10克，半枝莲15克，白花蛇舌草20克。

【用法】每日1剂，水煎，分早中晚3次，饭后半小时温服。

【功效】苦辛通降，疏肝利胆，化瘀散结，顺气降逆。

【主治】肝内胆管内癌栓（肝胆郁结证）。

【来源】江苏中医，1999，20（12）

疏肝利胆汤

【组成】柴胡15克，白芍15克，川芎10克，郁金10克，黄芩10克，清半夏10克，金钱草15克，栀子15克，茵陈蒿30克，龙胆草15克，凌霄花15克，水红花子10克，藤梨根15克，龙葵10克，甘草10克。

【用法】每日1剂，水煎，分早晚饭后半小时温服，配合金龙胶囊每次4粒，每日3次，饭前服，1个月为1个疗程。

【功效】疏肝利胆，除湿退黄，清热解毒。

【主治】肝内胆管癌（肝胆湿热证）。

【来源】北京中医杂志，2002，21（5）

莲蜈二甲汤

【组成】太子参12克，炒白术12克，茯苓15克，姜半夏9克，陈皮6克，鸡内金15克，佛手9克，香橼9克，生薏苡仁15克，茵陈蒿15克，栀子6克，红藤30克，龙葵15克，半枝莲15克，生牡蛎30克，夏枯草9克，蜈蚣3条，炙穿山甲9克，炙鳖甲9克。

【用法】每日1剂，水煎，分早晚饭后半小时温服。

【功效】健脾理气，解毒化湿，软坚散结。

【主治】肝内胆管癌（脾虚湿阻证）。

【来源】《中医治疗恶性肿瘤》

冬瓜银耳瘦肉汤

【组成】瘦猪肉100克，冬瓜（带子）300克，白木耳60克。

【用法】将猪瘦肉洗净切条，冬瓜去皮，洗净，切大块，白木耳用清水发透，去蒂，洗净。将猪瘦肉、带子冬瓜、白木耳同放砂锅，加清水适量，武火煮沸，文火炖煮2小时即可食用。

【功效】利水消肿。

【主治】原发性肝癌合并腹水者。

【来源】《从头到脚养生一对一》

田七藕汁粥

【组成】田七末2~3克，藕汁30毫升，粳米50~100克。

【用法】将粳米洗净，放入砂锅，与田七末同煮粥，粥将成时，加入藕汁稍煮即成。每日1次或2次，温热食。

【功效】止血散瘀，止痛。

【主治】原发性肝癌以出血为主（呕血、便血、局部破裂出血）者。

【来源】《从头到脚养生一对一》

加减参赭培气汤

【组成】生赭石15克，太子参10克，山药15克，天花粉10

克，天冬10克，鳖甲15克，赤芍10克，桃仁10克，红花10克，夏枯草15克，生黄芪30克，枸杞子30克，焦山楂30克，泽泻15克，猪苓15克，龙葵15克，白英15克，白芍10克，焦神曲30克，三七粉（冲服）3克。

【用法】每日1剂，水煎，分早晚饭后半小时温服。

【功效】调气，化瘀，利水。

【主治】原发性肝癌（气虚血瘀证）。

【来源】《名老中医验方集》

黄芪牡蛎汤

【组成】黄芪15克，党参15克，白术9克，茯苓9克，柴胡9克，穿山甲9克，桃仁9克，丹参9克，苏木9克，七叶一枝花30克，牡蛎30克，鼠妇12克。

【用法】每日1剂，水煎，分早晚饭后半小时温服。

【功效】健脾益气，疏肝活血，软坚散结。

【主治】原发性肝癌（脾气亏虚、瘀血阻滞证）。

【来源】《现代中医药应用与研究大系》

肝复方

【组成】党参12克，白术12克，茯苓15克，香附10克，柴胡10克，陈皮10克，醋制鳖甲（先煎）15克，桃仁10克，大黄5克，三七（冲服）3克，生牡蛎（先煎）30克，䗪虫3克，全蝎（冲服）3克，七叶一枝花20克，半枝莲20克。

【用法】每日1剂，水煎，分早晚饭后半小时温服。

【功效】健脾理气，化瘀软坚，清热解毒。

【主治】原发性肝癌（脾虚肝瘀证）。

【来源】湖南中医杂志，2011，27（3）

·❦· 莲花清肝汤 ·❦·

【组成】半枝莲30克，七叶一枝花30克，白花蛇舌草30克，蜈蚣5条，干蟾皮3克，柴胡12克，白芍18克，延胡索12克，三七5克，人工牛黄（冲服）1克。

【用法】每日1剂，水煎，分早晚饭后半小时温服。

【功效】清热解毒，祛瘀消癥。

【主治】原发性肝癌（肝热血瘀证）。

【来源】《临床中医肿瘤学》

·❦· 滋肾养肝饮 ·❦·

【组成】女贞子20克，山茱萸15克，生地黄20克，西洋参10克，麦冬15克，白芍20克，生晒人参15克，仙鹤草30克，七叶一枝花30克，半枝莲30克，五味子10克。

【用法】每日1剂，水煎，分早晚2次饭后半小时温服。

【功效】滋水涵木，益气养阴。

【主治】原发性肝癌（肝肾阴亏证）。

【来源】《临床中医肿瘤学》

·❦· 软肝方 ·❦·

【组成】水红花子10克，桃仁10克，地龙5克，鳖甲15克，龟甲15克。

【用法】每日1剂，水煎，分早晚饭后半小时温服。

【功效】软坚散结，化积消瘤。

【主治】原发性肝癌（瘀积证）。

【来源】《孙桂芝学术经验传承录》

❦·软肝利胆汤·❦

【组成】柴胡12克，人参12克，黄芩12克，垂盆草30克，半夏12克，夏枯草20克，生牡蛎30克，山慈菇12克，土贝母15克，鳖甲20克，丹参20克，延胡索12克，姜黄12克，甘草6克。

【用法】每日1剂，水煎，分早晚饭后半小时温服。

【功效】疏肝健脾，清利湿热，化痰解毒，软坚散结。

【主治】原发性肝癌（肝郁脾虚证）。

【来源】《王三虎抗癌经验》

❦·保肝利水汤·❦

【组成】柴胡12克，人参10克，黄芩12克，生姜6克，茯苓30克，白术15克，黄芪40克，半边莲30克，猪苓30克，泽泻20克，厚朴12克，大腹皮20克，半夏15克，鳖甲30克，穿山甲6克，生牡蛎30克，大枣6枚。

【用法】每日1剂，水煎，分早晚饭后半小时温服。

【功效】疏肝健脾，行气利水，软坚散结。

【主治】原发性肝癌晚期腹水（肝郁脾虚、痰水互结证）。

【来源】《王三虎抗癌经验》

❦·平胃消瘤汤·❦

【组成】枳实15克，竹茹15克，苍术15克，厚朴30克，茯苓30克，陈皮15克，姜半夏15克，白花蛇舌草30克，莪术15克，党参15克，生黄芪30克，蒲公英30克，三七粉（冲服）3克。

【用法】每日1剂，水煎，分早晚饭后半小时温服。

【功效】运脾化痰，祛瘀消瘤。

【主治】原发性肝癌（脾虚湿聚血瘀证）。

【来源】中医临床研究，2014，6（8）

·健脾消瘤合剂·

【组成】白术30克，茯苓20克，赤小豆30克，茜草20克，泽兰15克，薏苡仁30克，山药20克，炙鳖甲20克，干蟾皮10克，半边莲30克。

【用法】每日1剂，水煎，分早晚饭后半小时温服，8周为1个疗程。

【功效】健脾助运，活血消瘀，软坚散结。

【主治】中晚期原发性肝癌（脾虚血瘀证）。

【来源】浙江中医药大学学报，2014，38（12）

·酸味方·

【组成】乌梅20克，焦山楂20克，山茱萸20克。

【用法】每日1剂，水煎，分早晚饭后半小时温服，连服2周。

【功效】扶正、化积、解毒。

【主治】中、晚期原发性肝癌（肝肾亏虚证）。

【来源】山东中医杂志，2014，33（2）

·半莲汤·

【组成】半枝莲30克，半边莲30克，薏苡仁30克，玉簪根9克。

【用法】每日1剂，水煎服。

【功效】清热解毒，化湿消肿。

【主治】原发性肝癌。

【来源】《民间偏方》

·᷾᷾ 预知子石燕汤 ᷾᷾·

【组成】预知子30克，石燕30克，马鞭草30克。

【用法】每日1剂，水煎服。

【功效】清热除痰，解毒散结。

【主治】原发性肝癌。

【来源】《民间偏方》

·᷾᷾ 鼠妇汤 ᷾᷾·

【组成】干燥鼠妇60克。

【用法】加水适量，水煎2次，混合后分4次服，每日1剂。

【功效】破血利水，解毒止痛。

【主治】原发性肝癌之剧痛。

【来源】《民间偏方》

·᷾᷾ 党参黄芪汤 ᷾᷾·

【组成】党参13克，炙黄芪15克，女贞子12克，夏枯草10克，水红花子10克，赤芍10克，莪术10克，广郁金10克，白花蛇舌草30克，石见穿30克，甘草6克。

【用法】水煎服。

【功效】滋阴清热，补气疏肝。

【主治】原发性肝癌（气阴两亏、肝郁气滞证）。

【来源】《民间偏方》

·᷾᷾ 消癥疏肝汤 ᷾᷾·

【组成】九节茶30克，龙葵草30克，半边莲30克，蛇舌草30克，半枝莲20克，菝葜根30克，仙鹤草30克，薏苡仁30克，黄郁金10克，蓬莪术10克，北柴胡10克，牡丹皮10克，佛手柑10克，田七粉3克。

【用法】每日1剂，分2次调田七粉温服。除田七粉外，余药用清水1000毫升浸泡30分钟，先用武火煎沸，后用文火煎存200毫升；第二煎用清水400毫升，先武火后文火煎存100毫升，将2次煎煮药液混合。

【功效】化瘀解毒，调理肝脾。

【主治】原发性肝癌（毒瘀肝脾证）。

【来源】《康良石肝病指归》

加减茵陈蒿汤

【组成】九节茶30克，龙葵草30克，蛇舌草30克，半边莲30克，仙鹤草30克，七寸金30克，茵陈蒿30克，菝葜根30克，半枝莲20克，结猪苓20克，黄郁金10克，田七粉3克，七叶一枝花10克。

【用法】每日1剂，分次2调田七粉温服。除田七粉外，余药用清水1000毫升浸泡30分钟，先用武火煎沸，后用文火煎存200毫升；第二煎用清水400毫升，先武火后文火煎存100毫升，将2次煎煮药液混合。

【功效】清热解毒，活血化瘀。

【主治】原发性肝癌（湿热瘀毒证）。

【来源】《康良石肝病指归》

参芪三甲汤

【组成】生晒参5克，生北芪15克，炙龟板15克，醋鳖甲15克，白茯苓15克，生牡蛎15克，薏苡仁30克，九节茶30克，龙葵草30克，蛇舌草30克，半边莲30克，菝葜根30克，仙鹤草30克，半枝莲20克。

【用法】每日1剂，分2次温服。用清水1000毫升，先煎龟板、鳖甲、牡蛎，再入诸药浸泡10分钟，先用武火煎沸，后用文火煎存200毫升；第二煎用清水400毫升，先武火后文火煎存100毫升，将2次煎煮药液混合。

【功效】气血双补，化解瘀毒。

【主治】原发性肝癌（瘀毒伤损证）。

【来源】《康良石肝病指归》

❦ 丹栀逍遥散 ❧

【组成】甘草（微炙赤）1.5克，当归（去苗，锉，微炒）3克，茯苓（去皮，白者）3克，芍药（白者）3克，白术3克，柴胡（去苗）3克，牡丹皮1.5克，栀子1.5克。

【用法】每日1剂，水煎，早晚分服，1个月为1个疗程。

【功效】疏肝解郁，健脾益气。

【主治】原发性肝癌（肝郁脾虚证）。

【来源】《肿瘤名家验案精选》

❦ 健脾泻肝煎 ❧

【组成】党参30克，白术20克，茯苓20克，薏苡仁30克，半枝莲30克，七叶一枝花30克，干蟾皮3克，蜈蚣5条，绵茵陈24克，柴胡15克，厚朴15克，人工牛黄（冲服）10克。

【用法】每日1剂，水煎，早晚分服。

【功效】健脾益气，泻肝消癥。

【主治】原发性肝癌（肝郁脾虚证）。

【来源】《常见肿瘤中医诊疗精要》

～·健脾调肝汤·～

【组成】党参20克，白术12克，茯苓12克，陈皮6克，麦芽15克，神曲12克，郁金12克，枳壳12克，白芍30克，石斛12克，半枝莲30克，怀山药30克。

【用法】每日1剂，水煎，早晚分服。

【功效】益气健脾，养血柔肝。

【主治】原发性肝癌（肝郁脾虚证）。

【来源】世界中医药，2014，9（10）

～·柴楞汤·～

【组成】柴胡12克，白芍30克，白术20克，当归15克，茯苓30克，瓦楞子30克，郁金12克，全蝎10克，蜂房10克，香附15克，丹参30克，生甘草3克，料姜石60克。

【用法】每日1剂，药煎2遍，合在一起，分2次服。

【功效】疏肝解郁，软坚散结，理气止痛。

【主治】原发性肝癌（肝气郁结证）。

【来源】《中医癌瘤学》

～·莪楞汤·～

【组成】三棱15克，莪术15克，白芍30克，蜂房10克，全蝎10克，郁金15克，丹参30克，土鳖虫12克，当归15克，牡蛎30克，瓦楞子30克，生甘草3克，料姜石60克，川楝子15克。

【用法】每日1剂，药煎2遍，合在一起，分2次服。

【功效】消积化瘀，活血散结，理气止痛。

【主治】原发性肝癌（瘀血内阻证）。

【来源】《中医癌瘤学》

·茵苓汤·

【组成】茵陈60克，郁金15克，猪苓60克，全蝎10克，蜂房10克，半边莲30克，半枝莲30克，金钱草30克，大青叶30克，大黄10克，大枣6枚。

【用法】每日1剂，药煎2遍，合在一起，分2次服。

【功效】清热利湿，泻火解毒，利胆退黄。

【主治】原发性肝癌（肝胆湿热、瘀毒内结证）。

【来源】《中医癌瘤学》

·地阿汤·

【组成】生地黄30克，白芍30克，玉竹30克，猪苓60克，丹皮10克，阿胶（烊化）30克，当归15克，仙鹤草60克，石决明30克，山萸肉15克，骨碎补15克，郁金15克，黄芪60克，料姜石60克。

【用法】每日1剂，药煎2遍，合在一起，分2次服。

【功效】滋阴清热，养血柔肝。

【主治】原发性肝癌（阴虚内热、肝血不足证）。

【来源】《中医癌瘤学》

·柴胡疏肝散加减·

【组成】柴胡10克，芍药8克，枳壳8克，香附8克，陈皮10克，川芎8克，炙甘草3克。

【用法】每日1剂，水煎，早晚分服。

【功效】疏肝解郁，健脾理气。

【主治】原发性肝癌（肝郁脾虚证）。

【来源】《癌症中医特色治疗与调养》

❧· 膈下逐瘀汤加减 ·❧

【组成】五灵脂（包煎）15克，当归15克，川芎10克，桃仁15克，牡丹皮10克，赤芍10克，乌药10克，延胡索5克，炙甘草15克，香附8克，红花15克，枳壳8克。

【用法】每日1剂，水煎，早晚分服。

【功效】活血化瘀，行气止痛，消癖散结。

【主治】原发性肝癌（气滞血瘀证）。

【来源】《癌症中医特色治疗与调养》

❧· 茵陈蒿汤合龙胆泻肝汤加减 ·❧

【组成】茵陈50克，大黄15克，栀子25克，龙胆15克，黄芩10克，柴胡10克，生地黄10克，车前子5克，泽泻10克，木通10克，炙甘草3克，当归3克。

【用法】每日1剂，水煎，早晚分服。

【功效】清热利湿，疏肝利胆。

【主治】原发性肝癌（湿热蕴结证）。

【来源】《癌症中医特色治疗与调养》

❧· 当归龙荟丸加减 ·❧

【组成】当归15克，龙胆15克，栀子15克，黄连10克，黄芩15克，黄柏10克，生大黄6克，芦荟15克，青黛10克，木香5克，柴胡10克，川芎15克，水红花子20克。

【用法】每日1剂，水煎，早晚分服。

【功效】清热利湿，解毒逐瘀。

【主治】原发性肝癌（湿瘀搏结证）。

【来源】《癌症中医特色治疗与调养》

· 一贯煎加味 ·

【组成】生地黄25~50克，沙参15克，枸杞子20~30克，麦冬15克，当归15克，川楝子8克。

【用法】每日1剂，水煎，早晚各服1次。

【功效】养阴散结，凉血解毒。

【主治】原发性肝癌（肝肾阴亏证）。

【来源】《癌症中医特色治疗与调养》

· 胡萝卜拌粉丝 ·

【组成】胡萝卜150克，酱油20毫升，麻油20毫升，蒜3瓣，粉丝200克，盐、糖各适量。

【用法】将胡萝卜洗净后切成细丝，放到开水中焯一下，过凉；蒜剁成末；粉丝泡软后切成段；将胡萝卜丝、粉丝放入干净的容器中，放入蒜末、盐、糖搅拌均匀即可。

【功效】宽胸散结。

【主治】中晚期原发性肝癌见胸胁胀满。

【来源】《癌症病人饮食保健指导书》

· 鸽肉炖鳖甲 ·

【组成】肉用鸽1只，鳖甲50克。

【用法】鳖甲洗净，捣烂之后放到鸽腹中，之后放到瓦锅或大碗里面，隔水炖至肉熟透，调入盐、味精即可。

【功效】养阴清热。

【主治】原发性肝癌见低热、乏力消瘦者。

【来源】《癌症病人饮食保健指导书》

❧ · 薯蓣丸膏方 · ❧

【组成】薯蓣300克，当归100克，桂枝100克，神曲100克，干地黄100克，豆黄卷100克，甘草100克，西洋参150克，川芎60克，白芍药60克，白术60克，麦门冬60克，杏仁60克，柴胡50克，桔梗50克，茯苓50克，阿胶300克，干姜30克，白蔹30克，防风60克，大枣（为泥）300克，鳖甲胶300克。

【用法】制成膏方，口服。

【功效】调理脾胃，益气和荣。

【主治】原发性肝癌恶病质期。

【来源】中国高等医学教育，2012，（6）

❧ · 鲤鱼姜糖赤豆汤 · ❧

【组成】鲤鱼500克，赤小豆30克，姜、糖适量。

【用法】将鲤鱼剖开去肠杂，留鳞洗净，放入油锅中文火煎至双面微黄，同赤小豆一起置瓦煲加水煮熟，再入姜、糖略煲即成。

【功效】补虚利水，消肿解毒。

【主治】原发性肝癌（辅助食谱）。

【来源】《应用千百年的名间偏方》

❧ 白术双肉饮 · ❧

【组成】白术12克，兔肉250~300克，大田螺（取肉）

10~20个。

【用法】将田螺去泥洗净，沸水烫死取其肉，然后把螺肉、兔肉放锅中，加白术、清水适量文火炖2小时，用盐调味即成。

【功效】清热补虚。

【主治】晚期原发性肝癌合并腹水、黄疸（辅助食谱）。

【来源】《应用千百年的名间偏方》

～・芍药汤・～

【组成】白芍12克，炙甘草6克，柏子仁5克，瘦肉100克，盐少许。

【用法】把以上各药同瘦肉置瓦煲，加清水煲约2小时即成，加盐调味。

【功效】养血柔肝止痛，健脾益气。

【主治】原发性肝癌属肝脏虚弱、胁间疼痛者（辅助食谱）。

【来源】《应用千百年的名间偏方》

～・白术方・～

【组成】白术60~100克。

【用法】每日1剂水煎2次，早、晚分服，脾虚湿阻者用焦白术。

【功效】补虚健脾。

【主治】原发性肝癌纳差乏力、泄泻有痰饮者。

【来源】《应用千百年的名间偏方》

～・茼蒿方・～

【组成】青茼30克（鲜品60克）。

【用法】每日1剂，水煎2次，药液混合，早、晚分服。

【功效】清热凉肝。

【主治】原发性肝癌之胁痛。

【来源】《应用千百年的名间偏方》

·龙葵解毒汤·

【组成】龙葵60克，白英30克，蛇果草30克，半枝莲30克，连线草30克，金橘叶30克。

【用法】每日1剂，水煎，日服2次。

【功效】清热解毒，理气利湿。

【主治】原发性肝癌。

【来源】《实用偏方大全》

·当归活血汤·

【组成】当归9克，桃仁9克，漏芦9克，丹参9克，八月札9克，白花蛇舌草30克。

【用法】每日1剂，水煎，早晚各服1次。

【功效】活血化瘀，解毒软坚。

【主治】原发性肝癌。

【来源】《实用偏方大全》

·清蒸甲鱼·

【组成】甲鱼1只（重约500克），生地黄10克，地骨皮10克，火腿3片，水发香菇、葱姜、精盐、味精、油适量。

【用法】甲鱼宰杀干净，腹内纳入生地黄、地骨皮，放入碗内加香菇及调料，上笼蒸30分钟至熟，出笼，淋上香油即成，去地骨皮，食甲鱼肉、香菇、火腿等。

【功效】活血化瘀，滋阴补虚。

【主治】原发性肝癌，尤其是体质虚弱或化疗期间的患者。

【来源】《图解偏方大全》

～◦ · 涮羊肝 · ◦～

【组成】陈皮30克，山楂50克，羊肝200克，调料适量。

【用法】前二味加水煮汤，汤煮好后倒入火锅中，入调料，涮羊肝吃即成。食羊肝，酌量食用。

【功效】补肝和胃。

【主治】原发性肝癌症见消化不良、胃口不佳等（辅助食谱）。

【来源】《图解偏方大全》

～◦ · 紫草根粥 · ◦～

【组成】紫草根10克，大黄5克，甘草5克，白芍6克，丹参6克，薏苡仁30克，蔗糖适量。

【用法】前五味水煎取汁，入薏苡仁煮粥，入蔗糖调匀即成。每日1剂，食粥，15~20天为1个疗程。

【功效】活血祛瘀，清热解毒。

【主治】原发性肝癌（瘀热蕴结证）。

【来源】《图解偏方大全》

～◦ · 白芍栀子饮 · ◦～

【组成】白芍35克，栀子10克，川贝母10克，牡丹皮10克，没药10克，枳壳10克，金银花10克，甘草10克，蒲公英10克，青皮10克，当归25克，茯苓20克，白糖30克。

【用法】上药加水适量，以中火煮沸，再用小火沸煎25分钟，滤渣取汁，调入白糖即成。每次饮汁100毫升，每日3次。

【功效】祛瘀消肿。

【主治】原发性肝癌。

【来源】《祖传祛病老偏方》

❧· 党参茯苓汤 ·❧

【组成】党参15克，焦山楂15克，神曲15克，降香15克，茯苓30克，车前子（包煎）30克，八月札30克，莱菔子30克，沉香曲12克，麦芽12克，白术9克，乌药9克。

【用法】每日1剂，水煎取药汁，口服。

【功效】健脾理气，清热燥湿。

【主治】原发性肝癌。

【来源】《祖传祛病老偏方》

❧· 白花蛇舌草饮 ·❧

【组成】白花蛇舌草200克，白茅根200克，白糖30克。

【用法】白花蛇舌草、白茅根洗净，放入锅内，加水大火烧沸，改小火煎煮25分钟，滤渣取汁，调入白糖即成。每次饮汁100毫升，每日3次。

【功效】解毒消癥。

【主治】原发性肝癌。

【来源】《祖传祛病老偏方》

❧· 菊花散 ·❧

【组成】菊花60克，紫金锭6克，牛黄12克，青黛12克。

【用法】上药共研细末，取3克冲服，每日3次。

【功效】清热解毒。

【主治】原发性肝癌。

【来源】《祖传祛病老偏方》

～・ 绞股蓝茶 ・～

【组成】绞股蓝30~45克。

【用法】煎汤代茶饮，或用开水冲泡饮服，连用数月。

【功效】益气养血，消癥散结，扶正抗癌功效。

【主治】原发性肝癌（气血亏损、肝肾不足证）。

【来源】《图解妙方大全》

～・ 益气散疾汤 ・～

【组成】黄芪30克，茯苓30克，白花蛇舌草30克，半枝莲30克，白蔹25克，党参18克，制香附15克，全当归15克，土炒白术10克，三棱10克，莪术10克，延胡索10克，三七粉2克。

【用法】上药除三七粉外，水煎取药汁，喝药汁，三七粉冲服。

【功效】益气活血，散瘀止痛。

【主治】原发性肝癌（气虚血瘀证）。

【来源】《图解秘方大全》

～・ 消瘕汤 ・～

【组成】鳖甲（先煎）15克，白术15克，白芍30克，枳壳1.5克，木香1.5克，甘草3克，郁金3克，白豆蔻2粒，牡丹皮6克，花粉6克，香附6克，茯苓10克，巴戟天10克。

【用法】每日1剂，水煎取药汁，分2次服用。

【功效】导滞散结。

【主治】原发性肝癌。

【来源】《图解秘方大全》

·香菇薏米饭·

【组成】粳米250克，生薏米30~60克，香菇50克，油豆腐3块，青豆半小碗，油、盐各少许。

【用法】将生薏米洗净浸透心；热水发香菇，香菇浸出液沉淀滤清备用；香菇、油豆腐切小块；将粳米、薏米、香菇、油豆腐、香菇浸出液等同置盛器中混匀，油盐调味，青豆撒其上，上笼蒸熟即可。每日分2次做主食用，连服15~20天。

【功效】健脾利湿，理气化痰，益气养胃。

【主治】原发性肝癌（辅助食谱）。

【来源】《中医食疗金方妙方实用大全》

·八月札蜜膏·

【组成】八月札300克，红糖50克，白蜜适量。

【用法】将八月札洗净，加水浸透，加热煎煮，每20分钟取煎液一次。加水再煎，共取3次。合并煎液加红糖再以小火浓缩至稠，加蜂蜜1倍，至沸停火，待冷装瓶备用。每次1~2汤匙，用开水冲服，每日3次，连服3~4周。

【功效】疏肝理气，活血止痛。

【主治】原发性肝癌（肝阴虚损证）。

【来源】《中医食疗金方妙方实用大全》

·刀豆香菇粥·

【组成】刀豆子30克，猪肝60克，香菇30克，粳米60克，葱姜末、料酒、香油、精盐、味精、胡椒粉适量。

【用法】用温水发香菇，与猪肝分别切小粒，香菇浸出液沉淀，过滤备用。香油下锅烧热，放入刀豆子、猪肝、香菇、焗炒后，再加料酒、盐、葱、姜、味精炒拌入味，撒胡椒粉，装入碗内备用。粳米淘净，下锅加水，煮成稀粥后拌入刀豆、猪肝等原料，再稍煮片刻即成。每日1次，连服3~4周。

【功效】健脾理气，补肝益血。

【主治】原发性肝癌（肝阴亏损、脾虚湿困证）。

【来源】《中医食疗金方妙方实用大全》

斑蝥煮鸡蛋

【组成】斑蝥（去头、足、翅）1~2只，鲜鸡蛋1个。

【用法】将鸡蛋顶端开1小孔，塞入斑蝥，用纸封口，隔水蒸熟，去斑蝥，吃蛋，宜饭后服，每日1个，或隔日1个。连服5次，休息5天再服，3个月为一疗程。注意斑蝥有毒，服用时应严格控制剂量，以免中毒，同时应多饮绿茶，助其解毒。

【功效】破血散结，攻毒消癥。

【主治】原发性肝癌（气滞血瘀、湿热博结证）。

【来源】《中医食疗金方妙方实用大全》

马鞭草蒸猪肝

【组成】鲜马鞭60克（干品30克），猪肝60~100克，油、盐适量。

【用法】将马鞭草洗净切成小段，猪肝切片，两者混匀后用瓦碟载之，隔水蒸熟，油盐调味，每日服1次，连服7~10天。

【功效】清热解毒，破血消肿。

【主治】原发性肝癌（湿热搏结、肝阴虚损证）。

【来源】《中医食疗金方妙方实用大全》

❧· 金钱败酱茵陈茶 ·❧

【组成】金钱草60克，茵陈30克，败酱草20克，白糖适量。

【用法】将前三味加水煎汁1000毫升，加白糖代茶常服，连服3~4周。

【功效】清热解毒，利湿退黄。

【主治】原发性肝癌（湿热博结证）。

【来源】《中医食疗金方妙方实用大全》

❧· 抗癌汤 ·❧

【组成】党参9克，炒白术9克，当归9克，三棱9克，莪术9克，五灵脂9克，炙鳖甲30克，铁树叶30克，半枝莲30克，白花蛇舌草30克，香附15克，枳实15克。

【用法】每日1剂，水煎服，日服2次。

【功效】健脾解毒，理气化瘀，止痛抗癌。

【主治】原发性肝癌。

【来源】《民间秘方治百病》

❧· 五虫汤 ·❧

【组成】蜈蚣1.5克，地龙3克，土鳖虫3克，蜣螂3克，鼠妇3克。

【用法】每日1剂，水煎，日服2次。

【功效】通络止痛，解毒抗癌。

【主治】原发性肝癌。

【来源】《民间秘方治百病》

·· 二莲黄天汤 ··

【组成】半枝莲30克，半边莲30克，黄毛耳草30克，天胡荽60克，薏苡仁30克。

【用法】每日1剂，水煎服，日服2次。

【功效】清热解毒。

【主治】原发性肝癌。

【来源】《民间秘方治百病》

·· 茵陈蒿汤合化瘀汤加减 ··

【组成】茵陈18克，栀子6克，大黄（后下）6克，丹参9克，红花9克，牡蛎（先煎）24克，青皮6克，莪术6克，泽泻9克，白茅根18克，半枝莲15克，白花蛇舌草60克。

【用法】将先煎药和其他药物分别放入砂锅内，加冷水约高出药物一寸，药物经水浸1个小时。把先煎药用猛火加热至沸腾，煎15分钟后，再放入其他药物。水开后每5分钟搅拌一次，煎煮15分钟，放入后下药，复煎二三沸。煎好后将药液过滤倒出备用，再往砂锅内加热水，水面稍高于药物即可，再煎煮10分钟。共煎2次，去渣取汁，将2次煎取的药液混合均匀，分早、晚2次服用，日服1剂，温热服用。

【功效】清热燥湿，化痰散结。

【主治】原发性肝癌（湿热痰结证）。

【来源】《老名方治常见病》

·· 柴胡疏肝散加减 ··

【组成】柴胡9克，赤芍9克，枳壳6克，香附12克，青皮6克，丹参9克，莪术9克，预知子6克，砂仁（后下）6克，牡蛎

（先煎）24克，半枝莲15克，白花蛇舌草60克。

【用法】 将先煎药和其他药物分别放入砂锅内，加冷水约高出药物一寸，药物经水浸1个小时。把先煎药用猛火加热至沸腾，煎15分钟后，再放入其他药物。水开后每10分钟搅拌一次，煎煮30分钟，放入后下药，复煎二三沸。煎好后将药液过滤倒出备用，再往砂锅内加热水，水面稍高于药物即可，再煎煮20分钟。共煎2次，去渣取汁，将2次煎取的药液混合均匀，分早、晚2次服用，日服1剂，温热服用。

【功效】 疏肝解郁，理气散结。

【主治】 原发性肝癌（肝气郁结证）。

【来源】《老名方治常见病》

茵陈四逆汤

【组成】 附子（先煎）15克，干姜6克，炙甘草6克，茵陈18克。

【用法】 将先煎药和其他药物分别放入砂锅内，加冷水约高出药物1寸，药物经水浸1个小时，把先煎药用猛火加热至沸腾，煎15分钟后，再放入其他药物。水开后每5分钟搅拌一次，煎煮15分钟。煎好后将药液过滤倒出备用，再往砂锅内加热水，水面稍高于药物即可，再煎煮10分钟。共煎2次，去渣取汁，将2次煎取的药液混合均匀，分早晚2次服用，日服1剂，趁热服用。

【功效】 温化寒湿，除黄利胆。

【主治】 原发性肝癌属阴黄者。

【来源】《老名方治常见病》

一贯煎加减

【组成】 北沙参9克，麦冬9克，当归身9克，生地18克，白芍12克、鳖甲（先煎）30克，银柴胡6克，莪术6克，丹参9克，郁金9克，半枝莲15克，白花蛇舌草60克。

【用法】将先煎药和其他药物分别放入砂锅内，加冷水约高出药物1寸，药物经水浸1个小时，把先煎药用猛火加热至沸腾，煎15分钟后，再放入其他药物。水开后每10分钟搅拌一次，文火煎煮30分钟。煎好后将药液过滤倒出备用，再往砂锅内加热水，水面稍高于药物即可，再文火煎煮20分钟。共煎2次，去渣取汁，将2次煎取的药液混合均匀，分早、晚2次服用，日服1剂，温热服用。

【功效】清热解毒，滋阴养血。

【主治】原发性肝癌（热毒伤阴证）。

【来源】《老名方治常见病》

怀山扁豆粥

【组成】怀山80克，扁豆50克，粳米100克。

【用法】山药洗净，去皮，切片，扁豆煮半熟，加粳米、山药煮成粥，每日2次，早晚餐食用。

【功效】健脾化湿。

【主治】晚期原发性肝癌病人伴脾虚、泄泻等症。

【来源】《天然抗癌饮食》

藕汁炖鸡蛋

【组成】藕汁50毫升，鸡蛋1个，冰糖少许。

【用法】鸡蛋打开搅匀后加入藕汁及少许冰糖，搅拌均匀，稍蒸熟即可。

【功效】止血散瘀。

【主治】原发性肝癌有出血者。

【来源】《天然抗癌饮食》

·雪梨粥·

【组成】雪梨2个,粳米100克。

【用法】雪梨洗净,去核,切片,与粳米共煮粥。

【功效】生津补液,健脾开胃。

【主治】原发性肝癌所致津液不足、厌食症。

【来源】《天然抗癌饮食》

·山药核桃羹·

【组成】核桃仁20克,山药(干)30克,冰糖适量。

【用法】核桃仁炒香,将核桃仁、山药(干)共研成细末;将适量清水倒入锅内,烧开后,再入核桃仁粉、山药粉、冰糖,不断搅拌,待冰糖溶化、羹浓稠即可。

【功效】健脾益气,活血祛瘀。

【主治】原发性肝癌术后体虚或放疗期间体虚乏力者。

【来源】《天然抗癌饮食》

·张泽生经验方·

【组成】党参12克,当归9克,黄芪12克,白芍9克,三棱9克,莪术9克,醋柴胡9克,桃仁9克,炙穿山甲9克,木香9克,生鳖甲12克,青皮9克,陈皮9克,炙甘草6克,水红花子30克,川楝子9克,香附9克,枳壳9克,水蛭6克,半枝莲30克,白英30克,石见穿30克。

【用法】每日1剂,水煎,分早晚饭后半小时温服。

【功效】益气养血,活血化瘀,软坚消瘕。

【主治】原发性肝癌（气血亏虚、瘀血阻滞证）。

【来源】《肿瘤良方大全》

·常氏基本方·

【组成】柴胡10克，预知子30克，焦白术30克，鲜石斛10克，茵陈蒿30克，金钱草30克，垂盆草30克，莪术30克，三七30克，丹参15克，生薏苡仁30克，猪苓30克，茯苓30克，白花蛇舌草60克，猫人参90克，半枝莲30克，虎杖根30克，厚朴花30克，炒鸡内金24克，炙甘草15克。

【用法】每日1剂，水煎，分早晚饭后半小时温服。

【功效】疏肝健脾，解毒散瘀，扶正抗癌。

【主治】原发性肝癌（肝郁脾虚证）。

【来源】《治癌临证心法》

第二节　外用方

·肝癌膏药·

【组成】蟾蜍100克，白英100克，丹参100克，青黛500克，冰片200克，石膏250克，大黄180克，明矾120克，五倍子100克，黑矾60克，全蝎100克，蜈蚣100克，紫草300克，牵牛子300克，甘遂300克，水蛭60克，乳香150克，没药150克，夏枯草200克，黄丹200克。

【用法】共研细末，制成膏药，外敷肝区，7日一换。

【功效】清热解毒，活血化瘀，散结止痛。

【主治】原发性肝癌。

【来源】《肿瘤临证备要》

· 冰片酒 ·

【组成】冰片15克，白酒适量。

【用法】装瓶浸泡，用时棉棒蘸取此药酒，擦涂疼痛部位，约10~15分钟减轻。

【功效】清热止痛，开窍醒神。

【主治】原发性肝癌。

【来源】《中医单方全书》

· 臌胀消水方 ·

【组成】黄芪40克，莪术40克，薏苡仁30克，牵牛子50克，桃仁50克，红花50克。

【用法】常规水煎，浓缩呈稀粥状约150毫升。洗净腹壁，将浓缩药液敷于上至肋弓下缘，下至脐下2厘米处，盖纱布，待干燥后即可穿衣。每2日更换1次，一般外敷3~5次。

【功效】利水消肿，活血化瘀。

【主治】原发性晚期原发性肝癌腹水（脾虚血瘀证）。

【来源】中医杂志，1991，28（7）

· 肝癌止痛散 ·

【组成】麝香1.5克，冰片10克，三七20克，延胡索20克，乳香30克，没药30克，莪术30克。

【用法】将上方碾为细粉，混匀。将肝区或肝大的部位，用清水擦洗干净，取止痛散15克加少量酒精或甘油调成糊状，涂敷在肝区或肝肿块的痛点处，然后用纱布盖好，每日更换2次，10日为

1个疗程。

【功效】活血化瘀，消肿通络止痛。

【主治】原发性肝癌癌性疼痛（气滞血瘀证）。

【来源】山东中医药大学学报，1999，23（6）

❦· 消瘀止痛膏 ·❧

【组成】穿山甲3克，血竭3克，儿茶3克，郁金5克，川乌3克，草乌3克，细辛3克，白芷5克，延胡索15克，蟾酥0.2克，麻油适量。

【用法】选用大于肿瘤的膏药，在肝区相应的皮肤上，常规盐水擦拭干净，用干布拭干皮肤，将膏药加温揭开，贴敷在肝肿瘤相应的皮肤上，按压片刻，待膏药完全粘牢后即可。1周换1帖。

【功效】软坚化瘀，理气通络，消肿止痛。

【主治】中、晚期原发性肝癌疼痛（气滞血瘀证）。

【来源】中西医结合肝病杂志，1999，9（4）

❦· 软肝消肿止痛膏 ·❧

【组成】生马钱子6克，蟾酥0.4克，生芫花5克，水蛭5克，冰片5克，生大戟3克，青娘子5克，牙皂5克，麝香1克，血竭5克，乳香5克，没药15克，当归15克，白芍15克，山慈菇15克，生胆南星15克，白附子15克，麻油500克，桃丹200克。

【用法】上方诸药制成膏药外贴患处，1周换1次。

【功效】消肿止痛。

【主治】晚期原发性肝癌（气滞血瘀证）。

【来源】辽宁中医杂志，2001，28（12）

∾· 速效镇痛膏 ·∾

【组成】胆南星20克，生川乌20克，生附子20克，马钱子20克，乳香20克，没药20克，干蟾皮20克，芦根15克，穿山甲50克，雄黄30克，姜黄30克，山慈菇30克，皂角刺15克，麝香1克，冰片4.5克。

【用法】各研成极细末，混匀，用米脂和黑狗胆4：1比率调成糊状，摊于油纸上，贴敷肝区，并用胶布固定，2~3日换1次，10次为1个疗程。

【功效】清热解毒，活血化瘀，通络止痛。

【主治】原发性肝癌（血瘀热毒证）。

【来源】《孙桂芝实用中医肿瘤学》

∾· 消肿止痛膏 ·∾

【组成】制乳香30克，没药30克，龙胆草15克，煅寒水石60克，铅丹15克，冰片15克，密陀僧30克，干蟾皮30克，公丁香15克，雄黄15克，细辛15克，大黄30克，姜黄50克，生南星20克。

【用法】各为细末，和匀，用时取酌量药粉调入凡士林内，摊于纱布上，贴敷肿块部位，隔日一换。

【功效】消除肿块，止痛。

【主治】原发性肝癌，肝肿大，肝区疼痛。

【来源】中医杂志，1985，26（2）

∾· 肝癌止痛膏 ·∾

【组成】白花蛇舌草30克，夏枯草20克，丹参20克，延胡索20克，龙葵15克，蚤休12克，三棱15克，莪术15克，生乳香20

克，生没药20克，血竭5克，生川乌5克，冰片10克，砒霜0.03克，黄蜡10克，白蜡10克，米醋20毫升，凡士林10克。

【用法】将白花蛇舌草、夏枯草、丹参、延胡索、龙葵、蚤休、三棱、莪术、生乳没、血竭、生川乌等按比例水煎，去渣取汁，入米醋、猪胆汁适量，煎汁熬成糊状，加黄白蜡适量，溶化后放入凡士林、冰片、血竭、砒霜等适量，收膏即成。用时将药膏均匀涂于敷料上，厚度为0.2~0.3厘米，大小为10厘米×15厘米，外敷于肝区即可。每次外敷8~10小时，隔日1次，4周为1个疗程。

【功效】活血祛瘀，行气止痛。

【主治】原发性肝癌癌痛（气滞血瘀证）。

【来源】河南中医，2004，24（9）

ᨑ · 癌理通膏 · ᨒ

【组成】白药膏1帖，蟾酥0.5克，制马钱子10克，毛麝香30克，寮刁竹30克，大梅片3克。

【用法】马钱子用童子尿浸渍，毛麝香用乙醇提取，余药研末，与白药膏调匀制成膏剂。

【功效】散结消肿止痛。

【主治】原发性肝癌骨转移引起的疼痛。

【来源】陕西中医，2004，25（3）

ᨑ · 双柏散 · ᨒ

【组成】大黄，侧柏叶，黄柏，薄荷，泽兰。

【用法】上药侧柏叶2份，大黄2份，泽兰1份，黄柏1份，薄荷1份，配药后共研细末。取200克双柏散加等分量的开水和20克蜂蜜调成糊状，置于微波炉中加热，待凉至45℃左右时外敷于局部肝区疼痛部位，并用纱布覆盖固定，持续外敷6小时，每天1次。

【功效】凉血消癥。

【主治】轻度原发性肝癌癌性疼痛。

【来源】《肿瘤中医外治法》

⌘·消瘤止痛外敷散·⌘

【组成】青黛40克，雄黄30克，明矾30克，芒硝10克，制乳香50克，制没药50克，冰片10克，蟾蜍20克，麝香2克。

【用法】上药除芒硝、麝香外，共研细末，再加入芒硝搅匀，分成15份，每取1份，用50%以上白酒和红醋将其调成糊状，取1/15份麝香均匀撒在药面上。将消瘤止痛外敷散于肿瘤体表投影区外敷，每日换药1次。

【功效】散结消肿止痛。

【主治】中晚期原发性肝癌癌痛。

【来源】江西中医药，2006，37（12）

⌘·蟾乌散·⌘

【组成】蟾酥50克，生川乌头50克，延胡索20克，丁香20克，乳香20克，没药20克，细辛20克，生半夏20克，冰片20克。

【用法】上药共研细末，过200目筛。用蛋清、适量陈醋调匀，使之成稠粥状即可。先用温水擦净疼痛部位，取配制好的蟾乌散约100克，敷于疼痛部位，厚约0.3厘米，超出疼痛范围1厘米，外用纱布及胶布固定。

【功效】活血祛瘀，行气止痛。

【主治】原发性肝癌癌性疼痛（气滞血瘀证）。

【来源】河北中医，2008，30（11）

～・ 癌痛围腰带 ・～

【组成】白花蛇舌草15克，半枝莲15克，三棱10克，莪术10克，蜈蚣5条，土鳖虫10克，乳香10克，没药10克，丹参10克，红花10克，大黄10克，麝香1.5克。

【用法】癌痛围腰带由围腰带、药袋组成。药物研末，药袋采用透气性较好的无纺布和棉布缝制。围腰带采用棉布缝制，其尺寸大小及松紧度应根据患者的腰围而定，做到患者佩带舒适。将癌痛围腰带置于脐部，每10天更换药袋1次，连续使用。

【功效】活血祛瘀，散结止痛。

【主治】原发性肝癌癌性疼痛瘀血内阻证。

【来源】四川中医，2005，23（8）

～・ 姜夏脐疗方 ・～

【组成】法半夏，砂仁，生姜。

【用法】将半夏、砂仁，捣碎研磨纱袋分装，生姜捣烂取汁。将中药粉末（0.6~1克/次）与姜汁调成糊状，外敷神阙穴（肚脐），轻按压后用医用胶布作十字形固定，勿令外漏，每24小时更换，7天为1个疗程。局部皮肤溃破者禁用。

【功效】和胃止呕。

【主治】原发性肝癌本身或放化疗引起的恶心呕吐（湿浊中阻证）。

【来源】《肿瘤补充替代疗法——中医药治疗》

～・ 甘遂逐水贴敷方 ・～

【组成】甘遂，生姜。

【用法】将生甘遂捣碎研磨纱袋分装，生姜捣烂取汁。将中药粉末（0.6克~1克/次）与姜汁调成糊状，外敷神阙穴（肚脐），轻按压后用医用胶布作十字形固定，勿令外漏，每24小时更换，5~7天为1个疗程。局部皮肤溃破者禁用。

【功效】峻下逐水。

【主治】原发性肝癌晚期或肝转移瘤引起腹水或双下肢水肿者（水湿内盛证）。

【来源】《肿瘤补充替代疗法——中医药治疗》

中药镇痛Ⅰ号外用方

【组成】延胡索80克，血竭80克，丹参80克，红花80克，乌药80克，土鳖虫20克，蚤休80克，冰片10克。

【用法】将上述药物混合，加入75%酒精至高出药物表面10厘米，浸泡30天后，以纱布过滤，取滤液备用。使用时用棉签蘸少量液体外涂，或用纱布蘸少量液体后覆盖于疼痛处。局部溃破或术口处禁用。

【功效】活血止痛。

【主治】原发性肝癌引起的疼痛（瘀血内阻证）。

【来源】《肿瘤补充替代疗法——中医药治疗》

肝癌止痛膏

【组成】活癞蛤蟆1只（去内脏），雄黄30克。

【用法】将雄黄放入蛤蟆腹内加温水少许调成糊状，贴敷在肝区疼痛明显处（癞蛤蟆腹部贴至患者痛处），然后固定。冬天24小时换药1次，夏天6~8小时换药1次。

【功效】化瘀破癥，解毒止痛。

【主治】原发性肝癌性疼痛（瘀毒内阻证）。

【来源】《名医外治妙方》

～·蟾蒜方·～

【组成】蟾蜍3只，大蒜1枚。

【用法】将蟾蜍剥取其皮，大蒜捣烂后涂在蟾蜍皮上，备用，外敷痛处。

【功效】解毒消肿，行气止痛。

【主治】原发性肝癌疼痛（热毒内盛证）。

【来源】《名医外治妙方》

～·加减金黄散·～

【组成】大黄50克，姜黄50克，黄柏50克，朴硝50克，芙蓉叶50克，冰片20克，生南星20克，乳香20克，没药20克，雄黄30克，天花粉100克。

【用法】研末和匀，加水调成厚糊状摊于油纸上，厚约5毫米，外敷疼痛处。

【功效】解毒活血，化痰散结。

【主治】晚期原发性肝癌疼痛（热壅血瘀、痰气交阻证）。

【来源】《中国民间外治独特疗法》

～·镇痛膏·～

【组成】蟾酥0.2克，马钱子5克，生川乌5克，生南星5克，姜黄5克，冰片5克。

【用法】按照传统方法制成硬膏，贴敷患处，5~7日更换1次。

【功效】行气活血，通络止痛。

【主治】原发性肝癌晚期剧烈疼痛。

【来源】《中国民间外治独特疗法》

·解毒膏·

【组成】金钱蛇2条，壁虎2条，牛黄1克，羚羊角粉1克，麝香少许，黄蜡100克，麻油500克。

【用法】先用麻油将金钱蛇、壁虎炸至焦黄，去渣，入黄蜡收膏，再将牛黄、羚羊角粉、麝香等倒入搅匀，可以直接涂于患处，也可口服，每日一小勺。

【功效】解毒镇痛。

【主治】原发性肝癌晚期剧烈疼痛。

【来源】《中国民间外治独特疗法》

·癌痛膏·

【组成】昆布200克，海藻200克，灵芝200克，郁金200克，香附200克，白芥子200克，鳖甲200克，大戟150克，甘遂150克，马钱子100克，蜈蚣100条，全蝎120克，蟾酥80克，鲜桃树叶10千克。

【用法】加水50升，放入大锅内，大火煎3小时，滤出桃树叶，再煎2小时，得药汁浓缩成膏状，用时将药膏涂于布上，再把麝香0.12克洒在膏药上，外敷。

【功效】软坚散结，祛瘀止痛。

【主治】原发性肝癌疼痛。

【来源】《中国民间外治独特疗法》

·敷脐方·

【组成】穿山甲100克，乳香20克，没药20克，鸡矢藤挥发油

0.5毫升，冰片少许。

【用法】乳香、没药浸入乙醇500毫升中，穿山甲研末，加入乳香、没药浸液70毫升，烘干，再加入鸡矢藤挥发油、冰片，食醋调敷肚脐。

【功效】通络镇痛。

【主治】原发性肝癌晚期疼痛。

【来源】《中国民间外治独特疗法》

消瘤止痛散

【组成】丁香18克，法半夏18克，桂枝18克，夏枯草12克，山慈姑12克，厚朴12克，枳实12克，延胡索10克，䗪虫10克，肉桂9克，干姜9克、全蝎9克，木香6克，砂仁6克，血竭2克。

【用法】取适量黄酒、姜汁浸泡24小时，调成糊状，采用无菌纱布包成药包后固定于无菌敷料上，使用时加热至患者的耐受温度为准，贴敷面积略大于疼痛面积，然后敷于与疼痛相对应的体表部位（阿是穴），每次6小时，每日2次，连续使用7天为1个疗程。

【功效】温通理气，软坚散结，通络止痛。

【主治】原发性肝癌晚期癌痛。

【来源】安徽中医药大学学报，2020，39（2）

化瘀止痛膏

【组成】山慈菇5克，莪术3克，雄黄0.5克，土鳖虫3克，三七3克，大黄5克，蟾酥0.1克，硼砂3克，大戟3克，冰片5克，麝香0.3克，黑膏药肉50克。

【用法】上药共制为膏药，每张膏药的规格为25厘米×15厘米，用2块膏药在患者右侧前后胁围处外敷，每周更换1次。

【功效】活血化瘀，软坚散结。

【主治】原发性肝癌中晚期。

【来源】《古今治癌偏方精选》

·雄黄散吸入方·

【组成】雄黄、朱砂、五倍子、山慈姑各等份。

【用法】共研极细粉，吸入疗法，每次0.5~1克。

【功效】解毒化瘀，消瘀散结。

【主治】原发性肝癌。

【来源】《民间偏方》

·雄黄白矾糊·

【组成】雄黄60克，白矾60克，青黛60克，皮硝60克，乳香60克，没药60克，血竭30克，冰片10克。

【用法】共为细末，猪胆汁、食醋各半调成糊状，外敷患处，日换1次。

【功效】活血祛瘀，解毒止痛。

【主治】原发性肝癌晚期疼痛。

【来源】《民间偏方》

·山甲珠糊·

【组成】山甲珠30克，蜈蚣30克，制乳香10克，制没药10克，生天南星10克，白僵蚕10克，制半夏10克，朴硝10克，红芽大戟20克，甘遂15克，蟾酥2克，麝香2克，酌加少量铜绿、阿魏。

【用法】共为细末，瓷瓶收贮，视肿块大小取药粉，调凡士林摊于纱布上，贴敷肿块部位，用胶布固定，每日1换。

【功效】软坚散结，止痛。

【主治】原发性肝癌。

【来源】《民间偏方》

～·　火硝明矾糊　·～

【组成】火硝9克，明矾9克，黄丹3克，麝香3克，胡椒18克，醋适量。

【用法】将前5味共研为细末，和醋调匀成糊状，外敷于两足涌泉穴。

【功效】止痛。

【主治】原发性肝癌及各种癌症疼痛。

【来源】《民间偏方》

～·　止痛酊剂　·～

【组成】冰片30克，白酒500克。

【用法】使用时将药液外涂肝区疼痛处，每日可使用10余次。

【功效】祛瘀止痛。

【主治】原发性肝癌疼痛。

【来源】《癌症中医特色治疗与调养》

～·　消积止痛膏　·～

【组成】樟脑，阿魏，丁香，山柰，白蚤休，藤黄各等量。

【用法】研为细末，用时将药末混匀撒在胶膏上外敷于患处，同时局部用60℃左右的热毛巾在药膏上敷半个小时，注意勿烫伤皮肤，每日热敷3次，5~7日换药一次。

【功效】消积止痛。

【主治】原发性肝癌疼痛。

【来源】《癌症中医特色治疗与调养》

❧ · 如意金黄散 · ❧

【组成】天花粉5000克，黄柏2500克，姜黄2500克，白芷2500克，大黄2500克，厚朴1000克，陈皮1000克，甘草1000克，苍术1000克，天南星1000克。

【用法】研末，用酒或水调敷。或用凡士林与金黄散按4：1比例，调匀成膏，敷于疼痛处。

【功效】清热解毒，活血止痛。

【主治】原发性肝癌疼痛。

【来源】《癌症中医特色治疗与调养》

❧ · 直肠净化液 · ❧

【组成】黄芪30克，蒲公英25克，丹参15克，海藻15克，大黄10克，红花5克。

【用法】将上药加水煎煮4次，每次1小时，过滤，合并滤液，浓缩成稠膏，加95%乙醇，使含醇量达到65%。放置12小时，过滤，回收乙醇至无醇味，加蒸馏水适量，再加防腐剂，分装，高压消毒即成，上药量共制成250毫升净化液。每次250毫升，每日2次，连用5日，保留灌肠。

【功效】清热活血，通腑泄浊。

【主治】晚期肝癌并腹水。

【来源】《癌症中医特色治疗与调养》

❧· 甘遂敷脐方 ·❧

【组成】甘遂1.5克，麝香0.5克。

【用法】研末，调敷贴脐窝，每日1次。

【功效】泻水逐饮，消肿散结。

【主治】原发性肝癌腹水。

【来源】《癌症中医特色治疗与调养》

❧· 雄黄白矾外贴方 ·❧

【组成】雄黄30克，白矾30克。

【用法】研末，用面粉调成糊，摊在纱布上，外贴肝区部位，用胶布固定，2日换1次药。

【功效】解毒止痛。

【主治】原发性肝癌胁肋痞块。

【来源】《应用千百年的名间偏方》

第九章 肝肾综合征

肝肾综合征是指发生严重肝病时出现的功能性急性肾功能衰竭，临床上病情呈进行性发展，又称功能性肾功能衰竭。肝肾综合征常见于重症肝炎、失代偿期肝硬化或继发性晚期肝癌衰竭时，由于出现大量腹腔积液，使有效循环血容量不足，加上内毒素血症、前列腺素减少等因素，导致本病。

中医认为其病因病机为时邪外袭，湿热毒邪内蕴，下注膀胱，或久病伤阳，寒湿内阻，膀胱气化不利。临床辨治可分为脾肾阳虚、水湿泛滥，肝郁气滞、水湿内阻，肝肾阴虚、湿热互结等类型，可参考中医"水肿""关格"等治疗。

第一节 内服方

～・ 柴胡疏肝散合胃苓汤加减 ・～

【组成】柴胡9克，白芍12克，川芎6克，香附9克，苍术9克，白术12克，厚朴9克，茯苓12克，泽泻9克，砂仁（后下）6克，车前子（包煎）12克。

【用法】每日1剂，水煎服。

【功效】疏肝解郁，健脾利湿。

【主治】肝肾综合征（肝郁气滞、水湿内阻证）。

【来源】《中医临床诊疗指南释义——肝胆病分册》

❧ · 附子理中汤合五苓散加减 · ❧

【组成】附子（先煎）6克，党参12克，白术12克，干姜6克，肉桂3克，泽泻9克，茯苓12克，车前子（包煎）12克，大腹皮9克。

【用法】每日1剂，水煎服。

【功效】健脾温肾，化气行水。

【主治】肝肾综合征（脾肾阳虚、水湿泛滥证）。

【来源】《中医临床诊疗指南释义——肝胆病分册》

❧ · 一贯煎合茵陈汤加减 · ❧

【组成】北沙参9克，麦冬12克，生地黄12克，枸杞子12克，泽泻15克，猪苓12克，茯苓12克，茵陈（后下）12克，大黄9克，栀子9克，滑石18克。

【用法】每日1剂，水煎服。

【功效】滋养肝肾，清热祛湿。

【主治】肝肾综合征（肝肾阴虚、湿热内阻证）。

【来源】《中医临床诊疗指南释义——肝胆病分册》

❧ · 黄连温胆汤合温脾汤加减 · ❧

【组成】人参（单煎）9克，大黄（后下）9克，黄连4.5克，姜半夏9克，生姜6克，茯苓12克，竹茹9克。

【用法】每日1剂，水煎服。

【功效】扶正降浊，和胃止呕。

【主治】肝肾综合征（浊毒壅滞、胃气上逆证）。

【来源】《中医临床诊疗指南释义——肝胆病分册》

❧ · 犀角地黄汤合羚羊钩藤汤加减 · ❧

【组成】水牛角（先煎）30克，羚羊角粉（冲服）0.6克，生地黄12克，牡丹皮12克，钩藤（后下）12克，菊花9克，赤芍12克，白芍12克，竹茹9克，地龙9克，茯神12克，甘草6克。

【用法】每日1剂，水煎服。

【功效】凉血清热，息风止痉。

【主治】肝肾综合征（邪陷心肝、血热风动证）。

【来源】《中医临床诊疗指南释义——肝胆病分册》

～·三七炖甲鱼·～

【组成】三七粉3克，甲鱼100克，生姜6克，大枣5克。

【用法】加水约200毫升，放入瓦盅内炖熟，油盐调味。

【功效】养阴活血。

【主治】肝肾综合征缓解后肝硬化或慢性迁延性肝炎。

【来源】《中医临床诊疗指南释义——肝胆病分册》

～·冬虫草炖乌龟·～

【组成】冬虫夏草3~6克，乌龟或金钱龟1只，生姜6克，蜜枣10克。

【用法】加水约200毫升，放入瓦盅内炖熟，油盐调味。

【功效】补肾养阴。

【主治】肝肾综合征缓解后肝阴不足证。

【来源】《中医临床诊疗指南释义——肝胆病分册》

～·健脾补肾方·～

【组成】黄芪30克，丹参15克，柴胡10克，当归12克，白芍12克，枳壳15克，白术30克，巴戟天10克，砂仁6克，甘草10克。

【用法】水煎取汁300毫升，分早晚2次服。

【功效】健脾补肾，疏肝理气，活血化瘀。

【主治】肝硬化并发肝肾综合征。

【来源】现代中医药，2013，33（3）

·加减启峻汤·

【组成】制附子（先煎）9克，肉桂6克，黄芪30克，党参24克，淫羊藿15克，肉苁蓉15克，熟地30克，山萸肉12克，山药18克，茯苓24克，车前子（包）30克，陈皮9克，生麦芽30克，砂仁（后下）6克。

【用法】每日1剂，水煎口服或鼻饲。

【功效】峻补真阳，疏启脾运。

【主治】肝肾综合征（阳微水泛证）。

【来源】中国中西医结合肾病杂志，2013，7（6）

·左归丸·

【组成】熟地120克，山萸肉12克，山药18克，首乌24克，龟板（先煎）30克，肉苁蓉15克，楮实子30克，泽兰30克，陈皮9克，生麦芽30克，砂仁（后下）6克。

【用法】每日1剂，水煎口服或鼻饲。

【功效】补真阴，化气利水。

【主治】肝肾综合征（阴亏湿聚者证）。

【来源】中国中西医结合肾病杂志，2013，7（6）

第二节　外用方

·大蒜外敷方·

【组成】大蒜120克，芒硝60克。

【用法】搅烂，外敷肋脊角和肾区。

【功效】利水消肿。

【主治】肝癌并发肝肾综合征。

【来源】《中华肿瘤治疗大成》

·黄附牡蛎汤·

【组成】生大黄30克，附子30克，牡蛎15克。

【用法】浓煎成150~200毫升，保留灌肠，每日1次。

【功效】利水消肿。

【主治】肝癌并发肝肾综合征。

【来源】《中华肿瘤治疗大成》

·经验方·

【组成】大黄30克，槐米30克，金银花30克，蒲公英30克，煅牡蛎30克。

【用法】常规煎煮2次，混合后过滤，约200毫升。患者右侧卧位，臀部抬高，以甘露醇1200毫升灌肠，清洁肠道，随后将肛管插入肛门2厘米左右，将药液保留灌肠30~60分钟后自然排出，每日1次。

【功效】利水解毒。

【主治】肝肾综合征。

【来源】《中医临床诊疗指南释义——肝胆病分册》

第十章　肝性脑病

肝性脑病又称肝昏迷，是指严重肝病引起的、以代谢紊乱为基础的中枢神经系统功能失调的综合征，其主要临床表现是意识障碍、行为失常和昏迷。肝性脑病的原发疾病多为急、慢性严重肝病或门—体静脉分流。目前认为氨中毒是其发病的较为关键因素，其次为γ—氨基丁酸及苯二氮卓、内源性阿片肽等。

中医认为其病位在心脑，与肝、脾有关，病久及肾，多为虚实夹杂证。标实多为气滞、痰凝、瘀毒，本虚多为正气虚弱、肝肾阴虚。临床辨治可分为热毒伤肝、阴虚风动，瘀血痰浊、闭阻清窍，脏腑虚极、肝肾阴竭等类型。可参考中医"郁证""昏迷""癫狂"等治疗。

第一节　内服方

养阴利湿平肝方

【组成】板蓝根30克，茵陈60克，栀子10克，大黄30克，羚羊角（另炖）10克，生地15克，银花30克，连翘15克，玄参12克，麦冬15克，丹参20克，菖蒲15克，远志12克，灯芯草5克。

【用法】每日1剂，水煎服。

【功效】清热利湿，凉血解毒，养阴平肝，息风开窍。

【主治】肝性脑病（阴虚湿热证）。

【来源】山西中医，1989，13（2）

清解利湿开窍方

【组成】大青叶20克，板蓝根30克，生地20克，玄参15克，丹参30克，银花30克，连翘15克，黄连10克，丹皮12克，菖蒲15克，远志10克，牛黄3克（冲），车前子30克，泽泻15克，茵陈60克，羚羊角6克，甘草6克。

【用法】每日1剂，水煎服。

【功效】清热利湿，凉血解毒，平肝息风，醒脑开窍。

【主治】肝性脑病（湿热毒邪证）。

【来源】山西中医，1989，13（2）

化湿泻浊醒脑汤

【组成】茵陈60克，栀子10克，郁金12克，黄芩10克，半夏10克，茯苓10克，车前子30克，白茅根30克，虎杖20克，黑丑10克，白丑10克，大黄20克，川朴30克，木香10克，黄柏15克，黄连6克，连翘6克，甘草6克。

【用法】每日1剂，水煎服。

【功效】清利湿热，泻浊解毒，开窍醒脑。

【主治】肝性脑病（湿痰内盛证）。

【来源】山西中医，1989，13（2）

清利化痰开窍方

【组成】茵陈60克，栀子10克，大黄30克，郁金15克，虎杖30克，蒲公英30克，白术30克，茯苓30克，猪苓20克，泽泻30克，车前子30克，甘草3克，焦山楂10克，焦神曲10克，焦麦芽10克，陈皮10克，半夏10克，丹参30克，芒硝（冲）15克。

【用法】每日1剂，水煎服。

【功效】清热利湿，泻浊排毒，活血化瘀，化痰开窍。

【主治】肝性脑病（湿热毒瘀痰结证）。

【来源】山西中医，1989，13（2）

❀·牛角解毒汤·❀

【组成】水牛角（先煎）30克，黄连10克，大黄15~30克，栀子15克，丹皮10克，玄参15克，板蓝根20克，石菖蒲10克，生地20克，赤芍30克，地龙10克，郁金10克，牛黄（分2次冲服）1克，珍珠粉（分2次冲服）2克。

【用法】每日1~2剂，水煎服或鼻饲。

【功效】清热解毒，凉血敛阴，开窍醒神。

【主治】肝性脑病（热毒炽盛、邪陷心包证）。

【来源】《乙型肝炎良方1500首》

❀·除湿醒脑汤·❀

【组成】栀子15克，金钱草30克，大黄（后下）15克，茵陈30克，赤芍30~60克，郁金10克，玄参15克，丹皮10克，竹沥（兑服）10~30毫升，石菖蒲10克，黄连6克，牛黄（冲服）1克。

【用法】每日1~2剂，水煎服或鼻饲。

【功效】清热利湿，凉血解毒，开窍醒脑。

【主治】肝性脑病（湿热熏蒸、上扰心神证）。

【来源】《乙型肝炎良方1500首》

❀·涤痰醒脑汤·❀

【组成】半夏10克，郁金15克，黄连10克，竹沥30毫升（兑服），栀子15克，石菖蒲10克，川贝母10克，牛黄（冲服）1克，枳实10克，虎杖30克，胆南星10克，远志6克。

【用法】每日1~2剂，水煎服或鼻饲。

【功效】清热化痰，开窍醒脑。

【主治】肝性脑病（痰热内盛、蒙闭清窍证）。

【来源】《乙型肝炎良方1500首》

涤痰汤加减

【组成】石菖蒲10克，郁金15克，竹沥10克，半夏10克，苍术10克，胆南星15克，枳实10克，厚朴15克，藿香10克，茯苓15克，佩兰10克，牛黄（分2次冲服）1克，沉香6克，远志6克。

【用法】每日1~2剂，水煎服或鼻饲。

【功效】芳香化湿，泄浊开窍。

【主治】肝性脑病（湿浊蒙蔽、清窍不利证）。

【来源】《乙型肝炎良方1500首》

桃承醒脑汤

【组成】桃仁15克，桂枝10克，大黄（后下）10克，芒硝（冲服）10克，甘草6克，地龙10克，红花10克，川芎6克，郁金15克，石菖蒲10克，土鳖虫6克。

【用法】每日1~2剂，水煎服或鼻饲。

【功效】活血化瘀，泻浊排毒，通络开窍。

【主治】肝性脑病（血结瘀阻、清窍失灵证）。

【来源】《乙型肝炎良方1500首》

参麦醒神汤

【组成】西洋参15克，太子参30克，麦冬30克，五味子10

克，山萸肉10克，熟地15克，丹参15克，牡蛎（先煎）20克，龟
板胶（溶兑）15克，鳖甲胶（溶兑）15克。

【用法】每日1~2剂，水煎服或鼻饲。

【功效】益气生津，救阴敛阳。

【主治】肝性脑病（气阴两竭、神志昏愦证）。

【来源】《乙型肝炎良方1500首》

～· 营血濡脑汤 ·～

【组成】当归15克，川芎10克，白芍20克，熟地15克，桑椹
子20克，阿胶10克，地龙10克，鸡血藤10克，何首乌15克，紫
河车（研冲）6克，石菖蒲10克。

【用法】每日1~2剂，水煎服或鼻饲。

【功效】养血补血，补脑醒神。

【主治】肝性脑病（血枯失濡证）。

【来源】《乙型肝炎良方1500首》

～· 回阳固脱汤 ·～

【组成】人参30克，附子（先煎）30克，肉桂10克，黄芪15
克，白芍15克，五味子10克，干姜10克，龙骨（先煎）20克，牡
蛎（先煎）20克，炙甘草10克。

【用法】每日1~2剂，水煎服或鼻饲。

【功效】益气固脱，回阳救逆，敛阴扶阳。

【主治】肝昏迷（阳气衰竭、阴阳欲绝证）。

【来源】《乙型肝炎良方1500首》

～· 桂枝加大黄汤加味 ·～

【组成】大黄15克，桂枝6克，白芍12克，姜半夏9克，佩兰

叶9克，甘草4.5克，生姜3片，大枣4枚。

【用法】每日1剂，水煎服。

【功效】升阳举陷，调和营卫，通腑泄浊，表里双解。

【主治】乙肝之重症肝炎，亚急性重症肝炎，肝硬化肝癌之昏迷前期。

【来源】浙江中医杂志，1985，（2）

通腑解毒清窍汤

【组成】大黄（后下）30克，虎杖24克，板蓝根15克，连翘15克，黄连9克，栀子9克，枳实9克。

【用法】每日1剂，水煎服。

【功效】通下泄浊，清热解毒，利湿清窍。

【主治】乙肝之重症肝炎，亚急性重症肝炎，肝硬化肝癌之昏迷前期。

【来源】浙江中医杂志，1985，（2）

解毒凉血清窍汤

【组成】水牛角（先煎）45克，鲜生地30克，茵陈30克，鲜酢浆草60克，鲜车前草120克，大黄15克，赤芍15克，人工牛黄粉（冲服）3克。

【用法】每日1剂，水煎服。

【功效】清热解毒，凉血化瘀，利湿退黄，醒脑开窍。

【主治】乙肝之急黄（重症肝炎）、亚急性重症肝炎，肝硬化肝癌之热毒炽盛昏迷前期。

【来源】浙江中医杂志，1985，（2）

❧· 渗利水毒清窍汤 ·❧

【组成】茯苓皮30克，连翘15克，赤小豆15克，滑石15克，栀子9克，花粉9克，通草6克，淡豆豉3克，紫雪丹4克。

【用法】每日1剂，水煎服，另服紫雪丹每次1克，6小时1次。

【功效】清热利湿，解毒清窍。

【主治】乙肝之重症肝炎、亚急性重症肝炎、肝硬化肝癌之昏迷前期。

【来源】浙江中医杂志，1985，（2）

❧· 化痰开窍醒神汤 ·❧

【组成】天麻6克，胆南6克，陈皮6克，远志6克，白术12克，郁金9克，石菖蒲9克，半夏9克，茯苓9克，枳实3克。

【用法】每日1剂，水煎服。

【功效】理气化痰，开窍醒神。

【主治】慢性乙肝、肝硬化肝癌之昏迷前期。

【来源】浙江中医杂志，1985，（2）

❧· 补脾益神固脱汤 ·❧

【组成】红参（另炖）6克，砂仁6克，陈皮6克，白术12克，茯苓12克，石菖蒲12克，半夏9克，藿香9克，藿梗9克，炙甘草3克，茵陈30克。

【用法】每日1剂，水煎服。

【功效】益气健脾，化浊开窍，益神醒脑。

【主治】慢性乙肝、肝硬化肝癌之昏迷前期。

【来源】浙江中医杂志，1985，（2）

❧ · 育阴潜阳方 · ❧

【组成】西洋参3克，北沙参15克，大麦冬12克，大生地30克，赤芍药粉10克，丹皮10克，生牡蛎30克，生龙骨30克，生赭石30克（先煎），附片2.5克，干姜2.5克，生甘草10克。

【用法】每日1剂，水煎服。

【功效】育阴潜阳，凉血活血。

【主治】乙型肝炎、肝硬化之肝昏迷。

【来源】江苏中医杂志，1987，（2）

第二节 外用方

❧ · 槐花灌肠方 · ❧

【组成】煅牡蛎45克，槐花20克，生大黄15克，熟附子15克。

【用法】浓煎取汁150毫升，睡前直肠高位灌肠，保留2小时以上，10次为1个疗程。

【功效】温肾泄浊。

【主治】原发性肝癌伴发肝性脑病。

【来源】《癌症中医特色治疗与调养》

第十一章　肝脓肿

肝脓肿是细菌、真菌或阿米巴原虫等多种微生物引起的肝脏化脓性病变，其中细菌性肝脓肿最为常见。肝脓肿主要表现为寒热往来、寒战高热或低热，肝区疼痛、随深呼吸及体位移动而剧增等症状。

中医认为其主要病因病机为感受外邪、饮食不节、情志失调等导致热毒痰瘀、化腐成脓，脓毒又可伤正，正虚而邪实。临床辨治可分为湿热内蕴、气滞血瘀、肝郁热毒、毒入营血、余毒未清等证型，可参考中医"胁痛""黄疸""肝痈"等治疗。

内服方

·白头翁汤·

【组成】白头翁15克，黄柏12克，黄连6克，秦皮12克。

【用法】每日1剂，水煎，分早晚温服。

【功效】清热解毒，凉血消脓。

【主治】肝脓肿（热毒成脓证）。

【来源】《肝胆病名方》

·柴胡清肝汤·

【组成】柴胡6克，青皮6克，郁金6克，皂刺6克，乳香6克，黄芩9克，生山栀9克，川楝子9克，青黛9克，连翘15克，紫草

15克，生甘草3克。

【用法】每日1剂，水煎，分2次温服，10~14天为1个疗程。

【功效】养血清火，疏肝散结。

【主治】肝脓肿初期。

【来源】福建中医药，1982，（1）

❦ ·养胃汤 · ❧

【组成】生地12克，麦冬12克，连翘12克，北沙参12克，玉竹12克，石斛12克，竹叶9克，生甘草3克。

【用法】每日1剂，水煎，分2次温服，10~14天1个疗程。

【功效】益气养阴，清热解毒。

【主治】肝脓肿后期。

【来源】福建中医药，1982，（1）

❦ ·补中益气汤加减 · ❧

【组成】黄芪30克，白术10克，陈皮10克，党参10克，柴胡10克，升麻6克，炙草6克，当归10克。

【用法】每日1剂，水煎，分2次温服，10~14天1个疗程。

【功效】补中益气，升阳举陷。

【主治】肝脓肿（脾胃虚弱证）。

【来源】福建中医药，1982，（1）

❦ ·大黄牡丹汤 · ❧

【组成】大黄18克，牡丹9克，桃仁12克，冬瓜子30克，芒硝9克。

【用法】每日1剂，水煎，分早晚温服，大黄与他药同煎，后入芒硝。

【功效】泻热破瘀，散结消肿。

【主治】肝脓肿（湿热瘀滞证）。

【来源】《肝胆病名方》

～∽・ 复元活血汤 ・∽～

【组成】柴胡15克，瓜蒌根9克，当归9克，红花6克，甘草6克，穿山甲炮6克，大黄（酒浸）30克，桃仁（酒浸，去皮尖，研如泥）9克。

【用法】共为粗末，每服30克，加黄酒30毫升。每日1剂，水煎，分早晚温服或加水3/4、黄酒1/3同煎，空腹温服，用量按原方比例酌减。

【功效】活血化瘀，疏肝通络。

【主治】肝脓肿（瘀血阻滞证）。

【来源】《肝胆病名方》

～∽・ 薏苡附子败酱散 ・∽～

【组成】薏苡仁30克，附子（先煎）6克，败酱草15克。

【用法】每日1剂，水煎，分早晚温服。

【功效】排脓消肿。

【主治】脓肿脓成日久（邪滞正虚证）。

【来源】《肝胆病名方》

～∽・ 仙方活命饮 ・∽～

【组成】白芷3克，贝母6克，防风6克，赤芍药6克，当归尾6克，甘草6克，炒皂角刺6克，炙穿山甲6克，天花粉6克，乳香

6克，没药6克，金银花9克，陈皮9克。

【用法】每日1剂，水煎，分早晚温服，或水酒各半煎服。

【功效】清热解毒，消肿溃坚，活血止痛。

【主治】肝脓肿（阳证）之痈肿初起。

【来源】《肝胆病名方》

·苇茎汤·

【组成】苇茎60克，薏苡仁30克，瓜瓣24克，桃仁9克。

【用法】每日1剂，水煎，分早晚温服。

【功效】清热解毒化痰，逐瘀排脓。

【主治】肝脓肿（热毒壅滞、痰瘀互结证）。

【来源】《肝胆病名方》

·五味消毒饮·

【组成】银花25克，野菊花15克，蒲公英15克，紫花地丁15克，紫背天葵子15克。

【用法】每日1剂，水煎，分早晚温服。

【功效】清热解毒，消散疔肿。

【主治】肝脓肿（火毒结聚证）。

【来源】《肝胆病名方》

·龙胆泻肝汤·

【组成】龙胆草50克，金银花50克，连翘9克，北柴胡9克，山甲珠9克，黄芩9克，栀子9克，赤芍9克，延胡索9克，黄连6克，甘草9克。

【用法】每日1剂，水煎，分3~5次服用。

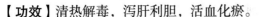

【功效】清热解毒，泻肝利胆，活血化瘀。

【主治】肝脓肿。

【来源】《肝胆病名方》

清肝托脓汤

【组成】败酱草30克，苡米30克，皂角刺15克，合欢皮15克，金钱草50克，延胡索10克。

【用法】每日1剂，水6碗，煎开25~30分钟，取汁3~4碗，每次服1碗，每日3~4次。

【功效】清热祛湿，凉血解毒。

【主治】急性肝脓肿。

【来源】湖北中医杂志，1995，17（3）

化瘀解毒汤

【组成】金银花30克，蒲公英30克，紫草30克，白花蛇舌草30克，薏苡仁30克，牡丹皮15克，大黄15克，赤芍15克，黄连10克，乳香10克，枳壳10克，皂角刺10克，炮穿山甲（代）10克。

【用法】每日1剂，水煎服。

【功效】祛逐邪毒，温通腠理，调和气血。

【主治】肝脓肿。

【来源】江西中医药，2000，31（4）

加味大黄牡丹汤

【组成】大黄（后下）10克，丹皮10克，桃仁10克，苡米30克，冬瓜仁20克，芒硝（冲）6克，黄柏10克，苍术10克，生石膏30克，银花30克。

【用法】每日1剂，水煎服。

【功效】活血化瘀，清热解毒，祛湿排脓。

【主治】细菌性肝脓肿。

【来源】北京中医药大学学报，1994，17（1）

∽·经验方1·∾

【组成】蒲公英30克，银花12克，桃仁泥10克，生米仁15克，皂角刺9克，炮山甲12克。

【用法】取诸味药加适量水共煎，第1次沸后微火再煎20分钟，第2次微火煎15分钟，合并2次煎液约400毫升，分早晚2次服用。

【功效】清热解毒，软坚排脓。

【主治】细菌性肝脓肿。

【来源】《常见病精选验方解》

∽·经验方2·∾

【组成】白头翁30克，蒲公英30克，野菊花15克，生米仁15克，银花15克，生甘草3克，鸦胆子（入胶囊吞）10粒。

【用法】取诸味药加适量水共煎，第1次沸后微火再煎20分钟，第2次微火煎15分钟，合并2次煎液约400毫升，分早晚2次服用（每次将鸦胆子5粒装入胶囊内随药汁一起吞服）。

【功效】清热解毒，软坚排脓。

【主治】阿米巴性肝脓肿。

【来源】《常见病精选验方解》

第十二章　肝豆状核变性

肝豆状核变性是一种常染色体隐性遗传的铜代谢障碍性疾病，以铜代谢障碍引起的肝硬化、基底节损害为主的脑变性疾病为特征，其可表现为以舞蹈样动作、手足徐动和肌张力障碍为主的锥体外系损害症状，或注意力和记忆力减退、智能障碍、反应迟钝等精神症状。

中医认为，本病多为先天禀赋不足、脏腑气血功能失调所致。肝豆状核变性临床辨治可分为肝肾不足、气血亏损、湿热内蕴、痰浊内阻、气滞血瘀等证型，可参考中医"肝风""积聚""鼓胀""痉病""颤病""狂病"等治疗。

内服方

～ 补肾养肝汤 ～

【组成】熟地黄20克，五味子6克，巴戟天15克，丹参20克，莪术10克，姜黄10克，生大黄6克，金钱草15克，黄连6克，白芍15克，郁金15克，玫瑰花10克，远志10克，甘草6克。

【用法】每日1剂，水煎，分早晚饭后半小时温服。

【功效】滋补肝肾，益气滋阴，理气安神，清热利湿。

【主治】肝豆状核变性（肝肾阴亏证）。

【来源】中医药学报，2019，47（6）

❧· 肝豆汤 ·❧

【组成】大黄8克，黄连6克，黄芩10克，半枝莲15克，穿心莲15克，草薢20克。

【用法】每日1剂，水煎，分早晚饭后半小时温服。

【功效】清热解毒，通腑利尿。

【主治】肝豆状核变性（湿热内蕴证）。

【来源】中国全科医学，2017，20（28）

❧· 茵陈蒿汤 ·❧

【组成】茵陈12克，猪苓12克，珍珠草10克，泽泻10克，草薢10克，山药10克，陈皮10克，生地10克，牡丹皮10克，丹参6克，蒲公英6克，大黄5克，甘草5克。

【用法】每日1剂，水煎服。

【功效】清热祛湿。

【主治】肝豆状核变性（湿热内蕴证）。

【来源】中国中西医结合消化杂志，2019，27（9）

❧· 疏肝利胆排毒汤 ·❧

【组成】柴胡15克，金钱草30克，郁金15克，青皮20克，陈皮20克，大黄9克，泽泻15克，草薢12克，威灵仙18克，鸡血藤18克，川芎9克。

【用法】每日1剂，分早晚饭后半小时温服。

【功效】疏肝利胆，通腑泻浊，活血通络。

【主治】肝豆状核变性（肝气郁结证）。

【来源】辽宁中医杂志，2008，35（9）

·· 苏子降气汤 ··

【组成】苏子9克，法半夏9克，前胡9克，厚朴12克，炙甘草3克，当归6克，生姜3克，肉桂3克，大枣15克，紫苏叶19克。

【用法】每日1剂，水煎服。

【功效】补益肝肾，降气平喘。

【主治】肝豆状核变性脾切术后（脾肾亏虚证）。

【来源】长春中医药大学学报，2019，35（2）

·· 芍药甘草汤 ··

【组成】白芍45克，炙甘草15克，僵蚕10克，石决明30克，桑椹子15克，枸杞子15克。

【用法】每日1剂，分早晚饭后半小时温服。

【功效】滋补肝肾。

【主治】肝豆状核变性（肾阴亏虚证）。

【来源】山东中医杂志，1993，（4）

·· 四物汤 ··

【组成】生地15克，当归12克，川芎10克，郁金12克，大黄10克，半枝莲20克，陈皮12克，黄芩12克，黄芪20克，葛根20克，枳实10克，丹参30克。

【用法】每日1剂，水煎服。

【功效】养血通肠。

【主治】肝豆状核变性（血虚生风证）。

【来源】中西医结合肝病杂志，1998，（S1）

健脾豁痰汤

【组成】白术10克，茯苓20克，泽泻18克，玉米须30克，桂枝6克，旱半夏10克，厚朴10克，砂仁8克，广木香6克，山楂15克，鸡内金10克，橘红10克，郁金10克，节菖蒲10克，桃仁10克，丹参15克，莪术15克，甘草3克。

【用法】每日1剂，水煎服。

【功效】健运脾胃，豁痰行气。

【主治】肝豆状核变性（湿阻气滞证）。

【来源】新中医，2010，42（2）

大定风珠合六味地黄丸

【组成】生、熟地各15克，白芍20克，山萸肉12克，生龟甲15克，生鳖甲15克，生山药15克，生牡蛎15克，五味子10克，茯苓15克，钩藤15克，炙甘草6克，阿胶（烊化）15克。

【用法】每日1剂，水煎服。

【功效】滋阴潜阳，镇肝息风。

【主治】肝豆状核变性（阴血亏虚证）。

【来源】中华全科医师杂志，2005，（4）

大黄黄连泻心汤

【组成】生大黄12克，黄连5克，半枝莲30克，半夏10克，陈皮10克，炙远志10克，制南星10克。

【用法】每日1剂，分早晚饭后半小时温服。

【功效】清热解毒，泄热通腑。

【主治】肝豆状核变性（颤证）。

【来源】辽宁中医杂志，1991，（6）

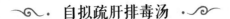

· 自拟疏肝排毒汤 ·

【组成】黄连（后下）3~9克，大黄（后下）3~9克，黄芪10~30克，黄精10~30克，生麦芽10~20克，金钱草15~30克，人参3~9克，卷柏10~20克，当归5~15克，生白芍药10~20克，生甘草5~15克，白术10~15克。

【用法】每日1剂，分早晚饭后半小时温服。

【功效】益气健脾，清热利湿，柔肝息风。

【主治】肝豆状核变性（湿浊壅阻证）。

【来源】河北中医，2005，（7）

· 镇肝息风汤 ·

【组成】生地15克，代赭石15克，麦芽15克，益母草15克，生龙骨30克，生牡蛎30克，珍珠母30克，当归12克，杭白芍12克，天麻10克，生龟板10克，牛膝10克，陈皮10克，山栀子10克，天冬10克，朱砂（冲服）3克。

【用法】每日1剂，分早晚饭后半小时温服。

【功效】滋阴潜阳，柔肝息风，清心安神。

【主治】肝豆状核变性（肝肾阴虚证）。

【来源】浙江中医杂志，2005，（3）

· 坚胆汤 ·

【组成】人参15克，白术15克，茯苓9克，天花粉9克，酸枣仁9克，白芍6克，生铁落3克，朱砂3克，竹茹3克。

【用法】每日1剂，分早晚饭后半小时温服。

【功效】益气健脾，滋阴安神，镇静祛痰。

【主治】肝豆状核变性（痰湿阻络证）。

【来源】吉林中医药，2001，21（5）

·附子理中汤·

【组成】附子（先煎）24克，党参20克，生白术30克，干姜30克，炙甘草60克，川椒12克，生黄芪45克，生姜30克，肉苁蓉30克，山茱萸30克，桑枝30克，菟丝子30克，当归12克，牡丹皮10克。

【用法】每日1剂，水煎服。

【功效】温补脾肾，通畅三焦，通络消肿。

【主治】肝豆状核变性（脾肾阳虚证）。

【来源】实用中医内科杂志，2012，26（16）

·补肾健脾汤·

【组成】人参10~15克，黄芪20~30克，白术10~15克，黄精10~30克，枸杞子10~15克，女贞子10~20克，大黄（后下）6~10克，生甘草5~10克。

【用法】每日1剂，水煎服。

【功效】补肾填精，健脾益气。

【主治】肝豆状核变性（先天禀赋不足，脾肾亏虚证）。

【来源】湖北中医杂志，2008，（4）

·经验方1·

【组成】炙黄芪20克，党参15克，白术6克，当归10克，白芍15克，茯苓10克，木瓜10克，山药15克，玉竹15克，秦艽15克。

【用法】每日1剂，水煎服。

【功效】健脾益气，养血舒筋。

【主治】肝豆状核变性。

【来源】辽宁中医杂志，1994，（6）

～·经验方2·～

【组成】黄芪20克，山药15克，苡仁20克，车前子12克，玉竹12克，白芍10克，当归10克。

【用法】每日1剂，水煎服。

【功效】健脾利湿，养血。

【主治】肝豆状核变性（臌胀证）。

【来源】辽宁中医杂志，1994，（6）

～·经验方3·～

【组成】生地15克，丹皮10克，白芍15克，玄参10克，麦冬10克，半枝莲12克，粉草薢15克，天麻（另炖）10克，钩藤（后下）12克，大黄6克（后下），黄连6克，泽泻10克，薏苡仁15克，麦芽15克，砂仁6克（后下），远志10克，石菖蒲15克。

【用法】每日1剂，水煎服。

【功效】滋补肝肾，育阴息风。

【主治】肝豆状核变性（肝肾阴虚证）。

【来源】中医药临床杂志，2009，21（1）

～·经验方4·～

【组成】柴胡15克，陈皮15克，郁金20克，白术15克，苍术20克，泽兰30克，泽泻20克，薏苡仁30克，木香20克，焦山楂20克，陈皮15克，茯苓20克，蓼实20克，坤草30克，香附15克。

【用法】每日1剂，水煎服。

【功效】疏肝健脾，利湿化痰。

【主治】肝豆状核变性（肝郁脾虚证）。

【来源】《临床中医王文彦》

∾ · 经验方5 · ∾

【组成】白术12克，陈皮9克，生白芍12克，防风9克，桂枝6克，甘草3克。

【用法】每日1剂，水煎服。

【功效】泻肝补脾。

【主治】肝豆状核变性（肝气横逆伤脾证）。

【来源】中国民族医药杂志，2011，17（10）

∾ · 经验方6 · ∾

【组成】当归10克，丹参15克，山萝卜10克，茜草15克，红花6克，桃仁9克，甘草3克，炙鳖甲12克。

【用法】每日1剂，水煎服。

【功效】活血化瘀。

【主治】肝豆状核变性（肝气郁滞、血瘀证）。

【来源】中国民族医药杂志，2011，17（10）

第十三章　肝血管瘤

肝血管瘤是一种常见的肝脏良性肿瘤，以海绵状血管瘤最多见，发生于任何年龄，但常在成年人出现症状，女性为多。肝血管瘤患者多无明显不适症状，常在B超检查或在腹部手术中发现。

中医认为其主要病因病机为饮食失节，脾虚失运，水湿不化，聚而成痰，痰滞脉络，与血气相结聚积而成。临床辨治可分为气滞血瘀、痰瘀互结、脾虚湿盛等证型，可参考中医"积聚""胁痛"等治疗。

内服方

参苓白术散合四物汤

【组成】白术12克，熟地12克，当归12克，陈皮12克，山萸肉12克，砂仁12克，茯苓20克，薏苡仁20克，山药20克，党参15克，川芎15克，白芍18克。

【用法】每日1剂，水煎，分早晚饭后半小时温服。

【功效】养血柔肝，益气健脾。

【主治】肝血管瘤（肝脾两虚证）。

【来源】中西医结合肝病杂志，2015，25（3）

一贯煎

【组成】生地15克，白芍15克，鳖甲15克，牡丹皮15克，川楝子15克，沙参12克，麦冬12克，当归12克，枸杞子12克。

【用法】每日1剂，水煎服。

【功效】养血柔肝，滋阴凉血。

【主治】肝血管瘤（肝阴亏虚证）。

【来源】中西医结合肝病杂志，2015，25（3）

膈下逐瘀汤合消积保中丸

【组成】膈下逐瘀汤：当归10克，赤芍10克，桃仁10克，红花10克，牡丹皮8克，香附8克，延胡索8克，枳壳8克，五灵脂12克，鸡内金12克，刘寄奴12克，山楂核12克。消积保中丸：陈皮30克，半夏30克，莱菔子30克，神曲30克，当归30克，白芥子30克，黄连30克，桃仁30克，栀子30克，茯苓60克，白术60克，香附60克，青皮60克，木香60克，砂仁60克，莪术24克，三棱24克，川芎24克，槟榔21克，麦芽18克，红花15克，干漆15克，当归15克。

【用法】膈下逐瘀汤，每日1剂，水煎分2次服；消积保中丸，研细末炼蜜为丸，每天2次，每次9克。

【功效】活血化瘀，祛痰利湿。

【主治】肝血管瘤（正气虚弱、痰瘀互结、阻塞络脉证）。

【来源】新中医，2001，33（12）

加味逍遥散

【组成】柴胡18克，当归10克，白芍20克，茯苓18克，白术10克，薄荷8克，牡丹皮12克，炒栀子15克，黄芩12克，青蒿18克，蒲公英24克，香附10克，川楝子12克，姜黄10克，鳖甲12克，秦艽15克，甘草8克。

【用法】每日1剂，水煎服。

【功效】疏肝理气，清热化瘀。

【主治】肝血管瘤（气滞血瘀、肝郁化火证）。

【来源】中国中医药信息杂志，2015，（4）

· 丹栀逍遥散 ·

【组成】柴胡12克，当归12克，白芍12克，白术12克，茯苓12克，熟地黄10克，薄荷6克，生姜3克，牡丹皮10克，栀子10克。

【用法】每日1剂，每剂水煎2次，混合约400毫升，分2次服用。

【功效】疏肝解郁，养阴通络。

【主治】肝血管瘤（气滞血瘀证）。

【来源】中医学报，2009，24（6）

· 加味膈下逐瘀汤 ·

【组成】五灵脂10克，当归10克，川芎10克，牡丹皮10克，赤芍10克，乌药10克，延胡索10克，香附10克，红花10克，赤壳10克，甘草5克，桃仁15克，土鳖虫15克，三棱15克。

【用法】每日1剂，水煎2次，混合约400毫升，分早、晚各1次口服。

【功效】活血祛瘀，行气止痛。

【主治】肝血管瘤属瘀在膈下之积证。

【来源】江苏中医，1997，18（8）

· 藿朴夏苓汤 ·

【组成】藿香9克，厚朴9克，半夏6克，茯苓12克，薏仁18

克，白蔻8克，泽泻12克，茵陈18克，连翘6克，滑石18克，枳壳12克，麦芽12克，金钱草9克，田基黄9克。

【用法】每日1剂，水煎服。

【功效】清热解毒，宣通气机，燥湿利水。

【主治】肝血管瘤（湿热困阻、肝胆失疏、脾失健运证）。

【来源】内蒙古中医药，2014，33（18）

ᕬ᙮ 疏肝化瘀散结汤 ᙮ᕬ

【组成】柴胡9克，生牡蛎（先煎）30克，丹参15克，赤芍15克，玄参15克，当归15克，夏枯草15克，海藻15克，昆布15克，海浮石（先煎）15克，牛膝15克，川贝母（研冲）3克，焦山楂30克，焦麦芽3克，焦神曲30克，炒扁豆30克。

【用法】每日1剂，每剂水煎2次，混合约400毫升，分2次服用。

【功效】疏肝化瘀。

【主治】肝血管瘤（肝郁脾虚、气滞血瘀证）。

【来源】湖北中医杂志，1995，（3）

ᕬ᙮ 小柴胡汤 ᙮ᕬ

【组成】柴胡10克，黄芩10克，郁金10克，莪术10克，陈皮10克，大黄10克，赤芍10克，炒白术15克，制鳖甲15克，白花蛇舌草30克，半枝莲30克，石见穿30克，岩柏30克。

【用法】每日1剂，每剂水煎2次，混合约400毫升，分2次服用。

【功效】疏肝理气，活血化瘀。

【主治】肝血管瘤（气滞血瘀证）。

【来源】《肝癌》

～⋅ 四君子汤 ⋅～

【组成】党参12克，白术12克，茯苓30克，白扁豆30克，红藤30克，菝葜30克，生龙牡30克，八月札15克，大腹皮15克，炙鳖甲15克，地龙15克，姜半夏9克，陈皮9克，炙甘草6克。

【用法】每日1剂，每剂水煎2次，混合约400毫升，分2次服用。

【功效】益气健脾，疏肝活血。

【主治】肝血管瘤（脾虚湿困证）。

【来源】《肝癌》

～⋅ 茵陈蒿汤合鳖甲煎丸 ⋅～

【组成】茵陈30克，金钱草30克，半枝莲30克，半边莲30克，败酱草30克，生苡仁30克，红藤30克，山栀12克，大黄15克，黄芩10克，郁金10克，八月札10克，赤芍10克，金铃子10克，鳖甲煎丸（分吞）6克。

【用法】每日1剂，每剂水煎2次，混合约400毫升，分2次服用。

【功效】清利肝胆湿热。

【主治】肝血管瘤（肝胆湿热证）。

【来源】《肝癌》

～⋅ 滋水清肝饮合兰豆枫楮汤 ⋅～

【组成】生地15克，茯苓15克，白芍15克，山萸肉10克，当归10克，丹皮10克，泽泻10克，泽兰10克，路路通10克，楮实子10克，柴胡10克，山栀10克，鳖甲20克，龟板20克，黑料豆30克，马鞭草30克，半枝莲30克，白花蛇舌草30克。

【用法】每日1剂，每剂水煎2次，混合约400毫升，分2次服用。

【功效】滋阴柔肝养血，软坚散结。

【主治】肝血管瘤（肝肾阴虚证）。

【来源】《肝癌》

软肝汤

【组成】生大黄6~9克，桃仁9克，丹参9克，炮山甲9克，土鳖虫3~9克，鳖甲12~15克，黄芪15~30克，白术30~60克，党参15克。

【用法】每日1剂，水煎服。

【功效】活血化瘀，软肝散结，益气健脾。

【主治】肝血管瘤。

【来源】山西中医，2007，（6）

散积益肝汤

【组成】黄芪30克，当归15克，丹参30克，赤芍15克，白芍15克，土鳖虫15克，醋炒柴胡10克，茯苓20克，炒泽泻15克，半枝莲15克，郁金10克，甘草6克。

【用法】每日1剂，水煎服。

【功效】健脾益气，活血消癥。

【主治】肝血管瘤（积聚证）。

【来源】云南中医中药杂志，2001，（3）

·经验方1·

【组成】柴胡15克，香附15克，川芎15克，白芍15克，泽泻15克，枳实12克，苍术12克，栀子12克，鸡内金12克，陈皮10克。

【用法】每日1剂，水煎取汁200毫升，分3次温服。

【功效】疏肝理气。

【主治】肝血管瘤（肝气郁结证）。

【来源】中西医结合肝病杂志，2015，25（3）

·经验方2·

【组成】法半夏15克，陈皮15克，白术15克，鸡内金15克，贝母15克，瓦楞子12克，柴胡15克，玄参15克，全瓜蒌15克，厚朴15克，牡蛎20克，茯苓20克。

【用法】每日1剂，水煎，分早晚饭后半小时温服。

【功效】化痰散结，调肝和胃。

【主治】肝血管瘤（痰湿内阻证）。

【来源】中西医结合肝病杂志，2015，25（3）

·经验方3·

【组成】柴胡15克，郁金20克，丹参30克，白术30克，生晒参6克，炮山甲10克，醋鳖甲10克，水蛭10克，云苓20克，鸡内金10克，陈皮10克。

【用法】每日1剂，水煎服。

【功效】疏肝健脾，软坚散结，活血通络。

【主治】肝血管瘤（积证）。

【来源】光明中医，2001，16（3）

❧ · 经验方4 · ❧

【组成】党参30克，茯苓15克，丹参15克，鳖甲15克，半枝莲15克，黄芪24克，当归12克，白术12克，大腹皮12克，旋覆花10克，陈皮10克，香附10克，木香9克。

【用法】每日1剂，水煎2次，取汁350毫升，分2次口服。

【功效】补气健脾，养血柔肝。

【主治】肝血管瘤（正气大虚、瘀浊内积证）。

【来源】新疆中医药，1996，（2）

❧ · 经验方5 · ❧

【组成】太子参30克，南沙参30克，麦冬10克，五味子10克，炙香附10克，丹参30克，赤白芍10克，川朴10克，瓜蒌30克，炙远志10克。

【用法】每日1剂，每剂水煎2次，混合约400毫升，分2次服用。

【功效】益气养阴，疏肝调脾。

【主治】肝血管瘤（肝脾失调证）。

【来源】北京医学，1989，（6）

❧ · 经验方6 · ❧

【组成】黄芪30克，党参20克，甘草10克，柴胡10克，赤芍10克，葛根15克，白术15克，云苓15克，丹参15克，扁豆15克，赤石脂15克，升麻5克，当归12克。

【用法】每日1剂，每剂水煎2次，混合约400毫升，分2次服用。

【功效】益气健脾，活血化瘀。

【主治】肝血管瘤（脾气虚弱、瘀血阻滞证）。

【来源】陕西中医，1992，（5）

◦◦· 经验方7 ·◦◦

【组成】柴胡10克，当归10克，丹参30克，制鳖甲30克，白花蛇舌草30克，赤芍15克，夏枯草15克，连翘15克，郁金15克，三棱10克，莪术15克，青陈皮10克，甘草6克。

【用法】每日1剂，每剂水煎2次，混合约400毫升，分2次服用。

【功效】清热解毒，疏肝健脾。

【主治】肝血管瘤。

【来源】湖北中医杂志，1995，（3）

◦◦· 经验方8 ·◦◦

【组成】柴胡10克，郁金10克，赤芍10克，白芍10克，枳壳10克，甘草10克，丹参10克，刘寄奴10克，炙鳖甲6克。

【用法】每日1剂，每剂水煎2次，混合约400毫升，分2次服用。

【功效】疏肝消瘤。

【主治】肝血管瘤（脾胃失调、血络受阻证）。

【来源】陕西中医，1993，14（2）

◦◦· 经验方9 ·◦◦

【组成】柴胡10克，丹参15克，当归6克，川楝10克，枳实10克，赤芍30克，白芍30克，茵陈10克，广香10克，藿香6克，佩兰10克，郁金10克。

【用法】每日1剂，水煎服。

【功效】疏理肝气，活血逐瘀，调理气血。

【主治】肝血管瘤（气滞血瘀、湿热不化证）。

【来源】光明中医，1996，（4）

∾· 经验方10 ·∾

【组成】生大黄6~9克，桃仁9克，土鳖虫9克，木通9克，党参15克，黄芪15克，泽泻15克，茯苓15克，白术30克，黑大豆30克，西瓜皮30克，陈葫芦30克，玉米须30克，对座草30克。

【用法】每日1剂，水煎服。

【功效】益气养阴，化瘀利水。

【主治】肝血管瘤（鼓胀证）。

【来源】山西中医，2007，（6）

第十四章 肝囊肿

肝囊肿是较常见的肝脏良性疾病。本病常多发，可分为寄生虫性和非寄生虫性肝囊肿。非寄生虫性肝囊肿是常见的良性肿瘤，又可分为先天性、炎症性、创伤性和肿瘤性肝囊肿，临床上先天性肝囊肿比较多见。囊肿较小者一般无症状，囊肿大者，可表现为肝大、胁痛、右上腹不适、腹胀、腹痛及腹部包块等。

中医认为情志不畅、饮食不节等因素导致肝郁气滞是其发病基础，进一步可发展为气滞血瘀，肝郁脾虚、痰湿内盛，或痰瘀互结等。临床辨治可分为气滞血瘀、湿热内蕴、痰瘀互结、肝郁脾虚等证型，可参考中医"积聚""胁痛"等治疗。

第一节 内服方

◆◇ 逍遥散合五苓散 ◇◆

【组成】当归10克，白芍15克，柴胡12克，茯苓20克，猪苓20克，白术15克，泽泻15克，炙甘草6克，薄荷10克，生姜10克，桂枝10克，延胡索15克，金铃子10克。

【用法】每日1付，水煎服400毫升，早晚分服。

【功效】疏肝健脾，养血柔肝化饮。

【主治】肝囊肿（肝郁脾虚证）。

【来源】中国中西医结合消化杂志，2020，28（6）

香砂六君子汤

【组成】党参15克，白术12克，木香15克，陈皮12克，半夏12克，海藻30克，白芥子15克，山药20克，薏苡仁25克，茯苓20克，砂仁（后下）12克。

【用法】每日1剂，水煎取汁200毫升，饭后半小时温服，每日3次。

【功效】健脾益气，祛湿化痰。

【主治】肝囊肿（肝郁气滞证）。

【来源】中医外治杂志，2018，27（6）

茵陈蒿汤

【组成】茵陈30克，栀子15克，酒大黄（后下）8克，金钱草20克，生薏苡仁30克，滑石30克，虎杖15克，益母草15克，郁金15克，枳壳20克，黄芩12克，平地木15克，海藻30克。

【用法】每日1剂，水煎取汁200毫升，饭后半小时温服，每日3次。

【功效】清利湿热。

【主治】肝囊肿（湿热壅结证）。

【来源】中医外治杂志，2018，27（6）

膈下逐瘀汤合温胆汤

【组成】桃仁15克，赤芍15克，乌药12克，延胡索18克，当归12克，川芎15克，五灵脂15克，红花10克，香附15克，枳壳15克，法半夏12克，陈皮12克，茯苓20克，竹茹12克，枳实12克，白芥子15克，桂枝10克，泽泻15克。

【用法】每日1剂，水煎取汁200毫升，饭后半小时温服，每日3次。

【功效】祛湿化痰，祛瘀散结。

【主治】肝囊肿（痰阻血瘀证）。

【来源】中医外治杂志，2018，27（6）

❦ · 王氏疏肝消囊汤配方颗粒 · ❧

【组成】柴胡10克，法半夏10克，路路通10克，娑罗子10克，刘寄奴10克，生牡蛎15克，当归10克，香附20克，赤芍10克，合欢花15克，炒白术10克。

【用法】每日1剂，分2次水冲服，早晚各1次。

【功效】疏肝健脾，活血利水。

【主治】肝囊肿（血瘀水停证）。

【来源】中国中西医结合消化杂志，2015，23（7）

❦ · 逍遥散 · ❧

【组成】党参25克，天冬15克，茯苓15克，白芍15克，海藻15克，穿破石15克，鳖甲（先煎）15克，猫爪草15克，绵茵陈15克，柴胡10克，八月札10克，佩兰10克。

【用法】每日1剂，水煎服。

【功效】疏肝理气，化痰散结。

【主治】肝囊肿（肝郁气滞、脾虚痰阻证）。

【来源】江苏中医药，2005，26（8）

❦ · 半夏泻心汤 · ❧

【组成】半夏10克，党参10克，炙甘草10克，防风10克，五味子6克，黄芪6克，细辛3克，干姜3克，前胡12克，紫菀12克，浙贝母12克，瓜蒌皮12克。

【用法】每日1剂，水煎服。

【功效】益气解表，宣肺止咳。

【主治】肝囊肿（肝气郁结证）。

【来源】实用中医内科杂志，2010，24（8）

❧· 血府逐瘀汤 ·❧

【组成】当归30克，生地黄20克，桃仁15克，红花12克，枳壳12克，柴胡9克，川牛膝15克，川芎15克，赤芍15克，五灵脂20克，穿山甲12克，甘草6克。

【用法】每日1剂，水煎服。

【功效】行气，活血，化瘀。

【主治】肝囊肿（气滞血瘀证）。

【来源】实用中医内科杂志，2010，24（8）

❧· 自拟消囊散 ·❧

【组成】柴胡20克，当归20克，陈皮20克，郁金30克，半夏30克，茯苓30克，山楂30克，石榴皮30克，三棱30克，莪术30克，丹皮30克，丹参30克，黄芩40克，白芥子40克，鹿角霜40克，冬瓜子50克，白术50克，川贝母50克，莱菔子60克，百部60克。

【用法】研粉，分30包，每天晚餐后温开水冲服1包。

【功效】疏肝理气。

【主治】肝囊肿（肝气郁滞、湿热蕴结证）。

【来源】湖南中医杂志，1997，13（2）

❧· 桂枝茯苓丸 ·❧

【组成】桂枝10克，茯苓15克，桃仁15克，丹皮15克，赤药

15克，郁金10克，川楝子10克，皂角刺10克，大腹皮10克，甘草4克。

【用法】每日1剂，水煎服。

【功效】活血化瘀，消癥散结。

【主治】肝囊肿（积聚证）。

【来源】湖北中医杂志，2004，（1）

六味地黄汤

【组成】生地10克，熟地10克，怀山药10克，云茯苓10克，福泽泻10克，枸杞子10克，杭菊花10克，炒延胡索10克，炒枳壳10克，粉丹皮5克，荆三棱5克，蓬莪术5克，车前子（包煎）30克。

【用法】每日1剂，水煎服。

【功效】疏肝行气，活血破瘀，养肝益肾。

【主治】肝囊肿（瘀血内阻、肝失疏泄证）。

【来源】江苏中医杂志，1986，（9）

苓桂术甘汤

【组成】茯苓15克，桂枝12克，白芥子12克，三棱12克，莪术12克，郁金12克，焦白术10克，皂角刺10克，炙甘草6克。

【用法】每日1剂，水煎服。

【功效】通阳化饮。

【主治】肝囊肿（痰饮证）。

【来源】中国实验方剂学杂志，2011，17（1）

散结消囊汤

【组成】山慈姑12克，双花60克，莪术10克，夏枯草15克，防风10克，白芷10克，赤芍30克，浙贝12克，花粉12克，乳香20克，没药20克，当归10克，牡蛎15克，皂刺12克，甘草10克，山甲珠（研末冲服）10克。

【用法】每日1剂，水煎服。

【功效】清热解毒，活血化瘀。

【主治】肝囊肿。

【来源】辽宁中医药大学学报，2009，11（3）

·四逆散·

【组成】柴胡9克，炒白芍24克，川芎12克，甘草6克，醋香附10克，炒枳实12克，陈皮6克，郁金15克，煅牡蛎30克，川楝子10克，鳖甲12克，丹参24克，砂仁9克。

【用法】每日1剂，水煎服。

【功效】疏肝理气，化痰散结。

【主治】肝囊肿（胁痛证）。

【来源】中外健康文摘，2010，7（28）

·橙汁鸡柳·

【组成】去骨鸡胸肉250克，红甜椒80克，小黄瓜80克，浓缩橙汁150毫升。

【用法】小黄瓜切丝，红甜椒去籽切丝；鸡胸肉切成长条，入滚水烫熟，放入冰水中放凉，取出沥干将鸡条、小黄瓜丝及红甜椒丝盛盘，再淋上浓缩橙汁拌匀即可。

【功效】益气，祛湿，散结。

【主治】肝囊肿。

【来源】《新编偏方、秘方大全》

❧· 烤马铃薯 ·❧

【组成】马铃薯（小）4个，红甜椒1/2个，肉馅300克，蒜末1茶匙，香菜1茶匙，酱油1茶匙，香油1/2茶匙，奶油1大匙。

【用法】红甜椒及香菜切细末；马铃薯洗净由中间划一刀（勿切断），另外将肉馅加入蒜末、酱油及香油拌匀。将调好味的肉馅及奶油塞入马铃薯中，撒上香菜末及甜椒末，再以铝箔纸包裹，移入已预热的烤箱，以360℃火力烤10分钟即可。

【功效】益气祛湿散结。

【主治】肝囊肿。

【来源】《新编偏方、秘方大全》

❧· 经验方1 ·❧

【组成】柴胡10克，枳实10克，白芍18克，僵蚕15克，乌梅10克，浙贝母10克，郁金10克，川楝子6克，厚朴10克，莱菔子10克，甘草6克。

【用法】每日1剂，水煎服。

【功效】化痰散结，活瘀通络。

【主治】肝囊肿（痰瘀互结证）。

【来源】中医研究，2007，（2）

❧· 经验方2 ·❧

【组成】茵陈30克，虎杖30克，栀子10克，陈皮10克，青皮10克，茯苓10克，槟榔10克，郁金10克，大黄（后入）6克，连翘15克，甘草3克。

【用法】每日1剂，水煎服。

【功效】清化痰热，活血解毒。

【主治】肝囊肿（痰热证）。

【来源】中西医结合肝病杂志，2002，（1）

❧·经验方3·❧

【组成】党参10克，陈皮10克，半夏10克，泽泻10克，浙贝母10克，白术15克，茯苓15克，蛤壳粉15克，生牡蛎15克，甘草6克。

【用法】每日1剂，水煎服。

【功效】健脾，渗湿，化痰。

【主治】肝囊肿（脾虚生痰证）。

【来源】中西医结合肝病杂志，2002，（1）

❧·经验方4·❧

【组成】黄芪20克，炒党参15克，茯苓15克，蒲公英15克，炒白术10克，陈皮10克，木香10克，炒枳壳10克，郁金10克，炒延胡索10克，当归10克，红花10克，川芎10克，白芍10克，升麻3克，柴胡6克。

【用法】每日1剂，水煎服。

【功效】益气升阳，活血。

【主治】肝囊肿（正气虚弱证）。

【来源】安徽中医学院学报，1996，（1）

❧·经验方5·❧

【组成】昆布15克，海藻15克，婆罗子5~10克，炒山甲10~15克，川楝子6~10克，浙贝母10~15克，皂刺5~10克，延胡索10~15克，郁金10克，生薏米15~30克，莪术15~30克，鹅枳实10克，降香10克，白梅花6~10克，玫瑰花6~10克，太子参15~30克。

【用法】每日1剂，水煎服。

【功效】疏肝解郁，活血通络。

【主治】肝囊肿伴胁痛。

【来源】中国实验方剂学杂志，2011，17（1）

～☜·经验方6·☞～

【组成】南沙参10克，北沙参10克，炙枸杞子10克，麦冬5克，当归10克，川楝子5克，生薏仁10克，山药10克，橘叶12克，佛手5克，青皮5克，焦山楂10克，炙鸡内金10克。

【用法】每日1剂，水煎服。

【功效】养肝和络。

【主治】肝囊肿（肝肾不足、脉络失养证）。

【来源】《尤松鑫肝胆病医案选粹》

～☜·经验方7·☞～

【组成】醋柴胡3克，当归10克，白芍10克，山药10克，五味子3克，山萸肉6克，丹皮5克，熟地10克，菟丝子10克，巴戟天10克，川杜仲10克，炙远志5克，补骨脂10克。

【用法】每日1剂，水煎服。

【功效】调和肝脾，阴阳并补。

【主治】肝囊肿（肝脾不调证）。

【来源】《尤松鑫肝胆病医案选粹》

～☜·经验方8·☞～

【组成】荆芥10克，杏仁10克，前胡5克，大贝母5克，蝉衣

3克，桔梗5克，枳壳5克，陈皮5克，苏梗10克，苏叶10克，豆豉10克，薄荷（后下）3克，炙甘草2克。

【用法】每日1剂，水煎服。

【功效】宣肺化痰。

【主治】肝囊肿（痰犯肺金证）。

【来源】《尤松鑫肝胆病医案选粹》

·经验方9·

【组成】明天麻10克，制半夏10克，炒白术10克，茯苓10克，猪苓10克，泽泻10克，炙黄芪10克，当归10克，青皮5克，陈皮5克，川芎5克，炙甘草2克。

【用法】每日1剂，水煎服。

【功效】健脾化痰，息风止眩。

【主治】肝囊肿（痰浊上犯、清阳失展证）。

【来源】《尤松鑫肝胆病医案选粹》

·经验方10·

【组成】醋柴胡3克，当归10克，白芍10克，橘叶15克，益母草10克，茺蔚子10克，茯苓10克，炒白术10克，蔓荆子10克，川芎5克，薄荷（后下）3克，炙甘草2克。

【用法】每日1剂，水煎服。

【功效】疏肝解郁，化痰散结。

【主治】肝囊肿（肝郁夹痰、痰结阻络证）。

【来源】《尤松鑫肝胆病医案选粹》

·经验方11·

【组成】明天麻5克，潼蒺藜10克，白蒺藜10克，怀牛膝10

克，白芍10克，当归10克，夏枯草10克，生薏仁10克，木瓜3克，川芎5克，广郁金5克，生甘草2克。

【用法】每日1剂，水煎服。

【功效】补益肝肾，柔筋舒筋。

【主治】肝囊肿（肝肾不足、筋失所养证）。

【来源】《尤松鑫肝胆病医案选粹》

第二节　外用方

自拟归芎散

【组成】当归40克，川芎40克，苍术40克，木香30克，乳香30克，没药30克，枳壳30克，延胡索30克，皂刺20克，三七粉5克。

【用法】以白棉布袋装药，首次文火蒸1小时，放至适合温度后热敷于患处。此后使用时蒸40分钟再热敷于患处，每日最少2次，每付药反复蒸敷1周。

【功效】活血散瘀。

【主治】肝囊肿（气滞而聚、血瘀成积证）。

【来源】内蒙古中医药，2014，33（29）

第十五章　胆囊炎

胆囊炎是临床较常见的疾病，发病率较高，可分为急性和慢性两种类型，根据胆囊内是否存在结石，又分为结石性胆囊炎与非结石性胆囊炎。急性胆囊炎是胆囊管梗阻和细菌感染引起的炎症，其典型临床特征为右上腹阵发性绞痛，伴有明显的触痛和腹肌强直。慢性胆囊炎是胆囊持续的、反复发作的炎症过程，是因急性或亚急性胆囊炎反复发作，或长期存在的胆囊结石所致胆囊功能异常。

急、慢性胆囊炎可属中医"黄疸""胁痛""腹痛"等范畴，多由肝气郁结、湿热蕴结、瘀血内阻、饮食失宜、久病体虚等导致而成。

第一节　急性胆囊炎

一、内服方

∽∾· 茵连化浊解毒汤 ·∽∾

【组成】黄芩9克，黄连6克，蒲公英15克，砂仁6克，豆蔻9克，茯苓15克，白术10克，半枝莲9克，白花蛇舌草15克。

【用法】每日1剂，水煎，分2次温服。

【功效】温和脾胃，燥湿化浊，解毒消瘀。

【主治】急性胆囊炎。

【来源】中国中医急症，2020，29（10）

加味蒿芩清胆汤

【组成】青蒿10克，黄芩15克，枳壳10克，竹茹10克，半夏10克，陈皮10克，茯苓15克，滑石30克，生甘草7.5克，青黛（布包）0.2克，柴胡10克，大黄（后下，大便稀者同煎）5克，龙胆草10克，车前子10克，茵陈20克。

【用法】每日1剂，每剂水煎2次合并一起，分上、下午2次饭前服用。

【功效】和解少阳，利胆清湿热，疏肝和胃。

【主治】急性胆囊炎（肝胆湿热证）。

【来源】黑龙江中医药，2006，（2）

大柴胡汤合茵陈蒿汤

【组成】柴胡9克，黄芩9克，郁金12克，川楝子12克，青皮9克，枳实9克，大黄9克，茵陈蒿21克，栀子9克。

【用法】每日1剂，水煎，分早晚2次饭后半小时温服。

【功效】疏肝利胆，燥湿清热。

【主治】急性胆囊炎（湿热壅阻证）。

【来源】《国医大师李振华》

加减柴胡汤

【组成】柴胡15克，黄芩15克，大黄15克，海金沙15克，白芍20克，丹参20克，枳实12克，海浮石12克，鸡内金12克，金钱草40克。

【用法】每日1剂，水煎取药汁400毫升，分2次服用。

【功效】疏肝理气，清热止痛，利胆排石。

【主治】结石性胆囊炎。

【来源】《家庭常见病中草药偏方大全》

· 二金公茵胆汁汤 ·

【组成】茵陈60克，金银花60克，蒲公英40克，连翘40克，赤芍30克，柴胡10克，鸡内金10克，黄芩10克，大黄10克，姜半夏10克，生甘草10克，猪胆汁2克。

【用法】每日1剂，水煎，分早晚2次温服。

【功效】疏肝利胆，通腑利湿。

【主治】急性胆囊炎。

【来源】《家庭常见病中草药偏方大全》

· 清胆解毒汤 ·

【组成】败酱草30克，枳实10克，郁金10克，木香10克，黄芩15克，黄连5克，全瓜蒌20克。

【用法】每日1剂，水煎取药汁服，分2次服用。

【功效】清热解毒，活血祛瘀，行气止痛，利胆杀菌。

【主治】急性胆囊炎。

【来源】《家庭常见病中草药偏方大全》

· 柴胡芩芍汤 ·

【组成】柴胡15克，黄芩15克，大黄10克，白芍10克，法半夏10克，芒硝10克，金钱草30克，虎杖30克，枳实12克，生姜2片，大枣3枚。

【用法】每日2剂，水煎取药汁服，分4次服用。

【功效】通里攻下，和解少阳。

【主治】急性胆囊炎。

【来源】《家庭常见病中草药偏方大全》

·胆囊消炎汤·

【组成】金钱草40克，炒薏苡仁40克，黄芩10克，青皮10克，陈皮10克，枳壳10克，木香10克，苏梗10克，槟榔15克，大黄15克，郁金15克，炒白芍15克，川芎6克，罂粟壳6克，川楝子12克，延胡索12克，炙甘草8克。

【用法】每日1剂，水煎3次取药汁混合，分3次服用。服药后患者排便次数每日1~2次。

【功效】疏肝行气，化瘀止痛，清热利湿。

【主治】急、慢性胆囊炎。

【来源】《家庭常见病中草药偏方大全》

·桃核承气汤加减方·

【组成】大黄6克，黄芩6克，黄连6克，枳实6克，桃仁20克，桂枝15克，甘草6克。

【用法】每日1剂，水煎2次，取药汁混合，分2次服用，急性者每6小时服2次。

【功效】活血祛瘀，利胆导滞。

【主治】急、慢性胆囊炎。

【来源】《家庭常见病中草药偏方大全》

·利胆止痛汤·

【组成】醋炒白芍60~120克，炙甘草60~120克，藕节15~30

克，白矾10~15克。

【用法】每日1剂，将上述各药加水800毫升，煎取药汁500毫升，分2次服用。

【功效】疏肝利胆，缓急止痛。

【主治】急、慢性胆囊炎。

【来源】《家庭常见病中草药偏方大全》

·清热利胆汤·

【组成】金银花30克，连翘30克，茵陈30克，赤芍30克，柴胡10克，黄芩10克，姜半夏10克，大黄10克，生甘草9克，蒲公英30~50克。

【用法】每日1剂，水煎取药汁服，分2次服用。

【功效】清热利胆，活血祛瘀，通腑泄浊。

【主治】急性胆囊炎。

【来源】《家庭常见病中草药偏方大全》

·大黄雪金汤·

【组成】生大黄10克，郁金10克，积雪草20克，川楝子12克，山楂12克。

【用法】每日1剂，水煎取药汁，分2次服用。

【功效】清热利湿，理气通降。

【主治】急性胆囊炎。

【来源】《家庭常见病中草药偏方大全》

·柴胡通胆汤·

【组成】大黄（后下）9克，柴胡15克，半夏15克，紫花地丁

15克，黄芩12克，连翘12克，生牡蛎45克，金钱草30克，川楝子10克，生麦芽18克。

【用法】每日1剂，水煎服，早晚各温服1次。

【功效】疏肝利胆，通腑散结，清泻湿热。

【主治】急性胆囊炎。

【来源】《家庭常见病中草药偏方大全》

·大柴胡汤加味·

【组成】栀子10克，柴胡15克，生姜15克，白芍15克，黄芩15克，厚朴10克，半夏15克，大黄10克，茵陈蒿10克，枳实10克，全瓜蒌15克，吴茱萸5克。

【用法】每日1剂，水煎，分2次温服。

【功效】清热祛湿，行气利胆。

【主治】急性胆囊炎（肝胆湿热证）。

【来源】亚太传统医药，2016，12（16）

·清胆合剂·

【组成】金钱草30克，茵陈20克，柴胡12克，香橼12克，佛手12克，延胡索12克，栀子12克，川楝子12克，枳壳10克，白芍10克，玫瑰花10克，郁金10克，甘草6克。

【用法】每日1剂，水煎服，分早、中、晚3次服；服药2~3月病情好转时，可将上煎剂改为散剂服（诸药研末混合），每日2次，每次5克，直到治愈为止。

【功效】清肝利胆。

【主治】急、慢性胆囊炎。

【来源】《千年药都安国民间验方秘方》

❧ · 利胆胶囊 · ❧

【组成】茵陈200克，郁金150克，炒枳壳150克，云木香150克，龙胆草150克，猪牛羊胆汁各一副。

【用法】配制胶囊，3克/粒，成人0.67~0.1克/（千克·日），分3次口服。

【功效】理气宽中，清利湿热，活血化瘀。

【主治】急性胆囊炎（肝胆湿热证）。

【来源】河北北方学院学报，2005，（3）

❧ · 龙胆泻肝汤 · ❧

【组成】龙胆草6克，生甘草6克，当归8克，黄芩9克，车前子9克，木通9克，山栀子9克，柴胡10克，泽泻12克，生地黄20克。

【用法】每日1剂，早晚分服。

【功效】理气和中，清利肝胆，通经活络，止痛祛瘀。

【主治】急性胆囊炎（肝胆湿热证）。

【来源】辽宁中医杂志，2015，42（6）

❧ · 通便泄火散 · ❧

【组成】马尾连10克，生大黄10克，芒硝10克。

【用法】上药共研细末，每次用30克，加开水100毫升，浸泡10分钟，搅匀温服。8小时后体温不降，大便不通者，可重复给药1次。或用50克浸泡300毫升行保留灌肠。一般最初24小时内可服2次，老弱者酌减量。

【功效】通便泻火。

【主治】化脓性胆囊炎。

【来源】《实用偏方大全》

·· 芦根二豆汤 ··

【组成】鲜芦根100克，赤小豆50克，绿豆30克。

【用法】将上3味一同入锅，加水煎煮，吃豆饮汤，每日2剂。

【功效】清热利湿，解毒。

【主治】急、慢性胆囊炎。

【来源】《实用偏方大全》

·· 茵陈薏米粥 ··

【组成】茵陈15克，薏米30克，粳米60克。

【用法】先将茵陈水煎去渣，再入洗净的薏米、粳米煮粥服食，每日1剂。

【功效】清热利湿，消肿排脓。

【主治】急、慢性胆囊炎。

【来源】《实用偏方大全》

·· 莲子山药粥 ··

【组成】怀山药50克，莲子50克，生薏米30克，粳米100克。

【用法】按常法煮粥服食，每日1剂，2次分服。

【功效】健脾益气，清热利湿。

【主治】急、慢性胆囊炎。

【来源】《实用偏方大全》

·· 利胆行气柴胡枳壳汤 ··

【组成】柴胡12克，枳壳12克，木香10克，延胡索12克，黄芩12克，川楝子12克，生大黄10克。

【用法】每日1剂，水煎，生大黄后下，分2次口服。

【功效】疏肝利胆。

【主治】急性胆囊炎（气郁证）。

【来源】《民间偏方奇效方》

⌘· 清热祛湿茵陈金钱草汤 ·⌘

【组成】茵陈30克，金钱草50克，柴胡12克，半夏12克，郁金6克，山栀6克，生大黄10克，枳壳12克，蒲公英20克，归尾15克，赤芍12克。

【用法】每日1剂，水煎，生大黄后下，分2次口服。

【功效】清热祛湿利胆。

【主治】急性胆囊炎（湿热证）。

【来源】《民间偏方奇效方》

⌘· 解毒排脓茵陈板蓝根汤 ·⌘

【组成】茵陈30克，栀子6克，黄芩10克，龙胆草10克，黄连3克，生大黄12克，芒硝9克，生石膏20克，板蓝根20克，鲜生地15克，厚朴9克，金钱草60克。

【用法】每日1剂，水煎，分2次口服。

【功效】清热，解毒，燥湿。

【主治】急性胆囊炎（脓毒证）。

【来源】《民间偏方奇效方》

⌘· 蒲公英汤 ·⌘

【组成】蒲公英100克。

【用法】采鲜蒲公英全草100克，水煎服。

【功效】清热利湿。

【主治】急性、亚急性胆囊炎（辅助治疗），慢性胆囊炎恢复期。

【来源】《民间偏方奇效方》

～· 利胆解毒蒲公英茵陈汤 ·～

【组成】蒲公英30克，绵茵陈30克，红枣6粒。

【用法】水煎服或水煎去渣，加白糖服。

【功效】清热解毒利湿。

【主治】急性胆囊炎（热毒证）。

【来源】《民间偏方奇效方》

～· 茵陈秦艽汤 ·～

【组成】藏茵陈15克，白秦艽花10克，船形乌头5克。

【用法】均为鲜品，乌头采挖后，以就近之流水，洗净泥沙、切片，先煎1袋烟工夫（25~30分钟），再加茵陈和秦艽花共水煎内服，每日2~3次，每次1小碗（60~80毫升）。

【功效】清热利胆。

【主治】急性胆囊炎。

【来源】《精选1073首民间治病灵验古方》

～· 白及单方 ·～

【组成】白及50克。

【用法】以假鳞茎入药，研碎煮糯米饭吃，每日1剂，分2次服；或研末加熊胆10克调匀，分5次兑蜂蜜糖服，每日2次。

【功效】清肺利胆，解毒清热，补肾镇痉。

【主治】急性胆囊炎，胆绞痛。

【来源】《精选1073首民间治病灵验古方》

·三金汤·

【组成】金钱草30克，郁金6克，黄芩10克，茵陈10克，鸡内金10克（研冲），柴胡10克，枳壳10克，酒白芍15克，延胡索（醋炒）10克，木香（研粉冲服）10克，玄明粉（冲服）10克。

【用法】水煎去渣，将玄明粉化入药汤内，文火煎1分钟，再将木香调入，此为1日量，分3次饭前服。

【功效】清热，利胆化石，解郁止痛。

【主治】急、慢性胆囊炎及胆石症属湿热瘀结肝胆之证。

【来源】《榆林百年医粹》

·柴胡利胆汤·

【组成】厚朴10克，大黄10克，清半夏10克，连翘10克，莪术10克，陈皮10克，玄明粉10克，白芍10克，金钱草30克，党参15克，郁金15克，虎杖15克，柴胡15克。

【用法】每日1剂，用水以文火煎煮，取药汁300毫升，早晚口服1次。

【功效】疏肝和胃，清热化湿。

【主治】急性胆囊炎。

【来源】光明中医，2019，34（7）

·柴金利胆汤·

【组成】蒲公英30克，金钱草30克，白芍15克，郁金12克，延胡索12克，柴胡12克，栀子10克，黄芩10克。

【用法】每日1剂，分2次温服。

【功效】通腑利胆，清热利湿，疏肝理气。

【主治】急性胆囊炎（肝胆湿热证）。

【来源】中国医药指南，2017，15（26）

大柴胡汤加减

【组成】柴胡15克，酒黄芩12克，白芍15克，炒枳实20克，法半夏10克，酒大黄10克，槟榔15克，炙甘草6克。

【用法】免煎剂，每日1剂，分3次、每次调水150毫升口服。并于右胁下外敷芍药甘草散：芍药50克，甘草10克，研末调水外敷右胁下（胆囊区），每日1次，每次4小时，连续治疗1周。

【功效】和解少阳，疏肝利胆，和胃降浊。

【主治】急性胆囊炎（胆腑郁热证）。

【来源】中国中医药现代远程教育，2020，18（3）

加味大柴胡汤

【组成】大黄10克，芍药10克，黄芩15克，柴胡15克，枳实15克，生姜15克，法半夏15克，金钱草30克，茵陈30克，甘草6克，蒲公英20克。

【用法】煎汤服用，早晚各1次。

【功效】调和利胆，疏肝健脾。

【主治】急性胆囊炎（胆腑郁热证）。

【来源】世界复合医学，2020，6（2）

加味甘遂承气汤

【组成】甘遂5~10克，大黄（酒洗）60克，枳实（炙）40克，制厚朴125克，芒硝60克。

【用法】每日1剂，加水2000毫升，先煮枳实、厚朴，取1000毫升，去滓，内大黄，更煮，取400毫升，去滓，纳甘遂、芒硝，小火煎一二沸，分2~3次服。

【功效】泻下通腑，清肝利胆。

【主治】急性胆囊炎。

【来源】新中医，2015，47（11）

❧· 降酶汤 ·❧

【组成】柴胡6克，地耳草15克，板蓝根30克，茵陈30克，金钱草30克，黄芩10克，焦山栀10克，紫草10克，大黄3克。

【用法】免煎剂，每日1剂，分2次冲服。

【功效】清热解毒，利胆降酶。

【主治】急性胆囊炎（肝胆湿热证）。

【来源】山西中医，2017，33（8）

❧· 疏肝利胆汤 ·❧

【组成】柴胡20克，厚朴15克，白芍15克，枳实10克，薏苡仁20克，黄芩15克，郁金10克，连翘10克，大黄（后下）10克，鸡内金10克，甘草10克。

【用法】每日1剂，加水煎煮至300毫升，分2次服用，每周5剂。

【功效】清热利湿，疏肝理气。

【主治】急性胆囊炎（肝郁气滞证）。

【来源】中国中医急症，2018，27（7）

潘澄濂经验方

【组成】柴胡15克，黄芩12克，郁金15克，郁金6克，枳壳15克，升麻6克，玄明粉6克，败酱草15克，茵陈蒿15克，栀子12克，茯苓12克，桃仁9克，炙甘草6克。

【用法】每日1剂，水煎，早晚2次饭后半小时温服。

【功效】疏理利胆，清热化瘀。

【主治】急性胆囊炎（肝胆蕴热、气血郁滞证）。

【来源】《中国百年百名中医临床家丛书》

贵州彝族民间习用单方

【组成】野荞麦块根10克，核桃3个。

【用法】将野荞麦块根洗净，与3个核桃仁一起嚼服，每日2次，饭后服。

【功效】清热利胆。

【主治】急、慢性胆囊炎。

【来源】《精选1073首民间治病灵验古方》

孔氏利胆汤

【组成】郁金12克，龙胆草12克，栀子10克，木通12克，桃仁6克，丹皮10克，川楝子12克，橘红12克，败酱草15克，蒲公英15克，旋覆花10克，代赭石12克，桑寄生20克，乳香6克，木香6克，沉香6克，牛膝12克，滑石12克，三棱10克，莪术10克，酒大黄6克。

【用法】每日1剂，水煎服

【功效】清利湿热，活血行气解毒。

【主治】急性胆囊炎（肝胆湿热证）。

【来源】《榆林百年医粹》

❦· 肖芳经验方 ·❧

【组成】柴胡6克，枳实10克，川楝子10克，黄芩10克，栀子10克，茵陈10克，大黄10克，白芍15克，延胡索10克，金钱草15克，鸡内金10克，郁金10克，半夏10克，赤芍10克，牡丹皮10克。

【用法】水煎服，每日2次温服。

【功效】疏肝止痛，清热利湿，降气通腑。

【主治】急性胆囊炎（肝经郁热证）。

【来源】中国中医急症，2020，29（8）

❦· 经验方1 ·❧

【组成】柴胡6克，大黄3克，枳实6克，黄芩10克，半夏10克，郁金10克，杏仁10克，香附10克。

【用法】每日1~2剂，水煎2~4次分服。

【功效】疏肝解郁，清利肝胆。

【主治】胆囊炎急性发作期。

【来源】《应用千百年的中医秘方》

❦· 经验方2 ·❧

【组成】金钱草50克，柴胡10克，炒王不留行12克，虎杖15克，栀子10克，石韦20克，鸡内金15克，白芍15克，大黄（后下）8克，当归12克，枳实10克，茯苓15克，半夏10克，赭石（先煎）20克，郁金10克，牛膝15克，生甘草6克。

【用法】每日1剂，水煎，分早晚2次温服。

【功效】和解少阳，清利湿热，行气活血。

【主治】急、慢性胆囊炎。

【来源】《千年药都安国民间验方秘方》

～・经验方3・～

【组成】龙胆草5克，山栀子12克，茵陈20克，金钱草25克，柴胡12克，大青叶10克，白芍15克。

【用法】水煎2次，药液混合，分2次服，每日1剂。

【功效】清胆利湿。

【主治】急性胆囊炎。

【来源】《胆囊炎胆石症中医独特疗法》

～・经验方4・～

【组成】柴胡6~10克，黄芩6克，法半夏10克，生大黄10克，黑栀子10克，生白芍10克，川楝子10克，茵陈15克，黄连6克，黄柏5克，金钱草12克，苦参6克。

【用法】上药加水煎煮2次，两煎药液兑匀，每日1剂，分2次服。

【功效】清热利胆。

【主治】急性胆囊炎。

【来源】《胆囊炎胆石症中医独特疗法》

～・经验方5・～

【组成】金钱草30~60克，郁金15克，川楝子10克，大黄10克，玄明粉（冲服）6克，茵陈5克，虎杖30克，黄连3克，吴茱萸3克，龙胆草15克。

【用法】每日1剂，水煎，分2次服。

【功效】疏肝利胆，清热除湿，行气止痛。

【主治】急性胆囊炎，胆石症。

【来源】《胆囊炎胆石症中医独特疗法》

经验方6

【组成】柴胡10克，枳实10克，大腹皮10克，半夏10克，制香附10克，黄芩6克，金钱草15克，制大黄3克。

【用法】每日1剂，上药加水适量，煎煮2次，分2次服。

【功效】疏利行气肝胆。

【主治】急性胆囊炎。

【来源】《胆囊炎胆石症中医独特疗法》

经验方7

【组成】柴胡12克，白芍15克，枳实12克，郁金12克，延胡索12克，木香10克，黄芩15克，茵陈20克，甘草6克。

【用法】每日1剂，水煎，分2次服。

【功效】疏肝理气，利胆止痛。

【主治】急性胆囊炎（肝郁气滞证）。

【来源】《胆囊炎胆石症中医独特疗法》

经验方8

【组成】桃仁12克，红花10克，柴胡12克，川芎10克，生地黄20克，赤芍15克，五灵脂10克，延胡索12克，乌药10克，茵陈30克，青皮9克，甘草6克。

【用法】每日1剂，水煎，分2次服。

【功效】活血行气，利胆化瘀。

【主治】急性胆囊炎（胆滞血瘀证）。

【来源】《胆囊炎胆石症中医独特疗法》

·经验方9·

【组成】青蒿15克，黄芩15克，柴胡12克，茵陈30克，栀子12克，法半夏12克，郁金12克，大黄（后下）10克，枳实12克，蒲公英30克，赤芍15克，土茯苓20克，甘草6克。

【用法】每日1剂，水煎，分2次服。

【功效】清热除湿，活血行气。

【主治】急性胆囊炎（湿热蕴结证）。

【来源】《胆囊炎胆石症中医独特疗法》

·经验方10·

【组成】青蒿10克，黄芩15克，枳壳9克，竹茹9克，陈皮6克，茯苓15克，滑石（包）30克，柴胡10克，大黄（后下）6克，青黛（冲服）2克，龙胆草10克，车前子（包）10克，茵陈20克，半夏10克，甘草5克。

【用法】每日1剂，水煎2次，早晚分服。

【功效】疏肝利胆，清热祛湿。

【主治】急性胆囊炎（肝胆湿热证）。

【来源】《胆囊炎胆石症中医独特疗法》

·经验方11·

【组成】金钱草35克，赤芍20克，陈皮20克，柴胡12克，枳实15克，大黄（后下）15克，郁金15克。

【用法】上药加水煎煮2次，将两煎药液混合，每日1剂，分2次服。

【功效】疏肝利胆，活血止痛。

【主治】急性胆囊炎。

【来源】《胆囊炎胆石症中医独特疗法》

·经验方12·

【组成】柴胡10克，枳壳10克，赤芍10克，生甘草8克，木香10克，黄芩10克，黄连6克，熟大黄8克，鸡内金10克，郁金10克，厚朴10克，山楂10克。

【用法】每日1剂，水煎早晚温服。

【功效】清热利胆，行气除湿。

【主治】急、慢性胆囊炎。

【来源】《胆囊炎胆石症中医独特疗法》

·经验方13·

【组成】茵陈30克，金钱草30克，紫丹参30克，龙胆草9克。

【用法】每日1剂，水煎分早晚2次服。

【功效】清热除湿。

【主治】急性胆囊炎（肝胆湿热证）。

【来源】《胆囊炎胆石症中医独特疗法》

·经验方14·

【组成】蚤休40克，金钱草30克，茵陈30克，柴胡10克，黄芩10克，大黄（后下）10克，枳实10克，黄连6克，半夏9克，木香15克，白芍15克，甘草5克。

【用法】每日1剂，头煎加水400毫升，煎30分钟，取汁200毫升，二煎加水300毫升，取汁150毫升，两煎混合，早晚饭后分服。

【功效】清热祛湿，疏肝利胆。

【主治】急性胆囊炎（肝胆湿热证）。

【来源】《胆囊炎胆石症中医独特疗法》

·经验方15·

【组成】茵陈36克，柴胡6克，焦山栀子6克，鸡内金6克，枳实6克，川芎6克，黄芩6克，姜半夏6克，川大黄9克，生白芍9克，芒硝（冲服）9克。

【用法】上药加水煎煮2次，得药液300毫升，分早晚各服100~150毫升，直至症状消失为止，病情严重者1日可服2剂。

【功效】清热祛湿，利胆止痛。

【主治】急性胆囊炎。

【来源】《胆囊炎胆石症中医独特疗法》

·经验方16·

【组成】柴胡18克，生姜12克，大黄9克，白芍9克，黄芩9克，半夏9克，枳实9克，郁金9克。

【用法】加水煎煮15分钟，滤出药液，再加水煎20分钟，去渣，两煎药液混合，每日1剂，分2次服。

【功效】疏肝利胆，清热祛湿。

【主治】急性胆囊炎（肝胆湿热者）。

【来源】《胆囊炎胆石症中医独特疗法》

·经验方17·

【组成】金银花50克，蒲公英50克，赤芍40克，茵陈30克，连翘30克，枳实15克，大黄15克，柴胡10克，甘草10克。

【用法】每日1剂，水煎，分2次服。

【功效】清热解毒，利胆导滞。

【主治】急性胆囊炎。

【来源】《胆囊炎胆石症中医独特疗法》

·经验方18·

【组成】金钱草40克，白芍20克，丹参20克，柴胡15克，黄芩15克，大黄15克，海金沙（包）15克，枳实12克，海浮石12克。

【用法】上药加水煎煮2次，药液混合均匀，每日1剂，分2次服。

【功效】清热祛湿，活血行气。

【主治】急性胆囊炎。

【来源】《胆囊炎胆石症中医独特疗法》

·经验方19·

【组成】柴胡9克，炒枳壳10克，陈皮12克，延胡索12克，川楝子12克，白芍15克，赤芍15克，佛手15克，郁金15克，虎杖15克，金钱草20克，甘草3克。

【用法】每日1剂，水煎服。

【功效】清热祛湿，行气通腑。

【主治】急性胆囊炎。

【来源】《胆囊炎胆石症中医独特疗法》

二、外用方

·双柏散·

【组成】大黄60克，侧柏叶60克，关黄柏30克，泽兰30克，薄荷30克。

【用法】共研粉末，水蜜调敷患处。

【功效】活血化瘀，清热解毒，消肿止痛。

【主治】急性胆囊炎。

【来源】《中医伤科学讲义》

茵陈金银花散

【组成】茵陈30克，重楼30克，金银花30克，郁金15克，皂角刺15克，牛大黄15克，黄芩12克，乳香12克，生没药12克，青皮12克，青木香12克，柴胡10克，龙胆草10克。

【用法】将上述各药共研为粗末，加水煎2次，头煎（边煮边搅拌）不宜久，加水2500毫升，煎取1500毫升，二煎加水2000毫升，煎取1500毫升，每次用250毫升灌肠，每日2~3次。

【功效】清热利湿，疏肝，和胆，止痛。

【主治】急性胆囊炎。

【来源】《家庭常见病中草药偏方大全》

大青膏

【组成】大青叶100克，大黄50克，黄连50克，黄柏50克，乳香50克，没药50克，芙蓉叶50克，五倍子50克，铜绿50克，白矾50克，胆矾50克，铅丹50克，白凡士林400克，香油350克。

【用法】将处方中大青叶、大黄、黄柏、黄连煎煮浓缩；将乳香、没药、芙蓉叶、五倍子、铜绿、铅丹、白矾、胆矾研成细粉；取上述备用药物混合后搅拌成均匀的稠膏；将香油、白凡士林置铜锅内加热、熔化，再加入上述备用稠膏搅拌30分钟即可。取适量大青膏涂抹于医用纱布上，面积约15厘米×15厘米，厚度约2~3毫米，将大青膏覆盖于患者右肋下胆囊区，用胶布外固定，每

24小时换药1次。

【功效】活血化瘀，消肿止痛。

【主治】急性胆囊炎。

【来源】山东中医药大学（学位论文），2018

☜∾·芒硝外敷·∾☞

【组成】芒硝500克。

【用法】研成细末状，置于布袋铺平，平铺于胆囊部，待芒硝结为硬结晶时更换，每次外敷时间持续12小时以上，每日敷贴1次，持续7日为1个疗程。

【功效】通化瘀滞，清热消肿。

【主治】急性胆囊炎（胆腑郁热证）。

【来源】广州中医药大学（学位论文），2019

第二节　慢性胆囊炎

一、内服方

☜∾·疏肝二金汤·∾☞

【组成】柴胡10克，香附10克，川芎6克，白芍10克，郁金10克，鸡内金10克，枳壳10克，黄芩10克，川楝子6克，甘草6克。

【用法】由湖南中医药大学第一附属医院急诊中药房提供的NGP新绿药制剂，1剂分2格，每次1格，100毫升水冲服，早晚各1次。

【功效】利胆排石，解痉止痛。

【主治】慢性胆囊炎（肝胆气滞证）。

【来源】湖南中医药大学（学位论文），2016

·❦· 四金汤 ·❦·

【组成】柴胡12克，延胡索10克，枳壳6克，川楝子10克，桃仁10克，红花6克，白芍20克，丝瓜络10克，姜黄10克，神曲20克，甘草6克。

【用法】免煎剂，每日1剂，分早晚2次开水冲服。

【功效】疏肝解郁，化瘀通络，清热利胆。

【主治】慢性胆囊炎（气滞血瘀证）。

【来源】广西中医药大学（学位论文），2017

·❦· 自拟疏肝利胆化瘀汤 ·❦·

【组成】金钱草30克，白芍25克，炒白术20克，柴胡15克，郁金15克，紫苏子15克，枳壳15克，陈皮15克，佛手10克，姜黄10克，川芎10克。

【用法】清水煎制至100毫升左右，分早晚2次温服。

【功效】化瘀通络，疏肝利胆，行气健脾。

【主治】慢性胆囊炎（肝郁脾虚兼瘀血证）。

【来源】四川中医，2019，37（8）

·❦· 蚬肉茵陈汤 ·❦·

【组成】蚬肉150克，茵陈30克，精盐适量。

【用法】每日1剂，将蚬肉、茵陈洗净，加水煮汤，去茵陈，加盐调服。

【功效】清热解毒，祛湿利胆。

【主治】胆囊炎，胆石症。

【来源】《实用偏方大全》

ᕀ · 螺肉当归汤 · ᕀ

【组成】田螺150克（取肉），黄酒、姜片适量，当归20克，赤芍15克，橘皮10克。

【用法】后3味分别洗净，水煎2次，每次用水250毫升，煎半小时，两次混合，去渣，然后放入螺肉、黄酒、姜片和精盐，继续煮至熟透，下味精，淋麻油，分2次趁热食螺肉喝汤。

【功效】清热利胆。

【主治】慢性胆囊炎。

【来源】《实用偏方大全》

ᕀ · 绿豆猪胆丸 · ᕀ

【组成】猪胆10枚（带胆汁），绿豆250克，甘草50克。

【用法】将绿豆纳入胆囊中，用线扎紧，洗净外表，蒸2小时左右取出捣如丸；另以甘草水煎取汁，与上药混合为丸如绿豆大，烘干备用。每日早、中、晚各服10克，10天为1个疗程。

【功效】清热解毒。

【主治】胆囊炎。

【来源】《实用偏方大全》

ᕀ · 米须解毒汤 · ᕀ

【组成】玉米须40克，茵陈30克，蒲公英30克。

【用法】每日1剂，水煎，2次分服。

【功效】清热解毒，利湿排脓。

【主治】慢性胆囊炎。

【来源】《实用偏方大全》

～‧ 鲤鱼赤豆汤 ‧～

【组成】鲤鱼1条（600克），赤小豆100克，陈皮6克，调料适量。

【用法】将鲤鱼去鳞、肠杂，洗净切块，与洗净的赤小豆、陈皮一同入锅，加水煮汤，熟后加入调料即成。每日1剂，2次分服。

【功效】清热解毒，利水消肿。

【主治】胆囊炎。

【来源】《实用偏方大全》

～‧ 萝卜佛手粥 ‧～

【组成】白萝卜60克，佛手20克，鸡内金10克，生姜5克，粳米100克。

【用法】将白萝卜、佛手、生姜洗净切碎，鸡内金研粉，备用。粳米洗净入锅，加水煮粥，五成熟时加入白萝卜、佛手、生姜，再煮至粥熟，调入鸡内金末即成。每日1剂，2次分服。

【功效】健脾理气。

【主治】胆囊炎，胆石症。

【来源】《实用偏方大全》

～‧ 猪胆苦参散 ‧～

【组成】猪胆4只，龙胆草90克，苦参90克。

【用法】上药共研细末，制成胶囊，每日早、中、晚各服4粒。

【功效】清湿，除黄，利胆。

【主治】慢性胆囊炎，胆石症。

【来源】《实用偏方大全》

羊角陈皮汤

【组成】山羊角60克，陈皮20克，甘草3克。

【用法】每日1剂，水煎2次，早晚分服。

【功效】清热利胆，缓急止痛。

【主治】慢性胆囊炎。

【来源】《实用偏方大全》

茅根木耳汤

【组成】白茅根30克，黑木耳10克，竹叶6克，车前草30克。

【用法】每日1剂，水煎2次，早晚分服。

【功效】清热利胆。

【主治】慢性胆囊炎。

【来源】《实用偏方大全》

金钱草南瓜花汤

【组成】金钱草30克，南瓜花30克，百合15克，甘草3克。

【用法】每日1剂，水煎2次，早晚分服。

【功效】疏肝利胆，化瘀解毒。

【主治】慢性胆囊炎。

【来源】《实用偏方大全》

蒲公英粥

【组成】蒲公英40~60克（鲜品60~90克），粳米60克，白糖20克。

【用法】先将蒲公英水煎去渣，再入粳米煮粥，调入白糖即成。每日1剂，2次分服。

【功效】清热解毒，消肿散结。

【主治】胆囊炎，胆石症。

【来源】《实用偏方大全》

∿· 薏米绿豆粥 ·∿

【组成】薏米50克，绿豆20克，薄荷5克，白糖20克。

【用法】先将薄荷水煎3~5分钟，去渣，加入绿豆、薏米煮粥，熟后调入白糖即成。每日1剂，2次分服。

【功效】清热解毒，利湿排脓。

【主治】胆囊炎，胆石症。

【来源】《实用偏方大全》

∿· 白扁豆粥 ·∿

【组成】白扁豆30克，莲子肉20克，薏米40克，粳米100克，大枣10枚，陈皮10克。

【用法】先将陈皮水煎去渣，再入另5味煮粥食用。每日1剂，2次分服。

【功效】健脾利湿，解毒排脓。

【主治】胆囊炎，胆石症。

【来源】《实用偏方大全》

∿· 清热解郁利胆煎 ·∿

【组成】茵陈30克，山栀子15克，广郁金15克。

【用法】水煎去渣，每日2~3次分服。

【功效】清热解郁。

【主治】慢性胆囊炎（郁热证）。

【来源】《民间偏方奇效方》

❧ 利胆祛湿乌梅茵陈蜜露 ❧

【组成】乌梅肉60克，绵茵陈30克，蜂蜜250克。

【用法】将乌梅、绵茵陈洗净水煎，然后复渣再煎，去渣，把2次煎出液和匀。把蜜糖加入以上药滚液中，搅匀，放入瓷盆内，加盖，文火隔开水炖2小时后，冷却备用。饭后温开水送服，1次1~2匙，每日2次。

【功效】利胆祛湿。

【主治】慢性胆囊炎（湿郁证）。

【来源】《民间偏方奇效方》

❧ 清热鸡胆汁黄瓜藤饮 ❧

【组成】黄瓜藤100克，鸡胆1个。

【用法】黄瓜藤洗净水煎取汁100毫升，用该汁冲服鸡胆汁。每日1次，7日为1个疗程。

【功效】清热祛湿，理气散结。

【主治】胆囊炎（湿热证）。

【来源】《民间偏方奇效方》

❧ 逍遥散合越鞠丸加减 ❧

【组成】当归10克，白芍12克，柴胡6克，香附10克，白术10克，茯苓12克，川芎6克，栀子6克，炒麦芽15克，甘草5克。

【用法】每日1剂，水煎，分2次服。

【功效】疏肝和胃。

【主治】慢性胆囊炎（肝胃不和证）。

【来源】《常见病特效秘方偏方》

·茵陈蒿汤合左金丸加减·

【组成】茵陈30克，栀子10克，生大黄6克，吴茱萸6克，黄连6克，金钱草30克，郁金15克，薏苡仁30克。

【用法】每日1剂，水煎，分2次服。

【功效】疏肝利胆，清利湿热。

【主治】慢性胆囊炎（肝胆湿热证）。

【来源】《常见病特效秘方偏方》

·一贯煎加味·

【组成】生地黄15克，枸杞子15克，沙参15克，麦冬15克，白芍15克，女贞子15克，墨旱莲15克，当归10克，川楝子10克，佛手10克，甘草6克。

【用法】每日1剂，水煎，分2次服。

【功效】养阴柔肝。

【主治】慢性胆囊炎（肝阴不足证）。

【来源】《常见病特效秘方偏方》

·行气消胀粥·

【组成】广陈皮15克，白萝卜100克，生山楂50克，枳实10克，粳米100克，白糖少量。

【用法】先将广陈皮、枳实同煎取汁，加入白萝卜、粳米煮成粥，再加上生山楂肉，并放入少量白糖调味食用，每周2~3次。

【功效】消食导滞。

【主治】慢性胆囊炎上伴腹部饱胀。

【来源】《常见病特效秘方偏方》

·利胆退黄茶·

【组成】茵陈30克，鲜白菜根60克，玉米须30克，荷叶15克。

【用法】将以上诸药加少量白糖水煎代茶饮。

【功效】清热祛湿。

【主治】慢性胆囊炎（肝胆湿热证）。

【来源】《常见病特效秘方偏方》

·清胆粥·

【组成】半边莲30克，金钱草30克，绿豆50克，粟米250克，山楂粉15克，麦芽粉15克，谷芽粉20克。

【用法】先将半边莲、金钱草煎汤取汁，再入粟米、绿豆文火煮成稀粥，最后撒入山楂粉、麦芽粉、谷芽粉，即可食用。

【功效】清热泻火祛湿。

【主治】慢性胆囊炎（胆火炽盛证）。

【来源】《常见病特效秘方偏方》

·溪黄草泥鳅汤·

【组成】溪黄草30克，泥鳅250克，生姜4片。

【用法】将泥鳅活杀，用开水洗净，与溪黄草、生姜一起入锅，加清水适量，武火煮沸后文火煮1~2小时，调味即可。隔日1次，饮汤食泥鳅。

【功效】清热祛湿，通络止痛。

【主治】慢性胆囊炎。

【来源】《常见病特效秘方偏方》

鸡内金粥

【组成】粳米100克，鸡内金10克，白糖适量。

【用法】将鸡内金用文火炒至黄褐色，研为细粉。先将粳米、白糖入锅内，加水800毫升左右，煮至粥将成时，放入鸡内金粉，再煮一沸即成。每日早晚服。

【功效】清热祛湿，通络止痛。

【主治】慢性胆囊炎，胆石症。

【来源】《常见病特效秘方偏方》

四四利胆汤

【组成】炒柴胡10克，党参15克，白芍20克，枳实10克，炒白术15克，茯苓15克，黄芩10克，姜黄15克，延胡索15克，炒鸡内金10克，神曲10克，甘草5克。

【用法】采用天江配方颗粒制剂，统一由云南省中医医院天江药房调配供给，1剂分3袋，每袋于三餐后半小时加入100毫升沸水调服，每日1剂，每日3次。

【功效】疏肝健脾，清热利胆。

【主治】慢性非结石性胆囊炎（肝郁脾虚夹湿热证）。

【来源】云南中医药大学（学位论文），2019

青枢丹

【组成】青黛30克，胡黄连60克，吴茱萸30克，延胡索20克，川楝子20克，蒲黄20克，五灵脂20克，乳香15克，没药15克，枣仁30克，甘草10克，鸡内金20克，郁金20克。

【用法】上药粉碎轧细末，过80目筛，装"0"号胶囊（0.4克/粒），视病情轻重，每日3次，每次3~5粒，温水送服。

【功效】疏肝利胆，通络止痛。

【主治】胆囊炎，胆囊结石。

【来源】《中国当代名医验方选编（内科分册)》

胆黄胶囊

【组成】健猪苦胆20个，绿豆500克，大黄50克，甘草20克。

【用法】各味药经加工研末拌匀，装入0.5克胶囊内，每日3次，一次20粒（10克），15天为1个疗程。

【功效】疏肝利胆，清热利湿，行气活血，逐瘀止痛。

【主治】慢性胆囊炎。

【来源】《亲献民间验方与特色疗法》

柴胡疏肝散合左金丸加味

【组成】醋香附20克，川芎20克，白芍20克，黄连15克，柴胡15克，陈皮15克，炒枳壳10克，甘草10克，吴茱萸5克。

【用法】每剂水煎取汁300毫升，每次150毫升，日2次，早晚饭后温服。

【功效】疏肝理气，利胆，泻火止痛。

【主治】慢性胆囊炎（气郁化火证）。

【来源】长春中医药大学（学位论文），2019

利胆汤

【组成】柴胡15克，龙胆草9克，黄芩12克，栀子9克，郁金15克，茵陈蒿30克，虎杖24克，羚羊粉（冲服）1.5克，鸡内金12克，大黄后6克，竹叶9克，炙甘草6克。

【用法】每日1剂，水煎，晨起及晚间睡前温服。

【功效】疏肝理气，清热利胆。

【主治】慢性胆囊炎（肝胆湿热证）。

【来源】山东中医药大学（学位论文），2019。

❧·　自拟利胆排石汤　·❧

【组成】金钱草30克，金银花20克，白芍15克，茵陈15克，鸡内金15克，柴胡10克，枳实10克，郁金10克，大黄6克，甘草6克。

【用法】每日1剂，汤药150毫升/次，早晚在饭前半小时服用。

【功效】清肝利胆，清热除湿。

【主治】慢性胆囊炎合并胆结石。

【来源】名医，2020，（4）

❧·　参芪四逆散　·❧

【组成】党参15克，黄芪20克，柴胡12克，枳实12克，白芍15克，木香9克，郁金12克，茵陈蒿20克，金钱草30克，甘草6克。

【用法】每日1剂，水煎，晨起及晚间睡前温服。

【功效】健脾，疏肝利胆。

【主治】慢性胆囊炎（脾虚证）。

【来源】山东中医药大学（学位论文），2010

❧·　丹参三七汤　·❧

【组成】丹参30克，红枣10克，三七25克。

【用法】将丹参用布包，红枣去核，三七去皮，洗净，加水同炖至熟后，去药包，以盐、味精调味，喝汤吃红枣，每日1剂。

【功效】清热凉血，疏肝利胆。

【主治】慢性胆囊炎伴肝区疼痛、大便燥结。

【来源】《祖传救命老偏方》

·金钱银花炖瘦肉·

【组成】金钱草80克（鲜品200克），金银花60克（鲜品150克），猪瘦肉600克，黄酒20克。

【用法】所有药材洗净，将金钱草与金银花用纱布包好，同猪肉加水浸没，大火烧沸加黄酒，小火炖2小时，取出药包。饮汤食肉，每次1小碗，分2次服用，过夜煮沸，3日内服完。

【功效】清热利胆，利尿通淋。

【主治】胆囊炎。

【来源】《祖传救命老偏方》

·加减大柴胡汤·

【组成】柴胡15克，赤芍15克，黄芩15克，半夏9克，枳壳9克，大黄（后下）9克，茵陈30克，郁金9克，金钱草60克，蒲公英30克，瓜蒌30克。

【用法】每日1剂，水煎，2次分服。

【功效】疏肝利胆。

【主治】胆囊炎，胆石症。

【来源】《中华偏方单方大全》

·柔肝煎·

【组成】生地、首乌、枸杞子、茵陈、虎杖、生大黄、生山楂、鸡内金、玫瑰花、佛手、绿萼梅各适量。

【用法】每日1剂，水煎，2次分服。

【功效】养肝柔肝，疏肝利胆。

【主治】慢性胆囊炎（肝阴不足证）。

【来源】《中华偏方单方大全》

·金钱开郁汤·

【组成】金钱草30克，柴胡9克，枳实9克，白芍9克，炙甘草3克，郁金9克，乌贼骨9克，浙贝母9克。

【用法】水煎，每日1剂，2次分服。

【功效】疏肝利胆，解郁镇痛，清热化石。

【主治】慢性胆囊炎，胆石症。

【来源】《中华偏方单方大全》

·大柴胡合剂·

【组成】柴胡15克，黄芩15克，白芍12克，半夏12克，枳实10克，大黄9克，大枣10枚，生姜3片。

【用法】每日1剂，分2次服用。

【功效】和解少阳，缓急止痛。

【主治】胆囊炎引起的胆绞痛。

【来源】《家庭常见病中草药偏方大全》

·三金六君子汤·

【组成】金钱草30克，柴胡10克，陈皮10克，白术10克，鸡内金10克，郁金10克，枳壳10克，姜半夏10克，茯苓10克，木香（后下）10克，黄芪20克，党参20克，炙甘草6克。

【用法】水煎2次，以小火煎，混合两煎所得药汁。每日1剂，上、下午分服，30日为1个疗程。

【功效】清热祛湿，振运中焦。

【主治】慢性胆囊炎。

【来源】《家庭常见病中草药偏方大全》

⌒ᕗ · 通胆汤 · ᕕ⌒

【组成】金钱草30克，白术15克，白芍15克，柴胡15克，炙甘草10克，鸡内金10克，枳实10克，黄芩10克，延胡索10克，陈皮10克，大黄（后下）10克。

【用法】水煎2次，以小火煎，混合两煎所得药汁。每日1剂，上、下午分服，7日为1个疗程。

【功效】清热祛湿，疏肝利胆，泻下通腑，理气止痛。

【主治】慢性胆囊炎，胆结石。

【来源】《家庭常见病中草药偏方大全》

⌒ᕗ · 胆囊炎方 · ᕕ⌒

【组成】枳实6克，白芍15克，茵陈20克，柴胡6克，全瓜蒌15克，紫花地丁20克，黄芩10克，制半夏10克，木香10克，草河车12克。

【用法】每日1剂，水煎服。

【功效】清热利湿，疏肝理气，利胆。

【主治】慢性胆囊炎（肝胆湿热证）。

【来源】中国药物经济学，2014，9（S2）

⌒ᕗ · 安胆汤 · ᕕ⌒

【组成】金钱草20克，海金沙12克，姜半夏10克，延胡索10

克，泽泻10克，生地黄10克，厚朴10克，车前子10克，鸡内金10克，黄芩6克，炙甘草6克，当归6克，山栀子6克，醋柴胡6克，龙胆草3克，通草3克。

【用法】每日1剂，水煎，早晚餐后温服。

【功效】和胃降逆，利胆通腑，清肝利胆。

【主治】慢性胆囊炎（肝胆湿热证）。

【来源】慢性病学杂志，2020，21（9）

·柴胡桂枝干姜汤·

【组成】柴胡10克，黄芩10克，瓜蒌根10克，猫须草10克，生牡蛎30克，桂枝6克，干姜6克，炙甘草6克。

【用法】头煎加水500毫升，取煎汁200毫升，次煎加水300毫升，取煎汁100毫升，两煎混合，早晚饭后温服。

【功效】清肝利胆，温补脾阳，疏肝解郁。

【主治】慢性胆囊炎（胆热脾寒证）。

【来源】福建中医药，2020，51（6）

·柴芩舒胆汤·

【组成】柴胡10克，清半夏10克，黄芩10克，木香10克，枳壳10克，延胡索10克，蒲公英15克，半边莲15克，姜黄15克，制大黄15克，金钱草30克，垂盆草30克。

【用法】每日1剂，水煎取汁300毫升，分早晚2次各150毫升温服。

【功效】活血散瘀，疏肝利胆，清热除湿，理气止痛。

【主治】慢性胆囊炎（肝胆湿热证）。

【来源】光明中医，2020，35（4）

·胆胃舒颗粒·

【组成】柴胡15克，白芍20克，郁金15克，三七5克，香附15克，黄芪15克，白术15克，海螵蛸20克，金钱草15克，鸡内金15克，蒲公英15克，甘草5克。

【用法】深圳市中医院院内制剂，每袋20克，每次1袋，每日1次，晚餐后半小时温开水冲服。

【功效】疏肝利胆，活血健脾。

【主治】慢性胆囊炎（肝郁脾虚证）。

【来源】广州中医药大学学报，2021，38（2）

·金茵利胆汤·

【组成】金钱草30克，茵陈15克，柴胡12克，黄芩10克，栀子10克，延胡索12克，败酱草20克，川楝子10克，郁金10克，丹参10克，甘草10克。

【用法】每日1剂，水煎2遍，取药液约200毫升，早晚各服1次。

【功效】清热利湿，疏肝利胆，活血化瘀。

【主治】慢性胆囊炎（肝胆湿热证）。

【来源】中国中医药科技，2020，27（6）

·利胆健脾汤·

【组成】党参片30克，茯苓30克，粉葛30克，白术15克，白芍15克，香橼15克，金钱草15克，茵陈15克，柴胡10克，鸡内金10克，甘草片10克。

【用法】每日1剂，1升水煎至250毫升，分早晚2次趁热服用。

【功效】疏肝利胆，调畅气机。

【主治】慢性胆囊炎（肝胆气滞证）。

【来源】中国民间疗法，2019，27（6）

清胆排石方

【组成】金钱草12克，海金沙10克，茵陈12克，鸡内金12克，大黄9克，龙胆草10克，黄芩9克，栀子12克，泽泻10克，木通9克，车前子10克，甘草9克。

【用法】每日1剂，水煎200毫升，早晚分服。

【功效】清热利湿，利胆排石。

【主治】慢性胆囊炎（肝胆湿热证）。

【来源】河南中医，2017，37（7）

三金柴胡疏肝排石汤

【组成】金钱草30克，茵陈15克，北柴胡15克，白芍15克，川芎12克，香附12克，郁金10克，枳壳10克，炒鸡内金（打粉冲服）10克，海金沙10克，栀子10克，川楝子10克，甘草片10克。

【用法】常规水煎煮2次，合并取药液400毫升，分早、晚2次服用。

【功效】疏肝利胆，理气活血，清热利湿，利胆排石。

【主治】慢性胆囊炎（肝胆气滞证）。

【来源】中国实验方剂学杂志，2020，12

疏肝清胆汤

【组成】党参15克，茯苓15克，炒枳壳15克，延胡索15克，姜黄15克，白术15克，茵陈15克，炒川楝子10克，炒鸡内金10克，柴胡10克，白芍30克，蒲公英20克，甘草6克。

【用法】每日1剂，水煎煮、早晚温服。

【功效】清泻湿热，疏解郁结，行气止痛。

【主治】慢性胆囊炎（肝胆湿热证）。

【来源】贵州医药，2020，44（9）

·爽胆畅肝汤·

【组成】柴胡10克，天花粉12克，黄芩10克，白芍15克，清半夏6克，生大黄（后下）6克，石菖蒲6克，枳实10克，延胡索10克，郁金10克，川楝子10克，茵陈蒿30克，栀子10克，炒白术12克，炙甘草6克。

【用法】清水煎煮，每天服用1剂，分早晚2次服用。

【功效】活血行气，清热解毒，化瘀镇痛。

【主治】慢性胆囊炎。

【来源】当代医药论丛，2017，15（4）

·通胆汤·

【组成】旋覆花10克，红花10克，瓜蒌皮30克，丝瓜络20克，青皮15克，橘络15克，甘草10克。

【用法】每日1剂，常规煎取药液300毫升，分早晚2次温服。

【功效】疏肝利胆，行气降逆，活血通络。

【主治】慢性胆囊炎。

【来源】广州中医药大学学报，2019，36（10）

·消炎利胆止痛汤·

【组成】川芎13克，柴胡13克，郁金13克，白芍13克，陈皮13克，枳壳11克，人参11克，黄芩11克，海金沙10克，丹参10克，生麦芽10克，炙甘草8克，砂仁8克。

【用法】水煎取汁300毫升，每日1剂，分2次于早晚餐后1小时服用。

【功效】疏肝理气，清热利湿，通胆止痛。

【主治】慢性胆囊炎（肝胆湿热证）。

【来源】光明中医，2018，33（16）

壮药复方水莲稔根

【组成】黄花倒水莲20克，五指毛桃20克，山稔根20克，栀子根15克，威灵仙10克。

【用法】水煎成300毫升，早、晚各150毫升，饭后半小时温服。

【功效】健脾利湿，行气止痛。

【主治】慢性胆囊炎（肝郁脾虚证）。

【来源】中国民族医药杂志，2019，25（6）

益胃汤

【组成】沙参15克，玉竹20克，麦冬12克，芦根30克，金钱草50克，郁金10克，广木香3克，瓜蒌12克，枳实8克，竹茹12克，生赭石18克。

【用法】煎汤徐徐饮之，另以西洋参10克，研粉另炖，不拘时服。

【功效】清利湿热，理气养阴。

【主治】胆囊炎（湿热壅盛证）。

【来源】《榆林百年医粹》

新订消石散

【组成】火硝54克，明矾27克，熊胆45克，郁金45克，滑石90克，炒乳香30克，炒没药30克，炒三棱30克，甘草24克。

【用法】共为极细末，每次服4克，每日3次，金钱草15克煎汤调服。

【功效】利胆排石，理气止痛。

【主治】慢性胆囊炎，胆石症。

【来源】《榆林百年医粹》

·四逆散合温胆汤加味·

【组成】柴胡10克，酒白芍12克，枳实10克，炙甘草10克，陈皮15克，半夏10克，茯苓10克，竹茹15克，川楝子12克，香附15克，金钱草30克，蒲公英30克，黄芩10克。

【用法】每日1剂，水煎服。

【功效】疏肝理气，清热，和胃利胆。

【主治】慢性胆囊炎（肝气郁结、胆腑蕴热证）。

【来源】《榆林百年医粹》

·右胁下痛方合小柴胡汤·

【组成】柴胡25克，黄芩20克，旋覆花（包）20克，威灵仙20克，牡丹皮15克，甘草20克，郁金20克，赤芍20克，焦山楂30克。

【用法】每日1剂，水煎服。

【功效】理肝气，散络结。

【主治】慢性胆囊炎（肝气郁结证）。

【来源】《带教医案实录》

·右胁下痛方·

【组成】旋覆花（包）15克，威灵仙20克，郁金20克，三七

（碎）15克，枳实15克，连翘30克，防己15克。

【用法】每日1剂，水煎服。

【功效】通经活络，化瘀解毒。

【主治】慢性胆囊炎（络瘀夹热证）。

【来源】《带教医案实录》

猪肝羹

【组成】猪肝1具，葱白1握，鸡蛋3枚，淡豆豉10克。

【用法】先将淡豆豉煎煮成汤汁后滤掉残渣，再将猪肝去掉筋膜后切成薄片，葱白洗净去须，再将猪肝和葱白一起放入豉汁中煮至肝熟，然后加入捣散的蛋花，直至煮开后即成，佐餐食用。

【功效】健胃利胆，抗菌消炎。

【主治】慢性胆囊炎。

【来源】《中医偏方验方治百病》

萝卜生炒猪肝

【组成】猪肝250克，白萝卜250克。

【用法】将猪肝均匀地切成薄片，先把白萝卜用油炒至八成熟，加适量的食盐后置于盘中，再重新起锅，将油用大火烧开后，放入猪肝片，快速翻炒3分钟后，再加入萝卜一起炒几分钟后加香葱、味精即成，佐餐食用。

【功效】健胃利胆，抗菌消炎。

【主治】慢性胆囊炎。

【来源】《中医偏方验方治百病》

❧ · 芡实内金饼 · ❧

【组成】生芡实米180克，生鸡内金90克，面粉250克，白砂糖适量。

【用法】先把芡实米用水淘净，晒干后，研磨成细末，再将鸡内金收拾干净，洗净焙干后，放入盆内，用刚烧开的热水浸泡6小时，再加入芡实粉、白砂糖、面粉，调稠后做成小圆薄饼，烙成焦黄色，佐餐食用。

【功效】健胃利胆，抗菌消炎。

【主治】慢性胆囊炎。

【来源】《中医偏方验方治百病》

❧ · 潘澄濂经验方 · ❧

【组成】柴胡15克，黄芩12克，郁金15克，枳壳12克，升麻6克，玄明粉6克，败酱草15克，香附10克，川芎10克，木香6克，炙甘草6克。

【用法】每日1剂，水煎，分早晚2次，饭后半小时温服。

【功效】疏肝利胆，理气解毒。

【主治】慢性胆囊炎（肝胆气滞证）。

【来源】《中国百年百名中医临床家丛书·潘澄濂》

❧ · 李广钧经验方 · ❧

【组成】金钱草30克，香附10克，炙枇杷叶10克，竹茹10克，香橼10克，佛手10克，茯苓15克，炒白芍15克，砂仁10克。

【用法】每日1剂，水煎，分早晚2次，饭后半小时温服。

【功效】疏肝解郁，通腑泄热，理气调中。

【主治】慢性胆囊炎（肝郁脾虚证）。

【来源】中国医药学报，2002，（17）

﹏﹏·　姜德友经验方　·﹏﹏

【组成】柴胡15克，白芍15克，枳壳15克，炙甘草15克，法半夏15克，合欢花20克，茯神20克，生龙骨20克，生牡蛎20克，焦栀子15克，夜交藤30克，太子参30克，百合15克。

【用法】每日1剂，水煎，早晚饭后1小时温服。

【功效】疏肝利胆，行气解郁。

【主治】慢性胆囊炎（肝胆气滞证）。

【来源】长春中医药大学学报，2017，33（4）

﹏﹏·　谢晶日经验方　·﹏﹏

【组成】柴胡15克，姜黄15克，白芷15克，威灵仙15克，太子参15克，佛手15克，大黄15克，延胡索15克，砂仁15克，白术20克，黄芪20克，枳实20克，厚朴20克。

【用法】每日1剂，水煎服，早晚饭后30分钟温服。

【功效】疏肝利胆，健脾，通腑气。

【主治】慢性胆囊炎（肝郁脾虚证）。

【来源】新中医，2017，49（11）

﹏﹏·　经验方1　·﹏﹏

【组成】当归6克，白芍6克，柴胡6克，党参6克，炙甘草3克，生姜3克，吴茱萸1.5克，桂枝1.5克，红枣6枚。

【用法】每日1剂，水煎分2次服。

【功效】行气活血，通络止痛。

【主治】慢性胆囊炎（气滞血瘀证）。

【来源】《应用千百年的中医秘方》

·经验方2·

【组成】鲜嫩小麦秆100克（采取春天已灌浆，尚未成熟的小麦），白糖少许。

【用法】麦秆加水煮半小时左右，加白糖使之微甜代茶饮，每次半小碗，每日3次。

【功效】消炎利胆。

【主治】慢性胆囊炎。

【来源】《应用千百年的中医秘方》

·经验方3·

【组成】红柴胡10克，法半夏10克，炒枣仁10克，炒枳壳10克，莱菔子10克，川郁金10克，瓜蒌皮10克，焦山楂10克，炒神曲10克，枯黄芩10克，酒炒龙胆草10克，大腹皮15克，生姜3片。

【用法】每日1剂，水煎分3次温服。

【功效】宣湿清热，行气解郁。

【主治】慢性胆囊炎（肝胆郁滞证）。

【来源】《应用千百年的中医秘方》

·经验方4·

【组成】党参12克，白术12克，陈皮12克，茯苓12克，泽泻12克，柴胡10克，黄芪18克，半夏10克，黄连6克，防风10克，白芍15克，羌活8克，独活8克，生姜10克，大枣10克，炙甘草12克。

【用法】每日1剂，水煎服。

【功效】健脾除湿，清热利胆。

【主治】慢性胆囊炎（中虚湿阻证）。

【来源】《胆囊炎胆石症中医独特疗法》

❧ · 经验方5 · ❧

【组成】柴胡10克，黄芩10克，茵陈30克，栀子10克，枳实10克，郁金10克，陈皮10克，山楂15克，大黄5~10克，车前草30克，金钱草30克，六月雪30克，甘草5克。

【用法】每日1剂，水煎，早晚分服。

【功效】清热利胆。

【主治】慢性胆囊炎。

【来源】《胆囊炎胆石症中医独特疗法》

❧ · 经验方6 · ❧

【组成】金钱草10~30克，三棱10克，大黄10~30克，郁金10~20克，半夏10克，白芍10~20克，王不留行10~20克，车前子（包）10~20克，甘草10克。

【用法】每日1剂，水煎2次，药液混合，分2次服。

【功效】利胆除湿，化湿除瘀。

【主治】慢性胆囊炎（肝胆瘀积证）。

【来源】《胆囊炎胆石症中医独特疗法》

❧ · 经验方7 · ❧

【组成】柴胡9克，金钱草30克，蒲公英30克，紫花地丁15克，半边莲30克。

【用法】每日1剂，水煎2次，药液混合，早晚分服。

【功效】清热，解毒，除湿。

【主治】慢性胆囊炎（湿热蕴结证）。

【来源】《胆囊炎胆石症中医独特疗法》

∽ · 经验方8 · ∾

【组成】五味子10克，蜂蜜150毫升，醋150毫升。

【用法】五味子炒黄研末，蜜、醋分别煎沸。每次取五味子10克，以煎沸后的蜜、醋冲服。每日2次（病情轻者每日1次），连服10~20天为1个疗程（急性患者10天，慢性患者20天）。一般服1~2个疗程。

【功效】软坚散结，消瘀通腑。

【主治】胆囊炎，胆石症。

【来源】《千年药都安国民间验方秘方》

∽ · 经验方9 · ∾

【组成】柴胡10克，白芍15克，郁金15克，茵陈30克，香附12克，青皮5克，延胡索10克，木香10克，甘草5克。

【用法】每日1剂，水煎服，分2次温服。

【功效】疏肝利胆，行气止痛。

【主治】慢性性胆囊炎，症状常于饱餐后发作，见恶心、上腹不适或钝痛、腹胀。

【来源】《千年药都安国民间验方秘方》

∽ · 经验方10 · ∾

【组成】土鳖虫10克，威灵仙20克，旋覆花（包）20克，金钱草20克，生白芍30克，当归15克，川芎15克，茯苓15克，白术15克，泽泻15克，鸡内金20克，炒麦芽30克。

【用法】每日1剂，水煎服。

【功效】活络祛瘀利水，补血和阴。

【主治】慢性胆囊炎（络滞血瘀水停证）。

【来源】《带教医案实录》

❧ · 经验方11 · ❧

【组成】威灵仙30克，旋覆花（包）30克，连翘30克，皂角刺15克，桂枝10克，牡丹皮15克，赤芍20克，郁金20克，莪术20克。

【用法】每日1剂，水煎服。

【功效】活络，祛瘀，通阳。

【主治】慢性胆囊炎（络滞血瘀证）。

【来源】《带教医案实录》

❧ · 经验方12 · ❧

【组成】旋覆花（包）25克，生牡蛎100克，佛手15克，皂角刺15克，厚朴15克，降香5克，郁金20克，鸡内金20克。

【用法】每日1剂，水煎服。

【功效】理脾涩肠，活络化瘀。

【主治】慢性胆囊炎（经伤络瘀证）。

【来源】《带教医案实录》

❧ · 经验方13 · ❧

【组成】金沸草30克，积雪草30克，郁金20克，延胡索20

克，白芍30克，川芎15克，当归15克，茜草20克，莪术20克。

【用法】每日1剂，水煎服。

【功效】活络化瘀，消积。

【主治】慢性胆囊炎（少阳郁滞证）。

【来源】《带教医案实录》

二、外用方

· 大黄冰片方 ·

【组成】大黄30克，冰片5分。

【用法】研成细末，用适量醋调成糊状，敷于胆囊区（右乳直下肋缘边左右），每日数次。

【功效】清热化湿。

【主治】慢性胆囊炎。

【来源】《民间偏方》

· 中药外敷方 ·

【组成】大黄3份，白芷2份，延胡索1份。

【用法】一起研磨成细末后，每次取20~30克，用水和面粉制成膏药，将其敷于胆囊穴（位于腓骨小头前下方凹陷处下2寸）、胆俞（位于第10胸椎棘突下旁开1.5寸）、肝俞穴（位于第9胸椎棘突下旁开1.5寸），2~5小时为1个疗程。

【功效】清热化湿，活血止痛。

【主治】慢性胆囊炎。

【来源】《中医偏方验方治百病》

第十六章　胆石症

　　胆石症是指胆道系统（包括胆囊和胆管）的任何部位发生结石的疾病，是临床常见病、多发病。我国胆石症的发病率近年来持续走高，其病因至今尚未完全明了。在治疗方面，溶石碎石技术以及外科手术治疗是当前大众认可的主要治疗方法。但相当一部分胆石症病人因其结石位置、大小、成分等种种特殊性而致手术效果不理想，甚至有较高的复发率，这在肝内胆管结石的病患中尤为显著，也有部分病人因机体条件不能耐受而不愿接受手术治疗。基于上述问题，针对胆石症所采取的日渐扩大的手术治疗方式亦存在颇多争议。基于此，中药保守治疗在胆石症治疗方面的重要性越发彰显。

　　胆石症属于中医学"胆胀""黄疸""胸胁痛""肝气痛"等范畴。外因多以感受寒湿热之邪，伤于肝胆，郁阻气机，肝胆疏泄受阻所致；内因多由饮食不节，过食肥甘厚味，湿邪内生，阻于胆腑，聚湿生热，湿热蕴蒸，或情志失调，肝失条达，肝气郁滞，气滞血瘀，阻于胆腑，疏泄不利，胆汁瘀滞不通，积而成石。本病多为实证，与肝、胆、脾等功能失调最为密切。

第一节　内服方

❧ 柴胡疏肝散加减方 ❧

【组成】柴胡10克，鸡内金10克，木香10克，香附10克，白芍30克，金钱草15克，陈皮5克，川芎6克，枳壳6克，甘草6克。

【用法】每日1剂，水煎，分3次服。

【功效】疏肝理气，缓急止痛。

【主治】胆石症（肝郁气滞证）。

【来源】世界最新医学信息文摘，2015，15（89）

大柴胡汤合茵陈蒿汤加减

【组成】柴胡12克，白芍30克，黄芩10克，大黄10克，半夏10克，茵陈15克，金钱草15克，枳实6克，生栀子6克，甘草6克。

【用法】每日1剂，水煎，分3次服。

【功效】疏肝利胆，泄热通腑。

【主治】胆石症（肝胆湿热证）。

【来源】世界最新医学信息文摘，2015，15（89）

大柴胡汤合黄连解毒汤加减

【组成】柴胡15克，黄芩15克，茵陈15克，黄连10克，半夏10克，枳实10克，栀子10克，大黄10克，芒硝20克，甘草6克。

【用法】每日1剂，水煎，分3次服。

【功效】清热解毒，利胆通腑。

【主治】胆石症（脓毒蕴积证）。

【来源】世界最新医学信息文摘，2015，15（89）

排石散

【组成】郁金粉0.6克，白矾粉0.4克，火硝0.3克，滑石1.8克，甘草粉0.3克。

【用法】冲服，每日2~3次，20日为1个疗程。

【功效】清热解毒，利胆通腑。

【主治】胆石症。

【来源】世界最新医学信息文摘，2015，15（89）

·清利排石饮·

【组成】金钱草30~50克，枳实10~15克，赤白芍10~15克，鸡内金20~30克，郁金10~20克，茵陈20~30克，黄芩10~15克，虎杖15~20克，大黄10~20克，海金沙20~30克，山栀20~40克。

【用法】每日1剂，水煎2次，早晚服。

【功效】疏肝理气，清热散结。

【主治】胆石症（肝气郁滞证）。

【来源】世界最新医学信息文摘，2016，16（46）

·调中溶石汤加减·

【组成】黄芪10克，芒硝（后下）6克，鸡内金15克，白术15克，陈皮12克，板蓝根15克，鱼枕骨15克，白屈菜10克，延胡索10克，佛手10克，沉香10克，枳壳10克，金钱草30克，香橼15克，山药12克，郁金15克。

【用法】每日1剂，水煎，分3次服，每次200毫升。

【功效】调理中焦，清热消积，疏利肝胆，软坚化石。

【主治】胆石症（肝胆气郁证）。

【来源】北京中医药，2015，34（5）

·柴胡疏肝散·

【组成】柴胡10克，白芍15克，枳壳15克，香附15克，延胡索15克，川楝子15克，郁金15克，甘草10克。

【用法】每日1剂，水煎，分3次服，每次200毫升。

【功效】疏肝理气，排石止痛。

【主治】胆石症（肝郁气滞证）。

【来源】《实用中医肝胆病诊疗手册》

⌘·大柴胡汤·⌘

【组成】柴胡15克，枳实15克，黄芩15克，半夏10克，白芍20克，延胡索15克，大黄7.5克，郁金10克，内金10克，金钱草30克，甘草10克。

【用法】每日1剂，水煎，分3次服，每次200毫升。

【功效】清热泻火，利胆排石。

【主治】胆石症（胆火炽盛证）。

【来源】《实用中医肝胆病诊疗手册》

⌘·龙胆泻肝汤·⌘

【组成】茵陈50克，胆草15克，栀子15克，黄芩15克，柴胡15克，车前子（包煎）15克，金钱草20克，木香5克，延胡索15克，甘草10克。

【用法】每日1剂，水煎，分3次服，每次200毫升。

【功效】清热祛湿，利胆排石。

【主治】胆石症（温热内蕴证）。

【来源】《实用中医肝胆病诊疗手册》

⌘·柴胡疏肝散合五金汤·⌘

【组成】柴胡10克，川楝子10克，延胡索10克，钩藤10克，金银花10克，郁金10克，海金沙（包煎）20克，金钱草20克，鸡内金10克，黄芩10克，法半夏10克，枳实10克，虎杖20克，香附10克，枳壳10克，炒白芍10克，乌梅15克，生大黄6克。

【用法】每日1剂，水煎，早晚饭后温服。

【功效】疏肝理气，利胆排石。

【主治】胆石症（肝郁气滞证）。

【来源】中西医结合心血管病电子杂志，2019，7（31）

疏肝利胆汤

【组成】金钱草50克，柴胡20克，郁金20克，青皮20克，黄芩20克，白芍15克，厚朴15克，枳实15克，甘草5克，大黄10克。

【用法】每日1剂，水煎，分3次服。

【功效】疏肝利胆。

【主治】胆石症（肝郁气滞证）。

【来源】大众科技，2019，21（8）

四金排石汤

【组成】金钱草15克，海金沙15克，郁金15克，鸡内金15克，龙骨20克，牡蛎20克，乳香15克，没药15克，贼骨15克，三棱15克，莪术15克，通草10克，车前子（包）15克，甘草6克。

【用法】每日1剂，水煎，分3次服。

【功效】理气逐瘀。

【主治】胆石症（气结血瘀证）。

【来源】大众科技，2019，21（8）

大柴胡汤组方

【组成】柴胡10~30克，黄芩10~15克，生半夏（打碎）10~45

克，枳实10~30克，大枣10~60克，生姜10~45克，大黄10~15克，
芍药10~30克。

【用法】每日1剂，水煎，分3次服。

【功效】和解少阳，内泻热结。

【主治】胆石症（肝郁气滞证）。

【来源】内蒙古中医药，2020，39（4）

❦ · 清胆汤加减 · ❧

【组成】柴胡12克，黄芩10克，金钱草30克，鸡内金12克，
丹参15克，郁金12克，川牛膝20克，连翘15克，丹皮12克，当
归15克，赤芍15克，白芍15克，炒麦芽15克，莱菔子15克，焦
栀子10克，甘草6克。

【用法】每日1剂，水煎服。

【功效】清利肝胆湿热，疏肝解郁。

【主治】胆石症（肝胆湿热、肝郁气滞证）。

【来源】中医临床研究，2015，7（17）

❦ · 四逆三金汤加减 · ❧

【组成】柴胡12克，枳实10克，白芍18克，郁金15克，鸡内
金12克，金钱草30克，炮山甲（先煎）12克，王不留30克，青皮
12克，大黄（后入）6克。

【用法】每日1剂，上药水煎400毫升，分2次温服。

【功效】疏肝利胆，理气导滞。

【主治】胆石症（肝郁气滞证）。

【来源】黑龙江中医药，2014，43（5）

·一贯煎加减·

【组成】生地20克，沙参15克，当归12克，枸杞15克，麦冬24克，川楝子9克。

【用法】每日1剂，上药水煎400毫升，分2次温服。

【功效】养阴清热，疏肝利胆。

【主治】胆石症（肝阴不足证）。

【来源】黑龙江中医药，2014，43（5）

·茵陈蒿汤加减·

【组成】茵陈30克，山栀9克，大黄（后入）6克。

【用法】每日1剂，上药水煎400毫升，分2次温服。

【功效】清热利湿，疏肝利胆。

【主治】胆石症（肝胆湿热证）。

【来源】黑龙江中医药，2014，43（5）

·大柴胡汤·

【组成】柴胡12克，大黄6克，枳实12克，黄芩9克，半夏9克。

【用法】每日1剂，上药水煎400毫升，分2次温服。

【功效】清热泻火，解郁通腑。

【主治】胆石症（胆腑郁热证）。

【来源】黑龙江中医药，2014，43（5）

·四逆散合失笑散加减·

【组成】柴胡12克，枳实12克，白芍18克，五灵脂9克，蒲黄9克。

【用法】每日1剂，上药水煎400毫升，分2次温服。

【功效】疏肝利胆，活血化瘀。

【主治】胆石症（瘀血阻滞证）。

【来源】黑龙江中医药，2014，43（5）

～· 胆道排石汤加减1 ·～

【组成】金钱草30克，广木香9克，炒枳壳9克，黄芩9克，生大黄6克，银花15克，茵陈30克，芒硝9克。

【用法】每日1剂，水煎后服用，煎药时先武火煮沸，然后改用文火慢煮20~30分钟，连续煎2次，药汁合并后，分2次服用。

【功效】疏肝利胆，活血化瘀。

【主治】胆石症（气滞血瘀证）。

【来源】中国医药指南，2013，11（11）

～· 胆道排石汤加减2 ·～

【组成】金钱草30克，广木香9克，炒枳壳9克，黄芩9克，生大黄6克，黄连3克，青皮9克，柴胡6克，茵陈30克，陈皮6克，白术12克。

【用法】每日1剂，水煎后服用，煎药时先武火煮沸，然后改用文火慢煮20~30分钟，连续煎2次，药汁合并后，分2次服用。

【功效】清热泻火，解郁通腑。

【主治】胆石症（湿热蕴结证）。

【来源】中国医药指南，2013，11（11）

～· 胆道排石汤加减3 ·～

【组成】金钱草30克，广木香9克，炒枳壳9克，黄芩9克，生大黄6克，柴胡10克，青皮10克，陈皮9克，板蓝根15克，鸡内金15克，威灵仙15克，虎杖20克，郁金10克，王不留行15克。

【用法】每日1剂，水煎后服用，煎药时先武火煮沸，然后改用文火慢煮20~30分钟，连续煎2次，药汁合并后，分2次服用。

【功效】清热解毒，利胆通腑。

【主治】胆石症中毒型。

【来源】中国医药指南，2013，11（11）

❦·利胆排石汤加减1·❧

【组成】金钱草30克，海金沙（另包）30克，鸡内金30克，郁金15克，黄芩10克，虎杖15克，醋柴胡10克，木香10克，枳壳10克，大黄（后下）10克，芒硝（冲服）10克。

【用法】每日1剂，水煎2次，共取汁约450毫升，分3次温服，30天为1个疗程。

【功效】疏肝利胆，泄热通腑。

【主治】胆石症（肝胆湿热证）。

【来源】中国中医药信息杂志，2012，19（1）

❦·利胆排石汤加减2·❧

【组成】柴胡12克，枳壳12克，青皮12克，郁金12克，五味子10克，赤芍10克，甘草10克，鸡内金10克，黄芩15克，金钱草30克，大黄6克，龙胆草6克。

【用法】每日1剂，分2次早晚服。

【功效】清热利湿。

【主治】胆石症（肝胆湿热证）。

【来源】光明中医，2012，27（6）

大柴胡汤加减1

【组成】柴胡12克，枳实12克，黄芩10克，生姜10克，芍药30克，半夏9克，大黄9克，大枣7枚，金钱草30克，栀子12克，龙胆草10克。

【用法】每日1剂，水煎2次，早晚分服。

【功效】清热利湿。

【主治】胆石症（肝胆湿热证）。

【来源】河北医学，2012，18（11）

大柴胡汤加减2

【组成】柴胡12克，枳实12克，黄芩10克，生姜10克，芍药30克，半夏9克，大黄9克，大枣7枚，川楝子15克，延胡索10克。

【用法】每日1剂，水煎2次，早晚分服。

【功效】疏肝理气，排石止痛。

【主治】胆石症（肝郁气滞证）。

【来源】河北医学，2012，18（11）

大柴胡汤加减3

【组成】柴胡12克，枳实12克，黄芩10克，生姜10克，芍药30克，半夏9克，大黄9克，大枣7枚，茵陈30克，金钱草30克，虎杖10克。

【用法】每日1剂，水煎2次，早晚分服。

【功效】清热利湿。

【主治】胆石症（湿热壅滞证）。

【来源】河北医学，2012，18（11）

❧ · 通胆化石汤1 · ❧

【组成】生大黄（后下）10克，玄明粉（冲服）10克，茵陈30克，大叶金钱草30克，柴胡12克，郁金12克，黄芩12克，鸡内金15克，香附10克，厚朴10克。

【用法】每日1剂，水煎2次，早晚分服。

【功效】疏肝理气，排石止痛。

【主治】胆石症（肝郁气滞证）。

【来源】河北医学，2012，18（11）

❧ · 通胆化石汤2 · ❧

【组成】生大黄（后下）10克，玄明粉（冲服）10克，茵陈30克，大叶金钱草30克，柴胡12克，郁金12克，黄芩12克，鸡内金15克，龙胆草10克。

【用法】每日1剂，水煎，分3次服。

【功效】疏肝利胆，泄热通腑。

【主治】胆石症（肝胆湿热证）。

【来源】河北医学，2012，18（11）

❧ · 疏肝散加味 · ❧

【组成】柴胡15克，川芎15克，川楝子15克，延胡索15克，王不留行15克，枳实25克，香附25克，郁金25克，姜黄25克，白芍18克，甘草10克，金钱草30克。

【用法】每日1剂，水煎，早晚空腹服。

【功效】疏肝理气，清热散结。

【主治】胆石症（肝气郁滞证）。

【来源】新中医，2011，43（9）

❧· 大柴胡汤加减 ·❧

【组成】柴胡10克，龙胆草10克，大黄（后下）8克，枳实25克，黄芩15克，白芍15克，路路通15克，王不留行15克，郁金20克，茵陈30克，金钱草30克。

【用法】每日1剂，水煎，早晚空腹服。

【功效】清热利湿，散结排石，利胆通腑。

【主治】胆石症（湿热蕴结证）。

【来源】新中医，2011，43（9）

❧· 桃仁承气汤加味 ·❧

【组成】桃仁25克，姜黄25克，郁金20克，金钱草30克，桂枝15克，川楝子15克，延胡索15克，王不留行15克，大黄10克，芒硝10克，甘草10克。

【用法】每日1剂，水煎，早晚空腹服。

【功效】活血祛瘀，清热散结。

【主治】胆石症（气滞血瘀证）。

【来源】新中医，2011，43（9）

❧· 温中化湿通滞汤加减 ·❧

【组成】白术30克，附子（先煎）15克，路路通15克，乌药15克，高良姜15克，鸡内金15克，茯苓15克，炒薏苡仁25克，柴胡（醋炙）12克，郁金12克，金钱草12克，枳壳10克，山楂10克，大黄10克，蒲黄（生炒各半）18克。

【功效】温阳化湿，散寒通滞。

【主治】胆石症（寒湿阻滞证）。

【来源】新中医，2011，43（9）

❧· 溶石散 ·❧

【组成】金钱草30克，茵陈30克，大黄30克，白花蛇舌草30克，枳实15克，桃仁15克，木香15克，丹参20克，郁金20克，川楝子20克，海金沙10克，水牛角粉5克

【用法】每日1剂，水煎，早晚空腹服。

【功效】疏肝理气，清热散结。

【主治】胆石症（肝郁气滞证）。

【来源】安徽中医药大学学报，2016，35（1）

❧· 解郁疏肝汤 ·❧

【组成】地耳草10克，垂盆草10克，石韦10克，桃仁10克，红花10克，莱菔子10克，柴胡12克，泽泻12克，半枝莲12克，连翘12克，白芥子9克，石斛9克。

【用法】每日1剂，水煎，早晚空腹服。

【功效】疏肝理气，清热散结。

【主治】胆石症（肝郁气滞证）。

【来源】安徽中医药大学学报，2016，35（1）

❧· 疏肝利胆汤 ·❧

【组成】枳壳10克，柴胡10克，生甘草10克，木香10克，赤芍10克，郁金10克，鸡内金10克，山楂10克，川厚朴10克，黄连5克，黄芩5克，熟大黄8克。

【用法】每日1剂，水煎，早晚空腹服。

【功效】疏肝理气，清热散结。

【主治】胆石症（肝郁气滞证）。

【来源】安徽中医药大学学报，2016，35（1）

排石汤

【组成】郁金10克，枳壳15克，广木香15克，茵陈15克，黄芩10克，虎杖15克，金钱草30克，海金沙20克，鸡内金10克，生大黄（后下）10克，生甘草6克。

【用法】每日1剂，加水500毫升，煎至200毫升，每天早晚各服1次，连服2周为1个疗程。

【功效】疏肝利胆，理气清热。

【主治】胆石症（肝郁气滞证）。

【来源】湖南中医杂志，2017，33（2）

大柴胡汤合四金汤加减1

【组成】柴胡10克，生大黄（后下）3克，枳壳10克，黄芩10克，法半夏10克，白芍10克，金钱草30克，海金沙（冲服）15克，郁金12克，鸡内金9克，甘草6克，威灵仙30克，木香9克，青陈皮10克。

【用法】每日1剂，水煎，分早晚2次温服，15天为1个疗程，共治疗2个疗程。

【功效】疏肝利胆，理气清热。

【主治】胆石症（肝郁气滞证）。

【来源】湖南中医杂志，2017，33（2）

大柴胡汤合四金汤加减2

【组成】柴胡10克，生大黄（后下）6克，枳壳10克，黄芩10克，法半夏10克，白芍10克，金钱草30克，海金沙（冲服）15克，郁金12克，鸡内金9克，甘草6克，威灵仙30克，茵陈20克，栀子10克。

【用法】每日1剂，水煎，分早晚2次温服，15天为1个疗程，共治疗2个疗程。

【功效】疏肝利胆，泄热通腑。

【主治】胆石症（肝胆湿热证）。

【来源】湖南中医杂志，2017，33（2）

⟋∿ 利胆排石汤加减1 ∿⟍

【组成】金钱草30克，茵陈15克，白芍15克，柴胡15克，黄芩15克，郁金10克，枳壳10克，青皮10克，大黄（后下）10克，山楂10克，川楝子10克，黄柏10克。

【用法】每日1剂，水煎，分早晚2次温服，15天为1个疗程，共治疗2个疗程。

【功效】疏肝利胆，泄热通腑。

【主治】胆石症（湿热壅阻证）。

【来源】湖南中医杂志，2017，33（2）

⟋∿ 利胆排石汤加减2 ∿⟍

【组成】金钱草30克，茵陈15克，白芍15克，柴胡15克，黄芩15克，郁金10克，枳壳10克，青皮10克，大黄（后下）10克，山楂10克，川楝子10克，龙胆草15克。

【用法】每日1剂，水煎，分早晚2次温服，15天为1个疗程，共治疗2个疗程。

【功效】清热泻火，利胆排石。

【主治】胆石症（胆火炽盛证）。

【来源】湖南中医杂志，2017，33（2）

利胆排石汤加减3

【组成】金钱草30克，茵陈15克，白芍15克，柴胡15克，黄芩15克，郁金10克，枳壳10克，青皮10克，大黄（后下）10克，山楂10克，川楝子10克，延胡索10克。

【用法】每日1剂，水煎，分早晚2次温服，15天为1个疗程，共治疗2个疗程。

【功效】疏肝利胆，理气清热。

【主治】胆石症（肝郁气滞证）。

【来源】湖南中医杂志，2017，33（2）

疏肝利胆汤

【组成】柴胡12克，郁金15克，海金沙20克，金钱草40克，鸡内金15克，生山楂15克，大黄12克，青皮12克，木香10克。

【用法】每日1剂，水煎，分2次口服。

【功效】疏肝利胆，理气清热。

【主治】胆石症（肝郁气滞证）。

【来源】湖南中医杂志，2017，33（2）

疏胆利湿汤

【组成】茵陈30克，栀子10克，大黄12克，鸡内金20克，金钱草30克，郁金20克，青皮12克，陈皮12克，木香12克，白芍10克，甘草3克，川楝子10克，延胡索10克，柴胡12克，夏枯草10克。

【用法】每日1剂，水煎服。

【功效】清热利湿，疏肝利胆。

【主治】胆石症（肝胆湿热证）。

【来源】湖南中医杂志，2017，33（2）

❧·疏肝散结汤·❧

【组成】柴胡15克，郁金15克，金钱草30克，枳壳25克，延胡索25克，鸡内金25克，炒麦芽30克，厚朴15克，黄芩20克，香附18克，甘草10克。

【用法】每日1剂，分2次口服。

【功效】理气疏肝止痛，散结排石。

【主治】胆石症（肝郁气滞证）。

【来源】湖南中医杂志，2017，33（2）

❧·陷胸三金汤·❧

【组成】法半夏20克，瓜蒌15克，黄连15克，郁金15克，鸡内金10克，金钱草20克，厚朴10克，枳实10克，白芍30克，甘草10克。

【用法】水煎2次，各取汁150毫升，分早晚温服，1个月为1个疗程。

【功效】理气疏肝止痛，散结排石。

【主治】胆石症（肝郁气滞证）。

【来源】湖南中医杂志，2017，33（2）

❧·清热利胆方·❧

【组成】茵陈30克，栀子10克，大黄（后下）10克，鸡内金30克，延胡索12克，柴胡15克，枳实15克，泽泻20克，车前草30克，川楝子15克，赤白芍15克，海金沙30克，金钱草30克，生地15克。

【用法】每日1剂，水煎服，连服7剂为1个疗程。

【功效】肝胆湿热，消石止痛。

【主治】胆石症（湿热蕴结证）。

【来源】实用中医内科杂志，2007，（5）

利胆消石汤

【组成】金钱草30克，柴胡12克，茵陈10克，川楝子15克，滑石15克，延胡索15克，熟地15克，广木香15克，虎杖15克，海金沙15克，车前子15克，鸡内金15克，硝石20克，沙牛子（研粉冲服）10克。

【用法】每日1剂，水煎分2次服，7天为1个疗程。

【功效】肝胆湿热，消石止痛。

【主治】胆石症（湿热蕴结证）。

【来源】中国民间疗法，2000，（2）

化石汤

【组成】柴胡12克，黄芩12克，郁金12克，厚朴12克，延胡索12克，枳壳12克，川楝子12克，虎杖15克，龙胆草15克，连翘15克，金银花15克，蒲公英15克，威灵仙15克，木香15克，大青叶15克，栀子15克，金钱草30克，大黄10克，桃仁10克，青皮10克，赤芍10克。

【用法】每日1剂，分2次口服，每次150毫升，40天为1个疗程。

【功效】活血化瘀，疏肝利胆。

【主治】胆石症（肝气虚证）。

【来源】天津中医学院学报，2000，（4）

自拟胆石汤

【组成】白芍10克，茵陈10克，郁金10克，山栀子10克，大黄（后下）10克，玄明粉（冲服）10克，沉香6克，木香6克，青皮6克，黄连6克，甘草6克，柴胡10克，番泻叶10克。

【用法】每日1剂，水煎服，30天为1个疗程。

【功效】清利湿热，利胆排石。

【主治】胆石症（肝胆湿热证）。

【来源】新中医，1996，（11）

清胆消石汤

【组成】金钱草30克，大黄（后下）10克，厚朴10克，枳壳10克，木香10克，茵陈20克，柴胡10克，黄芩12克，郁金15克，鸡内金30克，虎杖30克，生甘草10克

【用法】每日1剂，水煎200毫升，分2次口服。

【功效】疏肝利胆，清热利湿，通里攻下，化瘀排石。

【主治】胆石症（肝气郁滞证）。

【来源】中医药研究，1996，（5）

胆安丸

【组成】柴胡6克，枳壳6克，白芍6克，炙甘草6克，附子（先煎）6克，川连6克，焦山栀6克，广郁金6克，鸡内金6克，金钱草6克。

【用法】水煎，每日2次，早晚分服。

【功效】清热利湿，疏肝利胆。

【主治】胆石症（肝胆湿热证）。

【来源】南京中医学院学报，1994，（5）

利胆汤

【组成】柴胡12克，金钱草60~150克，莪术20~30克，白芍

15~30克，木香15克，生山楂30克，乌梅15~30克，川牛膝10克，郁金粉12克，生大黄粉（蜜调分2次冲服）12克，玄明粉（蜜调分2次冲服）12克，生甘草6克。

【用法】每日1剂，水煎约500毫升，于餐前30~60分钟分早晚2次口服。

【功效】清热解毒，利胆通腑。

【主治】胆石症（脓毒蕴积证）。

【来源】江苏中医，1995，（1）

❈· 中药排石方 ·❈

【组成】金钱草20克，茵陈10克，柴胡10克，陈皮10克，川楝子15克，茯苓10克，白术10克，延胡索10克，乌药10克，枳壳10克，香附10克。

【用法】每日1剂，水煎2次，共取汁400毫升，分早晚2次温服。

【功效】疏肝理气，清热利胆排石。

【主治】胆石症（肝郁气滞证）。

【来源】实用中医药杂志，2013，29（5）

❈· 排石颗粒 ·❈

【组成】柴胡15克，郁金15克，鸡内金25克，延胡索25克，甘草10克，香附18克，厚朴15克，炒麦芽30克，黄芩20克。

【用法】每日1剂，水煎2次，水煮至500毫升，分2次服用，每次口服250毫升。

【功效】疏肝利胆，消石理气。

【主治】胆石症（肝郁气滞证）。

【来源】养生保健指南，2019，（19）

～・ 疏肝利胆汤 ・～

【组成】金钱草30克，茵陈30克，海金沙15克，鸡内金15克，陈皮10克，青皮10克，柴胡10克，大黄10克，黄芩12克，郁金12克。

【用法】每日1剂，水煎，分2次口服。

【功效】疏肝解郁，利胆排石。

【主治】胆石症（肝胆气郁证）。

【来源】湖北中医杂志，2000，（10）

～・ 保胆汤 ・～

【组成】柴胡15克，黄芩10克，佛手10克，郁金10克，鸡内金6克，金钱草10克，海金沙15克，大黄（后下）10克，枳壳12克，炒山楂15克，栀子10克，陈皮10克，甘草6克。

【用法】每日1剂，水煎2次，早晚分服，15天为1个疗程，共治疗2个疗程。

【功效】疏肝理气，排石止痛。

【主治】胆石症（肝郁气滞证）。

【来源】中医药导报，2011，17（11）

～・ 三甲散化裁 ・～

【组成】鳖甲30克，炮山甲12克，土鳖虫10克，地龙30克，鸡内金30克，延胡索12克，五灵脂15克，生地黄15克，赤芍药30克，金钱草20克，黄芩12克，柴胡12克，白芍药12克，炙甘草4克。

【用法】每日1剂，水煎，分2次服。

【功效】化瘀通络，养阴疏肝。

【主治】肝内胆管泥沙样结石（湿热瘀滞、阴血耗损证）。

【来源】上海中医药杂志，2004，（9）

经验方1

【组成】柴胡12克，白芍15克，郁金18克，麸炒枳壳15克，醋鸡内金15克，金钱草30克，威灵仙18克，皂角刺6克，醋莪术12克，桃仁9克。

【用法】每日1剂，水煎2次，早晚分服。

【功效】理气疏肝，散结排石，活血除瘀。

【主治】胆石症（肝郁气滞证）。

【来源】世界最新医学信息文摘，2017，17（52）

经验方2

【组成】柴胡12克，清半夏9克，黄芩12克，茵陈9克，鸡内金18克，金钱草45克，威灵仙18克，白芍30克，醋延胡索30克，酒大黄9克，郁金18克，浙贝母15克，煅瓦楞子30克，莪术12克，皂角刺9克，炒麦芽18克，炙甘草6克。

【用法】每日1剂，水煎2次，早晚分服。

【功效】清散郁热，化痰软坚，利胆排石。

【主治】胆石症（肝胆湿热证）。

【来源】世界最新医学信息文摘，2017，17（52）

经验方3

【组成】生地24克，北沙参18克，麦冬18克，枸杞18克，酒当归18克，醋鸡内金18克，郁金18克，金钱草30克，威灵仙18克，皂角刺6克，醋莪术9克，土鳖虫9克。

【用法】每日1剂，水煎2次，早晚分服。

【功效】益阴除热，化瘀通络，消肿散结。

【主治】胆石症（阴虚血瘀络阻证）。

【来源】世界最新医学信息文摘，2017，17（52）

ᴥ·经验方4·ᴥ

【组成】鸡内金15克，白芍15克，法半夏10克，甘草5克，王不留行15克，穿破石15克，川楝子12克，枳实15克，绵茵陈20克，茯苓20克，郁金12克，白术12克，海金沙30克，金钱草30克，陈皮10克。

【用法】每日1剂，水煎，分3次服。

【功效】疏肝健脾益气。

【主治】胆石症（肝郁脾虚证）。

【来源】大众科技，2019，21（8）

ᴥ·经验方5·ᴥ

【组成】柴胡15克，金钱草35克，海金沙30克，白术15克，大黄15克。

【用法】每日1剂，水煎，分3次服。

【功效】清热利湿。

【主治】胆石症（肝胆湿热证）。

【来源】大众科技，2019，21（8）

ᴥ·经验方6·ᴥ

【组成】大黄6克，威灵仙30克，金钱草30克，川楝子20克，郁金20克，枳壳20克，柴胡15克，乌梅15克，木香10克，延胡索10克，甘草6克。

【用法】每日1剂，水煎2次，早晚分服。

【功效】疏肝理气，排石止痛。

【主治】胆石症（肝郁气滞证）。

【来源】河北医学，2012，18（11）

☙ · 经验方7 · ❧

【组成】金钱草30克，柴胡9克，鸡内金9克，郁金9克，枳壳9克，川军9克，玄明粉（冲服）12克。

【用法】取诸味药加适量水共煎（除玄明粉外），第1次沸后微火再煎20分钟，第2次微火煎15分钟，合并2次煎液约500毫升，1日分早晚2次（与玄明粉一起）服用。

【功效】清利湿热，利胆排石。

【主治】胆石症（肝胆湿热证）。

【来源】《常见病精选验方解》

☙ · 经验方8 · ❧

【组成】郁金15克，广木香15克，黄芩15克，茵陈24克，川楝子9克，虎杖30克，玉米须20克。

【用法】将广木香打成粗粉，按渗漉法提取有效成分。另将余药混合煎汁，共煎2次，每次使水面高出药面，经沸后30分钟，过滤，滤液合并静置沉淀24小时，再吸取上清液浓缩至一定量，加入蔗糖煎沸使溶解，出料前5分钟加防腐剂，过滤。滤液与木香提取液混匀，分装于100毫升瓶内即得。日服该糖浆100毫升，每日分3次服，每次于饭前15分钟服用，30天为1个疗程，停药1周后可进入下一疗程。

【功效】活血祛瘀，清利湿热。

【主治】胆石症（气结血瘀证）。

【来源】《常见病精选验方解》

∽•· 经验方9 ·•∽

【组成】金钱草30克，茵陈30克，黄芩15克，生大黄（后下）20克，厚朴16克，莱菔子30克，香附12克，三棱12克，芒硝15克，莪术12克。

【用法】取诸味药加适量水共煎（生大黄后下），第1次沸后微火再煎20分钟，第2次微火煎15分钟，合并2次煎液约500毫升，每日分早晚2次服用（每次于饭前15分钟服用）。

【功效】通里攻下，清热解毒，利胆。

【主治】胆道术后残余结石（湿热壅滞证）。

【来源】《常见病精选验方解》

∽•· 经验方10 ·•∽

【组成】金银花30克，茵陈30克，金钱草30克，赤芍25克，川芎25克，柴胡20克，虎杖20克，连翘20克，海金沙20克，枳壳15克，香附15克，鸡内金15克，大黄10克。

【用法】每日1剂，水煎，早晚空腹服。

【功效】疏肝理气，清热散结。

【主治】胆石症（肝郁气滞证）。

【来源】安徽中医药大学学报，2016，35（1）

∽•· 经验方11 ·•∽

【组成】柴胡10克，杭芍10克，炒黄芩8克，香附10克，郁金10克，厚朴10克，枳实10克，竹茹6克，延胡索10克，佛手10克，鸡内金10克，酸枣仁15克，白蔻仁8克，甘草5克。

【用法】每日1剂，分2次口服。

【功效】疏肝理气，清胆和胃，宁心安神。

【主治】胆石症（气滞证）。

【来源】云南中医学院学报，1999，（4）

❧·经验方12·❧

【组成】柴胡10克，茵陈蒿10克，栀子10克，大黄10克，竹茹6克，金钱草15克，鸡内金10克，滑石15克，黄连6克，甘草5克。

【用法】每日1剂，分2次口服。

【功效】清肝利胆，行气利湿，泻热通腑。

【主治】胆石症（湿热证）。

【来源】云南中医学院学报，1999，（4）

❧·经验方13·❧

【组成】柴胡15克，黄芩10克，茵陈蒿12克，栀子8克，龙胆草6克，木香6克，郁金10克，大黄10克，黄连6克，丹皮10克，赤芍10克，鸡内金10克，金钱草15克，木通10克，甘草5克。

【用法】每日1剂，分2次口服。

【功效】清热解毒，平肝泻火，利胆通腑，通利湿热。

【主治】胆石症（脓毒证）。

【来源】云南中医学院学报，1999，（4）

❧·经验方14·❧

【组成】生地黄15克，何首乌15克，黄芪15克，太子参15克，枸杞子15克，白术9克，山茱萸9克，郁金9克，茵陈9克，玫瑰花9克，绿萼梅9克，生大黄6克。

【用法】每日1剂，水煎服。

【功效】养肝柔肝，疏肝利胆。

【主治】胆石症（肝郁气滞证）。

【来源】新中医，1999，（3）

❦· 经验方15 ·❦

【组成】三棱6克，蓬莪术10克，炮山甲6克，鳖甲20克，制川大黄6克，黄芩10克，蒲公英12克，金钱草20克，青皮6克，陈皮6克，赤芍药12克，白芍药12克，延胡索10克，鸡内金15克，炒谷芽10克，炒麦芽10克，芦根12克。

【用法】每日1剂，水煎，分2次服。

【功效】疏肝利胆，活血通络，养阴。

【主治】胆石症。

【来源】上海中医药杂志，2004，（9）

第二节 外用方

❦· 复方大承气汤 ·❦

【组成】大黄（后下）15克，芒硝10克，枳壳10克，川朴10克，延胡索10克，郁金10克，柴胡10克，赤芍12克，炒卜子15克，双花30克，公英30克，茵陈30，金钱草30克。

【用法】每日1剂，水煎200毫升，中药水煎后趁温经纱布滤过装入输液器内，接导尿管按普通灌肠方法，将导尿管插入肛门内约10厘米，以每分钟20~30滴速度缓慢滴入。中药滴入直肠后，吸收进入血循环促进肠道蠕动，病人可无任何不适及痛苦。

【功效】清热燥湿，理气活血，通里攻下。

【主治】胆石症（肝胆湿热证）。

【来源】天津中医，1990，（4）

第十七章 胆囊息肉

胆囊息肉是指胆囊壁向腔内呈息肉样突起的一类病变的总称，包括肿瘤性息肉和非肿瘤性息肉，在病理上有良性息肉和恶性息肉之分，以良性息肉更为多见。胆囊息肉可能与胆囊炎、胆结石和胆固醇代谢紊乱有关，其好发因素有肥胖、吸烟、高脂血症、高胰岛素血症等。

中医认为胆囊息肉病因病机多为外邪侵袭、饮食失调、情志不畅等因素，导致气机郁阻、湿浊内盛、瘀血留着而发生。临床辨治可分为肝胆气滞、肝胆湿热、瘀血内阻等证型，可参考中医"胁痛""胆胀""积证""肠覃"等治疗。

❧· 疏肝利胆汤 ·❧

【组成】柴胡20克，郁金12克，金钱草30克，白芍15克，厚朴15克，枳实15克，延胡索15克，木香6克，川楝子15克，莪术12克，茜草20克，青皮10克，虎杖30克，乌梅30克。

【用法】水煎，分早晚饭前服。

【功效】疏肝利胆。

【主治】胆囊息肉（肝郁气滞证）。

【来源】中医研究，2020，33（4）

❧· 柴胡疏肝散合温胆汤 ·❧

【组成】柴胡15克，枳壳15克，白芍30克，香附15克，厚朴

15克，茯苓15克，陈皮15克，麦芽20克，莱菔子30克，栀子15克，黄芩15克，胆南星10克，法半夏15克，酸枣仁20克，玄参20克，生大黄6克。

【用法】水煎，分早晚饭前服。

【功效】疏肝行气，散结除痰，清热除烦。

【主治】胆囊息肉（肝气郁滞、痰热内扰证）。

【来源】四川中医，2019，37（10）

柴胡疏肝散加减

【组成】柴胡15克，香附子15克，枳壳15克，白芍30克，炮川楝子15克，延胡索15克，郁金15克，青皮15克，藿香15克，炒山楂20克，建曲20克，厚朴15克，茯苓15克，陈皮10克，砂仁10克，白蔻仁15克，槟榔15克，草果仁15克，鸡内金10克，法罗海15克，炒麦芽15克，炒莱菔子30克，川木香15克，甘草5克。

【用法】水煎，分早晚饭前服。

【功效】疏肝，理气，和胃。

【主治】胆囊息肉（肝郁气滞、肝胃不和证）。

【来源】四川中医，2019，37（10）

柴胡疏肝散合丁香散

【组成】柴胡15克，醋香附15克，枳壳15克，白芍50克，延胡索20克，丁香5克，酒黄连15克，炒吴茱萸5克，海螵蛸20克，藿香15克，砂仁15克，豆蔻20克，竹茹10克，鸡内金15克，厚朴15克，茯苓15克，陈皮15克，川木香15克，甘草6克，建曲20克。

【用法】水煎，分早晚饭前服。

【功效】疏肝和胃，顺气降逆。

【主治】胆囊息肉（肝胃不和证）。

【来源】四川中医，2019，37（10）

柴胡疏肝散加减

【组成】柴胡15克，香附子15克，白芍30克，枳壳15克，延胡索15克，虎杖15克，焦栀子15克，金钱草30克，藿香15克，山楂30克，建曲30克，鸡内金15克，厚朴15克，茯苓15克，陈皮15克，薏苡仁30克，甘草6克。

【用法】水煎，分早晚饭前服。

【功效】疏肝利胆。

【主治】胆囊息肉（肝郁气滞兼痰湿内阻证）。

【来源】四川中医，2019，37（10）

柴金化瘀方

【组成】柴胡12克，黄芩9克，郁金9克，枳实10克，蒲公英15克，厚朴12克，青皮12克，佛手9克，茯苓15克，白芍10克，金钱草15克，茵陈10克，鸡内金12克，海金沙15克，酒大黄（后下）5克。

【用法】水煎，分早晚饭前服。

【功效】清利肝胆湿热，化瘀通利胆腑。

【主治】胆囊息肉（肝胆湿热兼气滞血瘀证）。

【来源】河北中医，2017，39（11）

滋水清肝饮合柴胡疏肝散

【组成】柴胡12克，川芎9克，郁金10克，延胡索9克，北沙参12克，麦冬10克，酸枣仁15克，生地黄10克，白芍10克，川楝子9克，当归10克，陈皮10克，香附10克，牡丹皮10克，乌梅6克，栀子9克，酒大黄（后下）6克。

【用法】每日1剂，水煎2次，取汁300毫升，分早、晚2次服。

【功效】滋阴疏肝，通腑利胆。

【主治】胆囊息肉（肝阴亏虚、气机郁结证）。

【来源】河北中医，2017，39（11）

小柴胡汤

【组成】柴胡15克，半夏10克，党参10克，甘草10克，大枣5克，生姜5克，茵陈15克，金钱草20克，郁金15克，白及10克，茜草15克，三七（冲服）3克，山楂15克。

【用法】水煎，分早晚饭前服。

【功效】疏泄气机之郁滞。

【主治】胆囊息肉（气机郁滞证）。

【来源】河南中医，2017，37（4）

胆息灵汤

【组成】生薏苡仁120克，柴胡10克，青皮15克，陈皮15克，枳实15克，延胡索15克，郁金15克，丹参20克，川黄连6克，炙鳖甲20克，川花椒10克，广木香10克，炮姜6克，炙甘草10克。

【用法】水煎，分早晚饭前服。

【功效】通降胆腑。

【主治】胆囊息肉。

【来源】河南中医，2017，37（4）

❧ · 双花连胆汤 · ❧

【组成】金银花20克，野菊20克，柴胡15克，白芍15克，厚朴15克，青皮15克，制香附15克，前胡15克，茯苓15克，茵陈15克，黄连10克，龙胆草10克，甘草10克。

【用法】每日1剂，水煎，分2次服，疗程为30天。

【功效】疏肝利胆，清热泻火，健脾祛湿。

【主治】胆囊息肉样病变。

【来源】现代生物医学进展，2012，12（4）

❧ · 文金散 · ❧

【组成】文术45克，郁金45克，鸡内金90克，刺猬皮45克。

【用法】上药烘焦，研细过100目筛，混匀装瓶备用，每次于饭前用温开水冲服5克，每日3次，15天为1个疗程。

【功效】理气化瘀。

【主治】胆囊息肉样病变。

【来源】现代生物医学进展，2012，12（4）

❧ · 陷胸三金汤 · ❧

【组成】法半夏20克，瓜蒌15克，黄连15克，郁金15克，鸡内金10克，金钱草20克，厚朴10克，枳实10克，白芍药30克，甘草10克。

【用法】每日1剂，取汁200毫升，每日分早饭前和晚饭后30分钟服用。14天为1个疗程，停药3天后开始服用第2个疗程，连续治疗3个疗程。

【功效】清热，豁痰，祛湿。

【主治】胆囊息肉样病变。

【来源】现代生物医学进展，2012，12（4）

逐瘀消癥汤

【组成】当归15克，赤芍10克，桃仁15克，五灵脂（包煎）10克，白花蛇舌草30克，煅蛤壳30克，炙鳖甲20克，醋香附15克，莪术10克，金钱草30克，凌霄花10克。

【用法】水煎服，10天为1个疗程。

【功效】活血化瘀。

【主治】胆囊息肉样病变。

【来源】现代生物医学进展，2012，12（4）

柴金二虫汤

【组成】柴胡10克，郁金10克，香附10克，金钱草30克，蒲公英30克，生鸡金10克，九香虫10克，土鳖虫10克，三棱10克，莪术10克，太子参15克，甘草4克。

【用法】水煎服，疗程为3个月。

【功效】清热解毒，利胆气。

【主治】胆囊息肉样病变。

【来源】现代生物医学进展，2012，12（4）

化瘀利胆汤

【组成】醋炒柴胡6~10克，金钱草30克，蒲公英30克，郁金10克，赤芍10克，桃仁10克，丹参10克，陈皮10克，虎杖30克，鸡内金10克，大黄10克，猪苓10克，茯苓10克。

【用法】水煎服，服药1个月为1个疗程，连服3~6个月。

【功效】清热利湿。

【主治】胆囊息肉样病变。

【来源】现代生物医学进展，2012，12（4）

◦ 息肉宁汤 ◦

【组成】柴胡15克，郁金15克，金钱草30克，半枝莲30克，木香12克，枳壳15克，川厚朴15克，三七粉（冲）3克，莪术12克，皂刺10克，炮山甲10克，威灵仙20克，白及10克，茜草10克，生薏苡仁30克，云茯苓20克，乌梅15克，生山楂30克。

【用法】水煎服，30天为1个疗程，一般治疗3~5个疗程。

【功效】芳香化浊，清利湿热。

【主治】胆囊息肉样病变。

【来源】现代生物医学进展，2012，12（4）

◦ 消息胆宁丸 ◦

【组成】柴胡150克，黄芩75克，半夏50克，枳实50克，青皮50克，金钱草350克，郁金75克，贯众100克，赤小豆250克，鸡内金300克，板蓝根300克，琥珀20克，香附子400克，千里光250克，甘草50克。

【用法】上药粉碎过120目筛，制成3~4毫米水丸，烘干、包装，备用。早、晚空腹温开水送服，每次9克，6周为1个疗程，每疗程服药结束后B超复查一次，进行疗效观察。

【功效】疏肝利胆。

【主治】胆囊息肉（肝胆郁热、湿热内蕴证）。

【来源】中医临床研究，2011，3（15）

◦ 经验方1 ◦

【组成】柴胡15克，郁金15克，茵陈（后下）40克，金钱草

30克，金银花30克，黄芩12克，生薏苡仁30克，半枝莲30克，夏枯草15克，枳实15克，大黄（后下）10克，皂刺8克，炮山甲10克，莪术12克，三七粉（冲）3克，醋青皮10克，藿香10克，佩兰15克。

【用法】每日1剂，水煎，早晚分服。

【功效】拔毒祛瘀，共剔恶肉。

【主治】胆囊息肉。

【来源】江苏中医药，2008，（4）

ᘰ・经验方2・᠂

【组成】三七粉（冲）3克，莪术12克，炮山甲（先煎）15克，皂刺10克，三棱12克，茜草30克，白及15克，柴胡15克，郁金15克，金钱草30克，枳实15克，青皮10克，茯苓30克，生薏苡仁30克，生白术30克，乌梅15克，生山楂30克。

【用法】每日1剂，水煎，早晚分服。

【功效】拔毒祛瘀，共剔恶肉。

【主治】胆囊息肉。

【来源】江苏中医药，2008，（4）

ᘰ・经验方3・᠂

【组成】柴胡12克，黄芩12克，赤芍药12克，白芍药12克，枳壳10克，乌梅15克，知母12克，焦山栀12克，郁金12克，生代赭石15克，制川大黄10克，生甘草4克。

【用法】每日1剂，水煎，分2次服。

【功效】清肝利胆，化湿祛痰，理气活血，软坚散结。

【主治】胆囊息肉（胆火内郁、胆胃不和证）。

【来源】上海中医药杂志，2004，（9）

∾·经验方4·∾

【组成】太子参20克，麦冬15克，五味子8克，黄芪40克，陈皮12克，半夏8克，云苓15克，白芥子10克，白术15克，炒薏仁30克，车前子20克，炒山药15克，三棱8克，莪术8克，全蝎6克，蜈蚣2条，青皮10克，郁金15克，炙甘草6克。

【用法】每日1剂，水煎2次，早晚分服。

【功效】益气养阴，活血散瘀，健脾渗湿化痰，散结消肿。

【主治】胆囊息肉。

【来源】山西中医，2002，（4）

∾·经验方5·∾

【组成】金钱草30克，蒲公英30克，郁金12克，柴胡10克，川楝子6克，牡蛎20克，白芍15克，北沙参15克，薏苡仁20克，佩兰12克，百合15克，浙贝母12克，鳖甲15克，桂枝6克，炙甘草6克。

【用法】每日1剂，水煎，分早晚2次温服。

【功效】泄浊通腑，理气开郁。

【主治】胆囊息肉。

【来源】环球中医药，2019，12（2）